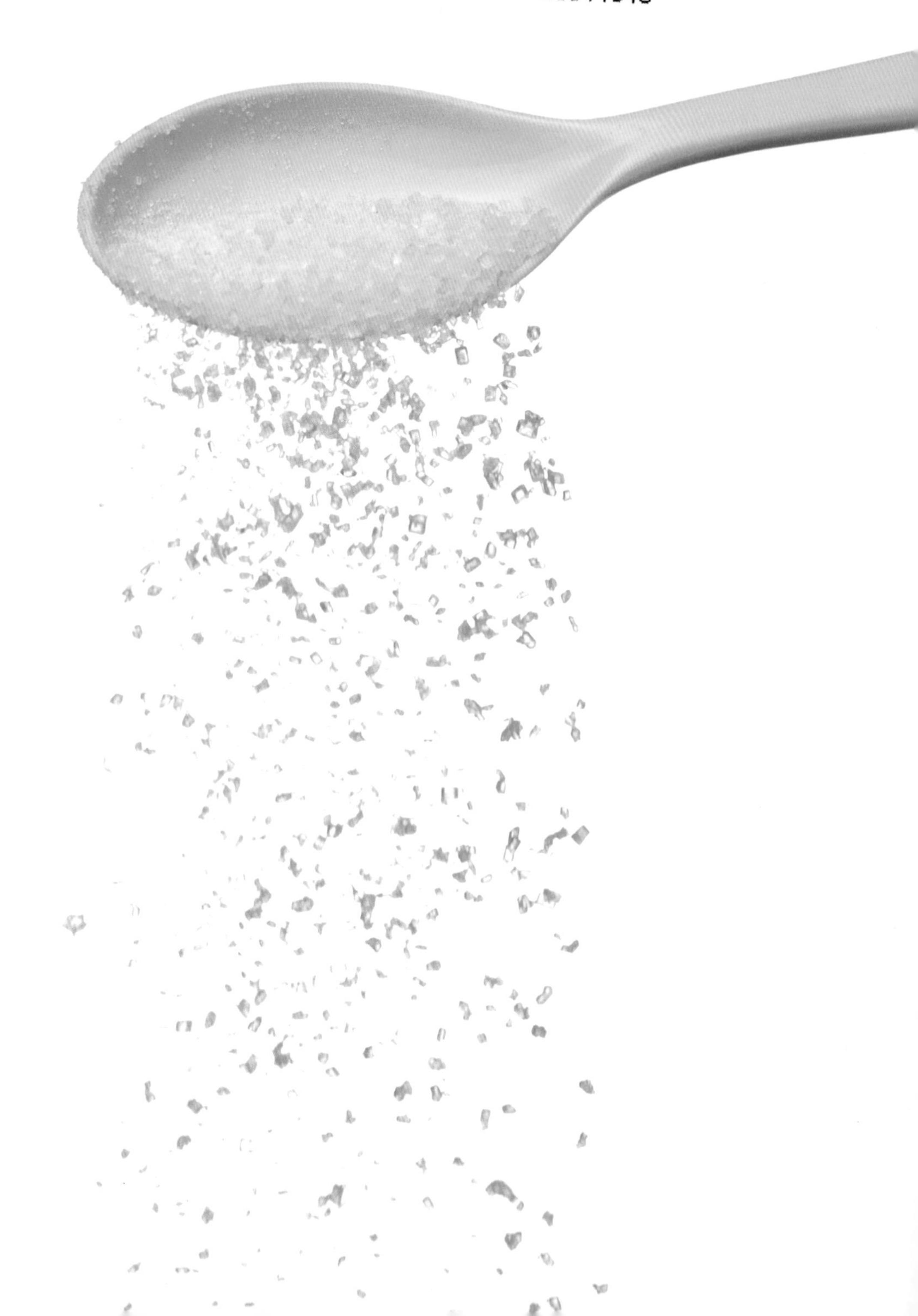

21 天斷糖排毒法

3 週 252 種全食物飲食規劃，減重、排毒，有效改善發炎、糖尿病、失眠、內分泌失調等病症

The 21 Day Sugar Detox - Bust Sugar & Carb Cravings Naturally

作　　者／黛安．聖菲莉波（Diane Sanfilippo）
譯　　者／張家瑞
責任編輯／林志恆
封面設計／張　克
內頁排版／張靜怡

發 行 人／許彩雪
總 編 輯／林志恆
出 版 者／常常生活文創股份有限公司
E-mail／goodfood@taster.com.tw
地　　址／台北市 106 大安區建國南路 1 段 304 巷 29 號 1 樓

讀者服務專線／(02) 2325-2332
讀者服務傳真／(02) 2325-2252
讀者服務信箱／goodfood@taster.com.tw
讀者服務專頁／https://www.facebook.com/goodfood.taster

法律顧問／浩宇法律事務所
總 經 銷／大和圖書有限公司
電　　話／(02) 8990-2588（代表號）
傳　　真／(02) 2290-1658

製版印刷／凱林彩印股份有限公司
初版二刷／ 2019 年 8 月
定　　價／新台幣 450 元
ＩＳＢＮ／ 978-986-94411-8-6

國家圖書館出版品預行編目（CIP）資料

21 天斷糖排毒法：3 週 252 種全食物飲食規劃，減重、排毒，有效改善發炎、糖尿病、失眠、內分泌失調等病症／黛安．聖菲莉波（Diane Sanfilippo）作；張家瑞譯 . -- 初版 . -- 臺北市：常常生活文創, 2017.12
面；　公分 .
譯自：The 21 day sugar detox : bust sugar & carb cravings naturally
ISBN 978-986-94411-8-6（平裝）
1. 健康飲食　2. 健康法　3. 食譜
411.3　　106023010

常常好食 GOODFOOD

本書所包含的資訊只用於教育目的，未並意圖或暗示取代專業的醫療建議。假如讀者對某種醫療情況或療程計畫有任何問題，或為了決定本書資訊在讀者身心狀況上的適宜性，讀者應向自己的衛生醫療提供者諮詢。閱讀本書並不會建立起一種「醫師與病患」的關係。

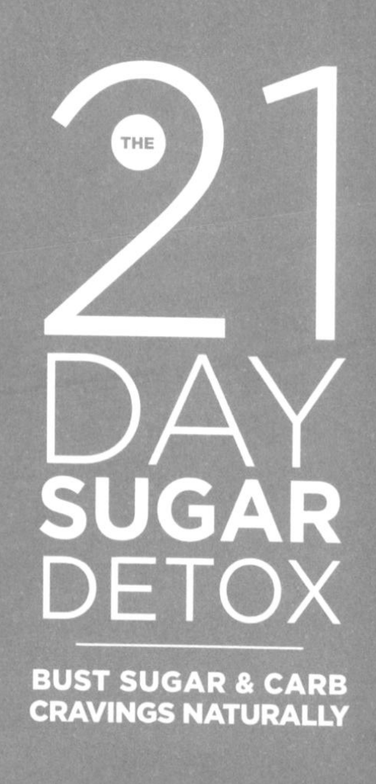

21 天斷糖排毒法

3 週 252 種全食物飲食規劃，減重、排毒，有效改善發炎、糖尿病、失眠、內分泌失調等病症

黛安・聖菲莉波（Diane Sanfilippo）

目錄

21天斷糖排毒法

第一章
療程的基本原理

第二章
階段與飲食規畫

第三章
簡易食譜，輕鬆上手做

（食譜索引詳見 P227-231）

其他資源

第一章

療程的基本原理

我與糖的故事

「我喜歡吃，我一生當中唯一上癮過的東西就是糖。」

——克斯賓・葛洛佛

我在紐澤西州的一個小鎮裡長大，街角有一家 24 小時經營的便利商店。它販售各種商品，從 64 盎斯的汽水到雜誌、應急汽車零件、樂透彩券和糖果——數都數不清的糖果。糖果架旁的走道快變成我的家了，如果我幫忙打雜賺了兩塊錢，你一定敢說我會把每分錢都花在士力架巧克力（Snickers）、Rolo 巧克力糖、三劍客巧克力棒、棒棒糖、Tootsie 糖球和 Jolly Rancher 硬水果糖上。

你可以說我從前是個糖果女孩，如果我有糖果，我一定會吃掉它——從早到晚的任何時候。在 11 月 1 日那天，我起床後會拿萬聖節糖果當早餐。但我沒有那樣的機會，我媽會把糖果藏起來，不過我知道她都藏在哪些地方。

和糖與甜食的這種關係，並未隨著我青春期的結束而消失。才不，它緊緊跟著我進入成年期，在那個年紀，我隨時都能隨心所欲地吃我想吃的東西。早餐吃蛋糕？是的，來一客！午後點心吃昨天剩下的派？信不信由你。

但不只是甜點，我喜歡任何形式的糖。我指的是在你體內變成糖的精製碳水化合物（稍後會告訴你），像是貝果、椒鹽脆餅、三明治麵包和義式麵食。我在高中時是運動選手，所以我猜我需要更多的碳水化合物，對吧？在我上大學之後，我繼續像運動選手一樣的吃東西，但不再像運動選手一樣的做訓練——結果我增加了好幾磅。正確的說，是 35 磅。

當我終於了解我必須為自己身上所發生的事做些什麼時，我便一頭鑽入節食和貼標籤閱讀的標點計數、恐懼脂肪的世界。我檢查每一項我吃的東西的數字（熱量、脂肪和膳食纖維）——但是我從來不注意成分。假如是加工過的「健康」食品，我會吃，包括高纖穀片、大豆起司、低脂燕麥棒，以及無脂的任何東西。我會吃讓我維持大概兩個小時飽足感的一餐，然後靠著吃點心來回升我的能量，以免餓得像個活死人一樣。

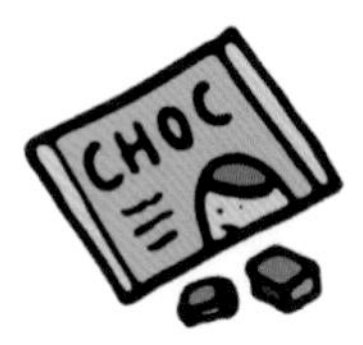

我就是餓了會耍脾氣的那種人——如果我必須在餐廳的座位上等待超過二十分鐘的話。我把那些大眾化的低脂燕麥棒放在包包裡隨身攜帶——好像能對我有所幫助似的。但那沒用，我知道自己的血糖像雲霄飛車一樣忽高忽低，但我不知道怎麼擺脫它！我想我應該每兩個小時吃一次。「少量多餐」、「吃點碳水化合物讓你的血糖上升」，他們不就是這麼說的嗎？

事實上，你自然會飢餓與變得飢怒（又餓又怒），這兩者是不一樣的，因為你吃了過多的壞碳水化合物，而你的血糖正試著去使情況恢復正軌——飆升只是為了從跌落的谷底翻上來。我從不知道在飢餓時也是可以不用發抖的，那種感覺就像自己快要昏倒、在冒汗，甚至感到噁心，好像我會不顧一切抓了東西就吃似的。

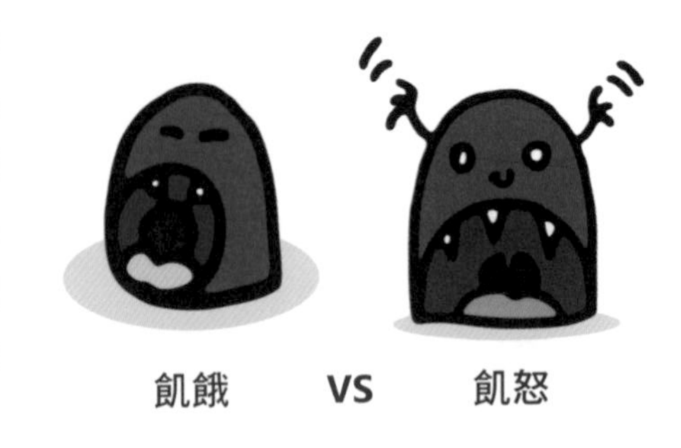

最後我從我的私人教練那兒學到，要攝取更均衡的飲食——足夠的蛋白質與充分的脂肪，還有蔬菜——能夠幫助我感覺更好。一開始我很抗拒，因為我深信，攝取脂肪會讓我變胖。乖乖，當時我錯了。當我終於決定不再害怕脂肪並且嘗試這個新方法時，我吃了份量適中的雞肉餐和用少許椰子油烹調的羽衣甘藍，然後在好幾個小時之內我都不感到飢餓。當我覺得飢餓的時候，我就吃掉飢餓，我終於能在吃下一餐後感到滿足。

蛋白質和脂肪能造成多麼不同的影響啊！一旦我刪掉糖和精製食品、排除麩質，然後再去掉其他穀類和豆類，我的血糖就穩定了，就像發生奇蹟似的。以前我出門，沒有辦法超過一個小時以上但不在包包裡塞點零食——現在我可以拋開食物的負擔了！

什麼是麩質？

麩質這個詞往往被用來當做麥膠蛋白（gliadin）或許多其他使人發生負面反應的穀物成分的概括名詞。麩質發現於穀物、以及小麥、大麥、裸麥、黑小麥（triticale）、燕麥（一般來自於交叉污染）及其他穀類的副產品之中，還有在加工過程中使用這些穀物的其他食物。

經過一年血糖穩定的輝煌成果之後，我犯了錯誤。某天下午的四點左右，我在住處附近的星巴克打工，它距離我住的公寓只有幾個街區。我忙著工作錯過午餐而感到飢餓——餓得要死。其實我不必那麼久不吃東西，應該有更好的做法，但反正那已經發生了。然後，我沒有回家吃東西，反而在糖果店前停了下來。

「糖果女孩」已經沈睡了許多年，但她還沒完全消失！我買了大概有四分之一磅的軟糖、甘草糖和其他各種超甜的糖果，然後我一口氣就把一整袋吃個精光。

大約一個小時之後，當我在住處開始準備煮晚餐時，事情發生了。我大量攝取糖果的後果，讓我遭遇到我所體驗過最難受的血糖崩潰。我又回到完全飢怒的情境——發抖、冒汗，和覺得快要昏過去，我真的覺得自己可能會昏倒在地板上。當時我正嘗試在飲食中用些生乳，所以很幸運的，在冰箱裡還有一些。我連忙抓起來猛灌了一小杯，接著再灌一杯。

我終於開始感到好一點時，我立刻知道，無疑的，改變我的飲食法一直是正確的決定——而且我絕對不會再對我的身體做那種事了。從我的飲食中去除糖和精製食品，這給了我原本就應該擁有的能量、改善我的睡眠品質，甚至有助於減緩多年來一直困擾我的慢性副鼻腔感染症。我的牙齒健康原本一年比一年變得更糟，但現在蛀牙已不再惡化。令我驚訝的是，連我的視力也獲得改善，舊的隱形眼鏡度數現在對我來說太深。當我們給予身體它想要的、而不是就近商店裡現成的東西時，能發生的事情真是太不可思議了。

血糖像雲霄飛車一樣忽高忽低、多年整體營養的研究，加上更多年以營養諮商與指導者的身分服務客戶，我在經歷了這一切之後，研發出 21 天斷糖排毒法。我希望提供人們一個方法，去強力啟動剔除對糖與碳水化合物的渴望的進程——並且讓他們不再遭遇血糖劇烈波動的體驗。

這項療程在電子書上已流傳數年，告訴人們改變他們盤中食物的均衡性、以及改變他們對甜食和精製食品的習慣，能對他們的生活帶來多大的改變。我在此並非要討論因為攝取糖而引出的每一個醫學與臨床議題，許多其他書籍對此已有討論。我是要用一種有效、明確、又能令你擺脱對糖渴望的枷鎖的療程，來引領你走過這一趟旅程。

祝你健康

黛安

Diane

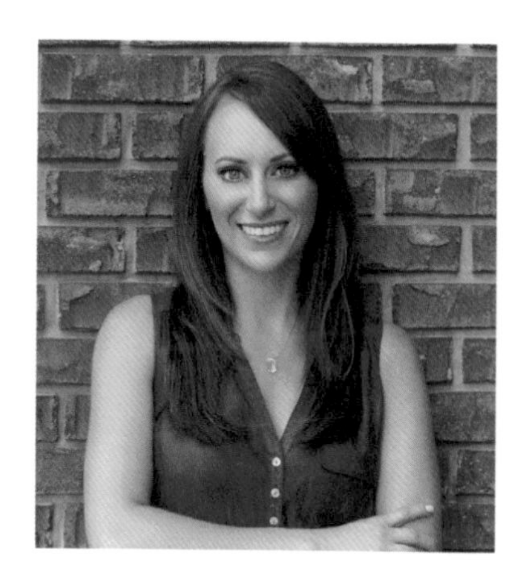

導言

「以自然維持血糖的平衡來消除食物欲望，其實是有很多方法的。」

——馬克．海曼醫生

恭喜！你已經在剔除糖癮的旅程上踏出第一步。我希望你已在此落腳，因為你已經知道（而且可能也感覺得到）糖在你身上所產生的負面作用。

如果你並不完全確定自己是否需要斷糖排毒，就花點時間回答下例問題。

1. 你會一整天都想吃糖嗎，每一天——或者一週之內有幾次？我指的是糖果、甜食、巧克力，或很多的水果。
2. 你會想吃碳水化合物嗎？這個項目包括了麵包、米飯、義式麵食、酥皮點心、穀類加工食品（對，連燕麥粥也算！）、三明治、捲餅和早餐棒。
3. 你的每一餐或點心裡都包含了甜的東西嗎？
4. 你的活力在一天裡會忽強忽弱嗎？
5. 你在早晨起床時會常覺得疲倦嗎？
6. 你每天喝含酒精飲料，或一週好幾次嗎？
7. 你在嘗試燃燒身體脂肪嗎？
8. 你是否正採用某種低脂、富全穀的飲食法，但卻沒用呢？
9. 你吃東西的方式是否令你感到不滿足、飢餓，而且每兩、三小時就盯著點心看？
10. 你是否採取吃乾淨食物的生活型態（包括、但並非只限於：舊石器時代、原始人、低碳水化合物、蔬食、韋斯頓普萊斯、和真食物飲食法），但仍然很渴望吃碳水化合物或糖？

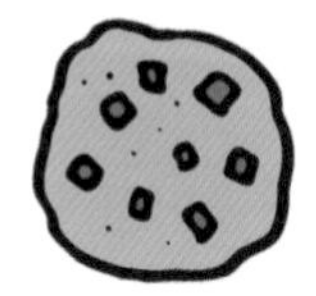

如果你跟大多數人一樣，而且對這些問題的至少其中之一回答「是」，那麼你就是這項三週計畫的理想候選人！歡迎！你即將展開一項艱鉅的挑戰，但會是值得的——我保證。

糖是一種在暗地裡作祟的東西，它不只引起令你發胖的欲望，吃太多糖還會導致所有的健康問題，短期或長期的都有。為了讓你有稍微多一點的基礎認識，我們來看看一些可能由過度攝取營養貧乏的碳水化合物食物所引起的糖癮、慢性血糖波動、和營養缺乏症等問題，有什麼樣容易被人忽略的跡象。

短期

情緒不穩
面皰（痤瘡）、皮膚疹
經前症候群、生理痛
睡眠不穩
疲倦
肌肉疲勞或無力
容易感冒和得流感
其他食物上癮

長期

貧血
沮喪、焦慮
囊性痤瘡、濕疹、牛皮癬
多囊性卵巢症候群、不孕
失眠
腎上腺衰竭或失調
脊髓病變、神經病變
胰島素阻抗、第二型糖尿病
阿茲海默症
物質濫用

當我說對糖上癮的時候，我不是指你知道的甜食或者糖果本身。除非你完全避免包裝好的和加工的食品，否則也許你吃下的糖比你想像中的還要多！在今日的商店裡能買到的食物，都可稱得上地雷區，因為添加糖隱藏在幾乎每一種產品裡──麵包、麵醬、沙拉醬、「天然」花生醬、「健康」穀片、甚至是熟食肉。

這些食品受到科學方法的改造，能在你的意識和潛意識層面吸引你的感覺。食品科學家不斷研究如何達到甜／鹹／油膩的平衡，或至少這些口感的平衡，讓你想一吃再吃。

向基因改造食品說不

在避免加工食品的同時，你也要避免含基因改造作物成分的食品，因為加工食品中 55% 的糖都是基因改造過的。基因改造作物對我們健康的影響仍不清楚，我不建議冒這樣的風險。

你是否曾注意過汽水裡含有鈉？所以，你喝下去並試圖用來止渴的飲料，事實上會讓你更渴！很詐，對吧？還有，汽水可能也含有大約 10 茶匙的糖。根據美國疾病防治中心的資料，從 2005 年到 2010 年，成年人每日攝取的熱量大約有 13% 來自於添加糖，差不多等於一天 22 茶匙！當你要避免添加糖時，幫幫忙，從你的飲食中刪除許多的包裝食品。這麼一來，你也刪掉了許多其他有害的成分和防腐劑。

儘管感覺上可能像是整個狀況都對你不利似的，但本書是要幫助你的。有了「21 天斷糖排毒法」，你可以教育自己到底吃了些什麼，以及哪些食品對你的身體會產生什麼樣的影響，然後你就能夠破除糖癮的惡性循環。

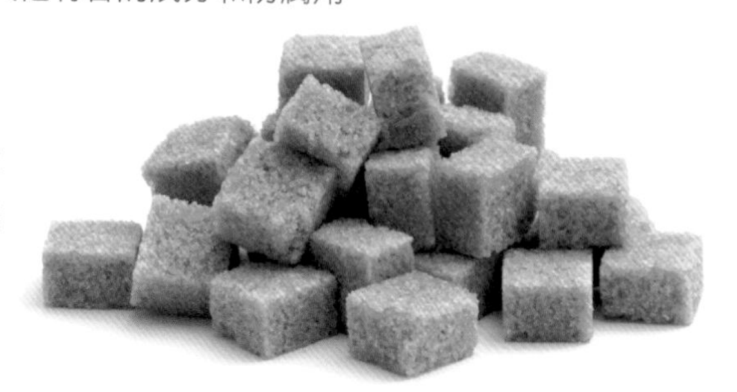

什麼是 21 天斷糖排毒法？

21 天斷糖排毒法（21 天排毒療程）是一種真正以食物為基礎的療程，設計用來減少和（或）消除你對糖與碳水化合物的渴望。透過這個為期三週的療程——著重於優質蛋白質、健康的脂肪，和好的碳水化合物——你不僅會改變你所吃的食物，還會改變你的飲食習慣，甚至是你味覺上對不同食物的反應。去除添加糖和很甜的食品，是幫你的味蕾對甜的感覺做再訓練。隨著日子過去，你會發現，你曾認為不夠甜的食物，統統變得很甜。即使是這本書裡的食譜，你在第 21 天與第 1 天的時候，嚐起來的感覺也會很不一樣！

21 天排毒療程並不是一種無碳水化合物、甚或極低碳水化合物的飲食規畫。你會吃到充分的碳水化合物，包括無限量清脆與多葉的蔬菜，還有無限量的水果，甚至一點稍含有澱粉的蔬菜，像是甜菜根與南瓜。你會只吃到**好碳水化合物**——並非那種會耗盡你的能量、將減少體脂肪變成艱苦戰役的壞碳水化合物。

你在這個療程裡將體驗到的，會不同於許多其他「飲食」療程的設計。藉著改變你每天所吃的食物，對於食物如何在你體內發揮作用——以及營養對你的整個生活有多大的影響——你將開始有一層新的領悟。

這個療程不僅僅幫助你打擊你對糖和碳水化合物的渴望，它也應該被當做一個很實在的營養強力啟動器。你很可能於完成 21 天斷糖排毒法之後，繼續在大部分的時間裡這樣吃，因為你會感到非常驚喜詫異。你也許會注意到你不曾預期的改變——還有一些或許你真的在期待的改變，像是擺脫對糖的渴望，以及感到壓力時不再需要糖的藉慰。

在接下來的文章裡我會說明，為什麼避免糖從各方面來說是個好主意的許多理由，但最終，我的目的並不是要說服你說，你需要改變你和糖的關係。這就是這個三週療程的概要，而且一旦你結束療程之後，你所得到的啟發真的對你有所助益！

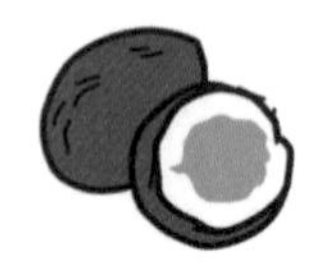

健康的脂肪

為了達到最佳健康（包括療程期間）而需攝取脂肪，這個事實也許令你感到驚訝。那些脂肪包括自然存在的飽合脂肪與單元不飽合脂肪，像是椰子油、奶油、豬油和橄欖油。當你不再吃糖時，攝取這些脂肪能夠幫助你燃燒身體脂肪！

斷糖排毒是什麼意思？

你的身體不用經過你的意識就能發揮各種作用，這可是生活中每天所發生的最驚人事件之一。自律（或非自主）神經系統執行無數個控制功能，像是心跳、供給體溫，還有消化。它也控制你的內臟功能，包括排毒。

排毒——
在實際與認知上，將毒素排出體外的過程

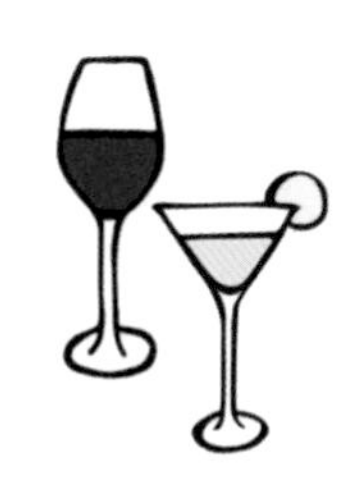

很幸運的，你不用思考什麼時候或要怎麼刺激你的身體去移除體內毒素，你的肝臟就是被設計來妥當處理這項工作的。但是，當你的肝臟負荷過多的環境毒素，像是煙霧或是刺激性的化學清潔劑時，會怎麼樣？或是酒精，在肝臟能排定順序清除其他毒素之前，它也必須從你的體內排除。或甚至是糖，當血液裡負荷過多的糖時，肝臟必須特別努力地去排除它。

當人們思考「排毒」時，他們通常想到的是用某種應急之道或一堆補充品來支援肝臟的療程。但是，藉著刪除酒精和改變進入你身體的食物種類來排除肝臟的日常負荷，這個方式怎麼樣？這些簡單的改變能對你身體的排毒能力產生重大影響，使你的肝臟有能力優先處理環境毒素，而不是把重點放在你所攝取的食物和飲料而增加的負擔。當你刪除酒清和糖來使你的肝臟獲得休息時，它新發現的排毒能量，就是有些執行21天斷糖排毒法的人在療程的頭幾天會感到頭痛或疲倦的一個原因。

但是你需要認識到排毒的第二個、往往也是更迫切的層面：毒性物質不止從你的體內排除，也要從你的生活中排除。我指的是排毒的習慣性因素，也就是說，你要改變日常的做法來去除那些有問題的物質。

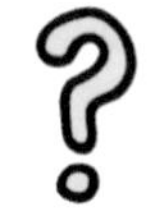

排毒效應

當肝臟卸下排除酒精和過量糖類毒素的負擔時，它就能專注於將身體脂肪所儲存的其他毒性物質排出體外的工作。這往往導致短期的不適，例如頭痛、關節或肌肉疼痛、疲倦、吸收力改變、皮膚長疹，和胃口變差。

有研究支持一項觀點：養成一個新習慣要花21天的時間。不過在真實生活中，用三週的時間做不同的選擇和過不同的生活，已被證明對大部分人來說足以養成新習慣。研究主要著重在一個事實，即大腦對於反覆操作是極敏感的——而且容易偏好身體所重覆的行為。大腦會牢記你做事的模式和你所習慣的選擇，好在反覆操作那些習慣的時候，變得愈來愈容易。變成習慣的活動，會令你更想去從事，因為它們不怎麼需要專心。你鑽進車裡，然後想都不用想就開去上班，那是怎麼回事？一旦你整個人投入去嘗試創造一個新習慣，你會發現14天之後已經一帆風順，21天之後更是輕而易舉。

當並非遇到「排毒」效應的時候，你的味覺開始隨著療程的三週時間而改變，這會在支持你所養成的新習慣中扮演一個主要的角色。療程裡所包含的水果嚐起來較不甜，這是有原因的。我之前提過，21天斷糖排毒法會改變你的味覺對食物的反應方式。值得深究的問題之一是，許多人在企圖打擊對糖和碳水化合物的欲望

時，根本不會考量甜味——無論其來源如何。有些療程建議你用人工甘味劑取代，但這絕不會發生在我們的療程中。人工甘味劑不會出現在你的日常飲食裡，不管你是否在做斷糖排毒法。合成甘味劑的一長串負面影響，以及它們大多數的製造方式，就是我不推薦的充分原因。所有甘味劑（包括有熱量和無熱量的）都能影響你的味覺感受，以及它們所導致的身心反應，都代表它們統統必須為了使你的斷糖排毒法生效而被刪除。

在排毒的觀念上有許多不同的看法，大多數的療程都提倡極嚴格的飲食法，像是刪除所有的動物性食物。有些會鼓勵你在療程期間只攝取奶昔、果汁或果昔。還有的極仰賴補充品與極低卡或極低脂的飲食，以確保能夠成功。任何排毒療程的目標，應該要能夠支持你的身體以自然的方式清除製造對身體健康有負面影響的物質。

斷糖排毒的意義，不僅是讓你的身體擺脱對糖的渴望，而且也使你不再是日常生活中繞著什麼時機吃糖、吃了多少糖、以及你攝取糖的形式等事情打轉的奴隸。從對糖的生理欲望中解放出來，以及不受（糖的）束縛度過你的每一天、每一週、每個月，甚至每一年，而絲毫不覺得你想吃糖或需要吃糖——這就是 21 天斷糖排毒法的目標。

人工甘味劑

人工甘味劑已被證明是大一堆健康問題的促成因素，包括（但不限於）：

- 偏頭痛與頭痛
- 頭暈／平衡感差
- 抽搐和癲癇
- 腹瀉
- 噁心和嘔吐
- 疲倦和虛弱
- 情緒改變
- 視力改變
- 脈搏速率改變
- 關節痛
- 記憶力喪失
- 睡眠問題／失眠
- 蕁麻疹／皮膚疹
- 減重困難

我不知道你的狀況，但是假如我遭遇到任何的這些症狀，為了讓日子更好過，我首先要做的事會是把人工甘味劑踢到一邊去。關於這些有害產品的更深遠影響，我建議查閱這兩個網站的文章：dorway.com 和 mercola.com。

・更多線上資訊・

尋找更多支持？

許多參與 21 天斷糖排毒法的人發現，在網路上向其他對抗吃糖慾和糖的負面效應的人尋求支持，是有助益的，而且他們很喜歡透過線上論壇、臉書或其他社群媒體管道與那些人聯繫。在完成本療程的期間與他人互動不是必須項目，但強烈推薦！更豐富的線上資源，請參考 balancedbites.com/21DSD。

這是適合你的療程嗎？

21 天斷糖排毒法，是一種適用於形形色色的人的極佳療程。它提供一個結構紮實的方法，以及在其許可範圍內多到數不清的彈性。如果你喜歡人家很明確的告訴你每天什麼候吃、吃什麼和怎麼吃，那麼其後的 21 天餐飲規畫之一，會對你發揮完美的效果。如果你喜歡餐飲規畫比較有創意和彈性，在你依據療程指引設計自己的餐飲和點心菜單時，只要針對你的階段在食物清單上做勾選就可以了。

如果你已經準備好幫自己選擇對你身體有益且支持你的目標、讓你感覺更好的食物，那麼這就是你要的療程。

如果你心裡知道，吃真正的全食物才是正確的選擇，那麼這就是你要的療程。

哪些人不該斷糖排毒？

當如果你正在做馬拉松訓練或其他類似的耐力競賽，最好等到比賽結束後再做 21 天排毒療程。

如果你正在尋找對糖負面效果的一個簡單易懂的解釋，而且不會讓你嚇到無論吃什麼都怕，那麼這就是你要的療程。

如果你不需要有人在以後的十年、二十年、三十年或更多年裡，列出一頁又一頁你所有做錯的地方來說服你拋棄吃糖的習慣，那麼這就是你要的療程。

如果你知道治療你吃糖慾的答案，不是能帶走你吃糖慾的神奇藥丸、飲劑、奶昔，或大把大把的補充品，那麼這就是你要的療程。

事實上，如果你已經準備好，而這本書和療程也適合你，那咱們就開始吧！

你的身體要花三週時間來擺脫對糖和碳水化合物的渴望，你會在本書中找到幫助你度過這段期間的奇妙工具、訣竅和資源。首先，我們來看看糖以及你的身體如何處理碳水化合物的基本科學。然後，我會帶你一起看看，在這個療程上要怎麼做每一天的準備，和我們該有什麼期望。在本書裡，你到處都可以發現與主題相關的有用指引，就像找到被藏起來的糖果一樣，哪種脂肪能吃、哪種脂肪要避免，甚至是能讓你一再參考的 21 天斷糖排毒的外食方法——或者從我的網站抓下來（balancedbites.com/21DSD），然後印出來貼在你的冰箱上以便於參考。之後你也會知道從哪兒找到在你旅途一路上除了本書以外的支援，而且在完成你的排毒療程之後，你會獲得一些能導引你生活的訣竅和技巧。

在你閱讀過療程的背景資訊之後，你要做一個簡短的測驗來決定哪一個階段適合你，這個測驗也會指出你所適宜的那個階段所需的調整（例如，你在懷孕或哺乳期間，或者你是個運動員）。每個階段都包含：幫助你了解你的階段與其它兩者的差異的重點區塊、概述那個階段要吃什麼和避免什麼的打圈／打叉食物清單、使用本書食譜設計的 21 天餐飲規畫、以及如何為你的特別需求修改療程的資訊——如果有需要的話。美味而簡易的食譜——從早餐到主菜、到點心、到宴客菜等每一類範例———使本書更臻於完美。你可以在你所選擇的階段（或修改版）允許的範圍裡，隨心所欲的好好利用它們，或者你也可以原原本本的依照著你的 21 天餐飲規畫綱要去做——這部分完全由你決定！

我知道你在想什麼：「它不是我想像中那麼簡單！」別擔心！你手中已握有一項奇妙資源，那是依據我服務像你一樣的客戶（以及在你之前的數千、數萬名療程參與者）的多年經驗而來的。他們都達成了目標，所以你也能夠做到。我會在路上的每一步幫助你。

網路資源

與本書相關的更多額外資源，
請參訪我的網站：
balancedbites.com/21DSD

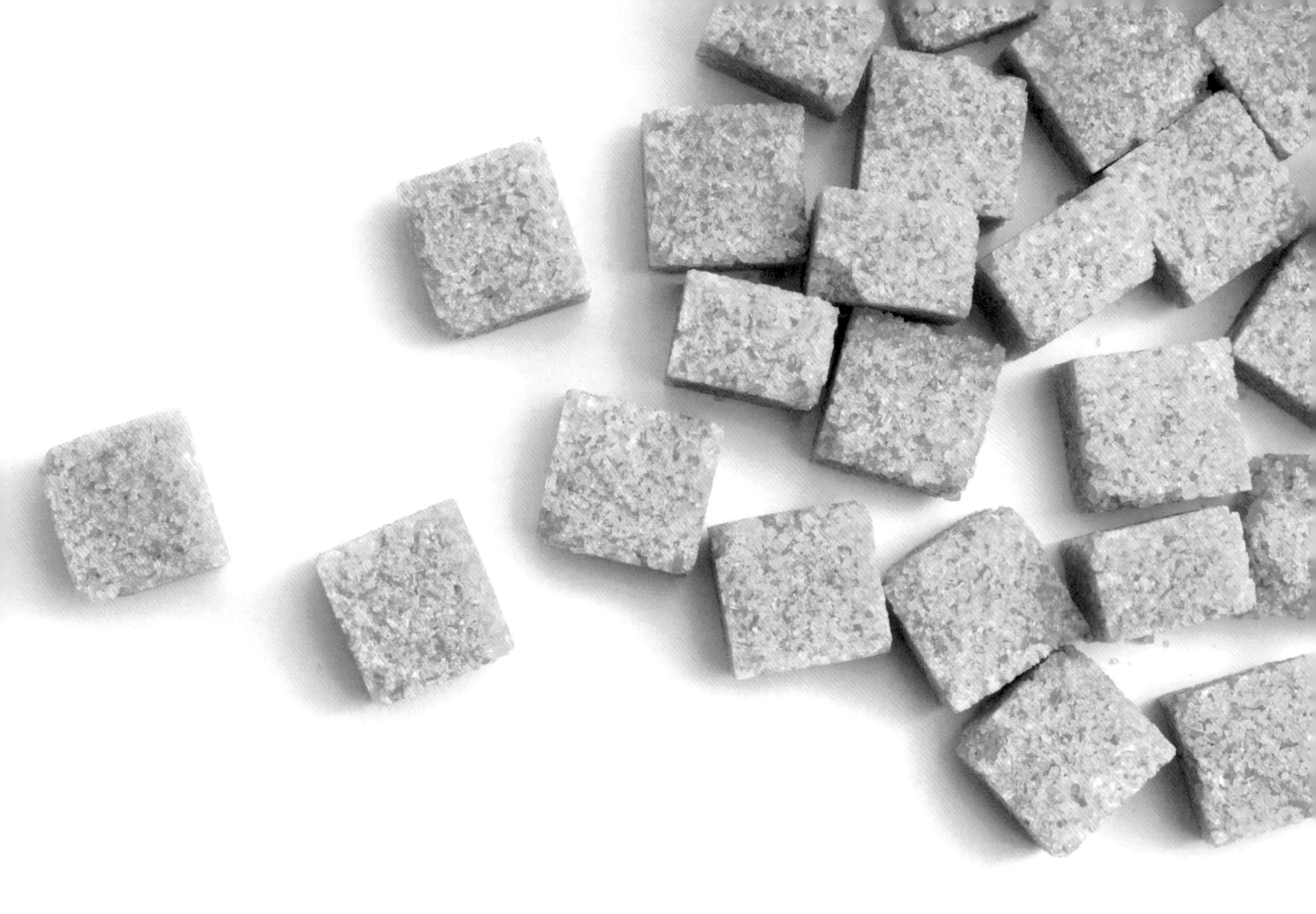

你需要知道的事

被簡化的糖科學

「如果東西是會冒泡、蓬鬆、薄片、粉狀、條狀或即溶的，那麼它就是精製過的。」

——羅蒂亞・葛萊斯（Radhia Gleis）醫學博士，美國有線電視新聞網

為什麼我們渴望吃糖？

在我帶你瀏覽如何為你的 21 天斷糖排毒法做最佳準備之前，讓我們先探究一下，這個療程能夠由內而外、促進你健康的原因。知道當你吃下糖和碳水化合物時，你的體內會發生什麼事——食慾背後的科學、糖崩潰，和其它的病態影響——這應該是個很好的動機。我不會只告訴你別吃太多糖，我還要證明給你看，那是個壞主意。

很久以前，人們唯一能吃到的甜味食物是水果和蜂蜜。那些天然食物的營養密度高，而且在產季或者四季如春的地方才吃得到。自然存在的甜味食物對味覺不會造成過度刺激，或導致像是對現代精製甜食一樣的渴望。我們的祖先以糖的形式所攝取的熱量，遠低於現代人們從精製糖和精製碳水化合物中攝取到的熱量。添加糖在那時候根本不存在，存在的只有甜的天然食物。

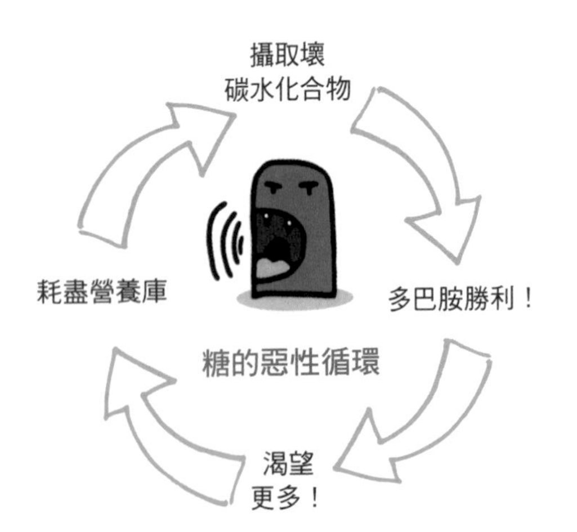

所以為什麼我們偏愛甜食，想把它找出來？如果糖對我們有害，那為什麼我們還是想吃甜的東西。

理由是：多巴胺。

多巴胺是一種有助於控制獎賞和愉快感覺的神經傳導介質（一種把訊息傳遞給大腦或從大腦傳遞出來的化學傳訊物）。它的釋放有許多健康的原因，包括身體接觸和運動。多巴胺也會因攝取某種物質產生反應而釋放，包括咖啡因、致幻毒品和糖。

你從吃糖而獲得的多巴胺反應，會將鼓勵你繼續尋找那種愉快感覺的訊息傳遍你的身體。現在，假如你每次所吃令你感產生愉快感的糖是高營養密度的，像某些莓果，而且你是從健康均衡飲食的整體基礎上攝取的，那麼這壓根不會是壞事。如果你得到的愉悦感只來自於攝取自然存在的糖，也就是食物或蜂蜜中的，那麼你很可能也從食物中獲得足夠的營養，去刺激這種愉快感安撫想要更多的欲望。換句話説，你會從甜味中感覺到愉悦，但是你不會興起後續的渴望。然而，今天所發生的事情並不是這麼簡單。精製形式的現代糖會啟動這種多巴胺的釋放，但是他們也打劫你的營養庫（稍後再解釋）——讓你一直想吃更多糖。

你吃的食物由什麼成分組成？

你在人生中多許多時候，也許沒想過你的吃的食物由什麼成分組成。不就是早餐、午餐、晚餐——也許再加上零嘴或點心嗎？但是，知道食物的成分能夠大大的幫助你決定，什麼樣的食物才值得出現在你的餐桌上。

讓我們先來看重要營養名詞的一些簡單定義：

巨量營養素：是組成你所吃的食物的攜帶熱量成分。三大巨量營養素包括蛋白質、碳水化合物與脂肪。每一克蛋白質和碳水化合物帶有 4 大卡熱量，而每一克脂肪帶有 9 大卡熱量。

熱量（卡路里）：是一種測量單位，指示出你能從組成你所吃下的食物的巨量營養素裡期望獲得多少能量。

微量營養素：是不攜帶熱量的食物成分：維生素、礦物質、微量礦物質、有機酸和植化素。微量營養素滋養你的細胞，使細胞創造能量並輕鬆的代謝掉你所攝取的巨量營養素。

· **豐富化或強化** ·

有什麼不同？

豐富化食品：在處理過程中流失的營養，之後被添加回來。常見於麵包及其他穀物產品。

強化食品：不管在處理之前是否含有某些營養素，那些營養依然被添加進去。近年來盛行在穀片和優格裡添加 omega-3 脂肪酸，就是一個極佳的例子。

營養密度：指的是特定食物的每一大卡熱量裡所攜帶的各種微量營養素的量。要注意的是，當我說營養密度時，我不是在講精製過然後再豐富化或強化的食品。那些東西被剝奪了自然存在的維生素與礦物質，再從精製的過程中添加回合成的營養素。

好碳水化合物與壞碳水化合物

更多資訊

如果你有興趣找出營養素含量最豐富的食物，可查閱傑森·卡頓與米拉·卡頓博士（Jayson Calton and Mira Calton）合著的《營養食物，貧瘠食物》（*Rich Food, Poor Food*）。

現在讓我們來好好看看碳水化合物，也就是你當你攝取糖類時吃進的巨量營養素。在今日的健康與營養世界裡，大家對碳水化合物有許許多多的疑惑。哪些是好的，哪些是不好的？在我說明好碳水化合物與壞碳水化合物對你身體的影響之前，我希望你了解這兩者之間的差異。

有好碳水化合物，也有壞碳水化合物。但我指的不是複合碳水化合物與單純碳水化合物——就像全穀麵包與白麵包。吃很多的全穀麵包是極健康的，但白麵包，唔，會害死你，你已聽過這種事情了吧？我不像其他大多數的營養師，會建議你盡情大吃你喜歡的任何食物，只要標籤上有註明「全穀」。你聽過這種事，但這種方法沒助益——你是來向我學習的，對吧？我們用不同的角度來看看這整件事情，並且檢視你的身體如何真正了解與區分好、壞碳水化合物之間的不同。

好碳水化合物：來自於營養密度高的天然全食物。有些是你會在 21 天排毒療程中吃到的好碳水化合物，包括綠花椰、白花椰、奶油南瓜、青蘋果和胡蘿蔔。很簡單，對吧！

壞碳水化合物：複雜的多。首先，也是最重要的，壞碳水化合來自於精製與人造食物。你會問，你要怎麼輕易地分辨精製碳水化合物？在這個問題上我最喜歡引

103 大卡的地瓜：

24 克碳水化合物
4 克膳食纖維
438% 建議量的維生素 A
37% 建議量的維生素 C
4% 建議量的鈣質
4% 建議量的鐵質

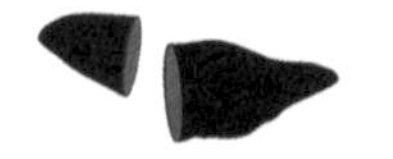

建議量 = 美國農業部設定的每天建議量

101 大卡的未強化白麵包：

20 克碳水化合物
1 克膳食纖維
0% 建議量的維生素 A
0% 建議量的維生素 C
0% 建議量的鈣質
1% 建議量的鐵質

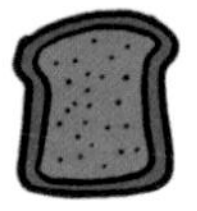

用的答案之一是營養師羅蒂亞．葛萊斯說的：「如果東西是會冒泡、蓬鬆、薄片、粉狀、條狀或即溶的，那麼它就是精製過的。」這句話能讓你充分理解所有存在的精製食品。那些讓你愛死的全穀麵包和義式麵食，以及由七種不同全穀製成的高纖薄脆的穀片，應該要使你變得更健康——唔，但它們是精製過的。

壞碳水化合物是富含巨量營養素與熱量的，但微量營養素的含量極少。你可以吃進一大堆壞碳水化合物的熱量，但事實上絕無法滿足身體所需的營養——維生素與礦物質！

為了說得再清楚一點，我們來比較每份含有相同熱量的地瓜和以未強化白麵粉製做的麵包。

你可以看到，在幾乎一樣多的熱量裡，地瓜比用未強化白麵粉製做的麵包含有多更多的強大營養效能。

一定要檢查成分表

食品製造商都指望，大多數的人會去看營養成分標示，但絕不會往下檢查一長串你連看都看不懂的實驗室製造成分。下面你會看到一些今日市面上所販售的大眾化「健康食品」上的成分表，也許會令你大開眼界！以**粗體**標示的是天然的或來自天然的甘味劑，以***粗斜體***標示的是人工甘味劑。注意，各種成分的排列次序是依照它們在產品裡的含量來決定。食品製造商常常使用多種甘味劑的名稱魚目混珠，以企圖隱藏產品裡的甘味劑含量幾乎比任何東西都多的事實！

Kashi GOLEAN Crunch! 穀片

成分：Kashi 七種全穀與芝麻（全硬紅麥、糙米、大麥、黑小麥、燕麥、裸麥、蕎麥、芝麻）、大豆薄片、**糙米糖漿、乾蔗糖漿**、菊苣纖維、全穀燕麥、壓榨菜籽油、**蜂蜜**、鹽、肉桂、保鮮用混合生育酚。

Yoplait 輕草莓優格

成分：A 級滅菌無脂奶、草莓、基改玉米澱粉、**糖**、合法明膠、檸檬酸、磷酸鈣、***阿斯巴甜***、保鮮用山梨酸鉀、***乙醯磺胺酸鉀***、天然香料、紅色 40 號、維生素 A 乙酸酯、維生素 D_3。

Wheat Thins 原味脆餅

成分：全麥麵粉、未漂白強化麵粉（麵粉、菸鹼酸、還原鐵、核黃素〔維生素 B2〕、葉酸）、沙拉油、**糖**、玉米澱粉、**楓糖漿（取自大麥和玉米）**、鹽、**轉化糖**、發酵物（磷酸鈣和／或蘇打粉）、植物色素（胭脂樹萃取物、薑黃油樹脂）、添加於包裝材料保鮮用的二丁基對甲酚。

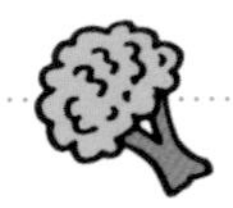

在 21 天排毒療程中攝取脂肪

在 21 天排毒療程中，你會發展出著重於正確種類的碳水化合物，與優質蛋白質和脂肪來源的正餐與點心。既然你可能會減少整體碳水化合物的攝取，那麼你就會吃更多其他的東西來彌補你少吃到的。那會是什麼？答案很簡單——脂肪。

脂肪是你體內完美、持久的燃料來源。但是有個陷阱：如果你在固定吃大量的碳水化合物，你的身體就無法有效的燃燒（來自於你的食物或臀部的）脂肪。為了成為所謂的「脂肪適應者」——意思是你的身體知道如何有效利用脂肪為燃料——你必須停止每天從早到晚供給它碳水化合物。這是一個好消息，因為這代表你不必每隔幾小時就得吃點東西來「幫你的代謝作用加油」。正好相反！當你不再吃進這麼多的碳水化合物，也不再害怕天然健康的脂肪（請見 61 頁，因為我的意思或許和你想的不一樣），你的身體會重新學習如何做好一天裡的安排。它燃燒的不只是你的脂肪，還有你以脂肪形式儲存在體內的額外「食物」——也就是多年來你一直在橢圓滑步機上搖來晃去企圖燃燒掉的脂肪。

我知道你在想什麼：「但那是怎麼運作的？我以為我應該吃很多健康的全穀和充分的水果來維持身材。」答案完全與荷爾蒙以及它們如何對你所吃的食物產生應有關，稍後我們會討論到。

現在你會發現，市面上有宣稱含有高度維生素與礦物質的麵包、穀片和其他精製食品。這些經過豐富化和強化的食品也許寫得很好看，但添加的合成營養素根本無法與自然存在的營養素相比。商人把合成的維生素和礦物質撒在精製麵包和穀片上，然後當做高營養密度的食物賣給你。但是你比他們更聰明——你的身體也是。吃未精製、未強化的全食物，厲害之處就在於那些營養素是天然且相互促進均衡的——使你的身體能夠輕鬆有效的運用。當營養素以合成形式添加到食物裡、並且失去它們的輔助因子時（需要適當的吸收和利用互補營養素），你的身體就無法適當的運用它們。舉例來說，把鈣質添加到早餐穀片裡，不代表你的身體能適當的吸收和利用那些額外的鈣質。然而，當鈣質是自然存在於也含有輔助因子維生素 A、D、K2 和鎂的全食物裡時，它就能被身體吸收，並用來強化骨骼。

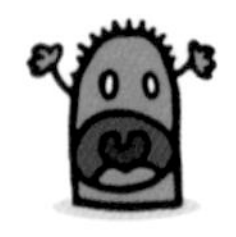

那些東西含糖嗎？

你也許會大感震驚的看到，食品雜貨店架上含有糖的產品包括番茄醬、沙拉醬、義大利麵醬、餅乾、水果乾（不是已經夠甜了嗎？）、熟食肉、沾醬、和「天然」堅果醬。

為什麼營養密度那麼重要？

完整、未精製、營養密度高的碳水化合物來源，例如蔬菜、水果、根莖類，給予你的身體將食物中的熱量有效地轉換成能量所需的一切，就像完美的套裝組合一樣。換句話說，吃營養密度高的全食物，使你能夠將營養存放到你身體的「能量銀行」裡。反之，營養素貧乏的食物，像是糖，會要求你的身體「提款」，而且不會把提出來的營養存回去。

我來說明一下它的意思。為了代謝碳水化合物並將它們轉換成能量，你的身體需要利用微量營養素，特別是維生素 B 群和磷、鎂、鐵、銅、錳、鋅、鉻等礦物質。壞碳水化合物不含有那些天然存在的維生素與礦物質。如果你的食物裡缺乏巨量營養素與微量營養素，你的能量會急轉直下，因為你的細胞幾乎無法製造能量和為你的身體提供動力。所以，如果你吃壞碳水化合物吃個不停，又吃得那麼多，那麼你的能量真的會急轉直下！

低營養密度是富含壞碳水化合物的飲食令你感到疲倦，和常常耗盡能量的原因。它也是你覺得需要一直吃一直吃的原因，因為你的身體在告訴你，去吃更多食物以獲得營養素！它並不是要你吃更多的壞碳水化合物，而是在乞求你去吃含有維生素與礦物質的優質食物，以滿足細胞對微量營養素的需求。問題是，通常最現成的都不是好東西——除非你事先規劃好！從本書第 32 頁，你會學到計畫與準備對你的成功有多重要。

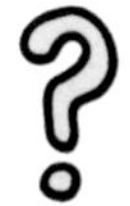

得到微量營養素了嗎？

微量營養素缺乏症可以用好碳水化合物取代壞碳水化合物來治療，其常見症狀包括頭痛、疲倦、牙齦出血、容易挫傷、關節或四肢疼痛，和貧血。

讓我們看一下在好碳水化合物與壞碳水化合物上另外兩種食物的真實案例，然後看看情節發展如何。

只要 4 茶匙白糖（壞碳水化合物）就能以碳水化合物形式提供 60 大卡熱量，就這樣。它不會給你任何其他東西——一點兒營養都沒有。你聽過「空熱量」這種說法，對吧？就是這個意思。

從另一個角度來看，一杯煮熟的切塊綠花椰（好碳水化合物）含有約 60 大卡碳水化合物形式的熱量，但是它還給你維生素 B 群、磷、鎂、鐵、銅、錳、鋅，和鉻——正是你身體用來代謝這些碳水化合物所需的微量營養素。（它也給你大量的維生素 C 和維生素 K_1，以及維生素 E、葉酸、鉀、beta 胡蘿蔔素、鈣、鋅，和硒。）結果，你的細胞從你吃下的綠花椰中得到所有它們需要的——而你也獲得滿足感，不會一直想吃更多碳水化合物！

在 21 天排毒療程中，選擇吃哪些碳水化合物是相當簡單的：你會吃到所有好碳水化合物，而且絕對不會有壞碳水化合物。在療程的每一階段，我都提供了簡單的打圈／打叉食物清單，也為那些需要做一些改變來適應的人提供適當的調整——例如，也許你需要額外的能量做密集運動，也許你在懷孕或哺乳期間，也或許你是魚素者。

你的身體如何分解碳水化合物

既然你已經知道好、壞碳水化合物之間的不同，現在我要說明當你吃下碳水化合物時，在你體內所發生的事。任何你吃下不屬於蛋白質或脂肪的東西，就是碳水化合物——從麵包、義式麵食、米飯和糖，到綠花椰、奶油南瓜、莓果和羅勒。這些食物裡是含有微量的蛋白質和脂肪沒錯，但是它們所代表的主要的巨量營養素是碳水化合物。

當你吃下碳水化合物食物時，你的身體會把它們分解成可利用形式的能量，也就是葡萄糖（一種單醣），以及維生素與礦物質。一顆地瓜不是有用的能量來源，直到你的消化系統把它拆解開。當你吃那顆地瓜時，你的消化系統釋放出能把它分解成更小「塊」的酵素。

想像你剛買了一盒全新的樂高玩具，盒子裡是一堆五顏六色的積木，全部都亂七八糟的相互連接在一起。但為了用這些積木堆出什麼東西，或者只是想把它們收在你櫃子裡依顏色區分的儲存箱裡，你必須先把它們拆開成一塊塊的。類似的道理，在碳水化合物能夠被利用或被儲存起來之前，你的身體需要將它們先分解成葡萄糖。

葡萄糖是怎麼被儲存起來的：胰島素的作用

想像一下，一旦你打開那盒樂高玩具之後，你手上只能拿一些積木，其餘的不是必須放到儲存箱裡，就是必須用來堆什麼東西。相似的，你的血液裡任何時候都不能存在 4 克以上的葡萄糖，葡萄糖不是該用掉，就是該儲存起來。

胰島素是一種儲存起來的荷爾蒙，由你的胰臟在對你飲食中的碳水化合物產生反應時釋放出來（對蛋白質產生

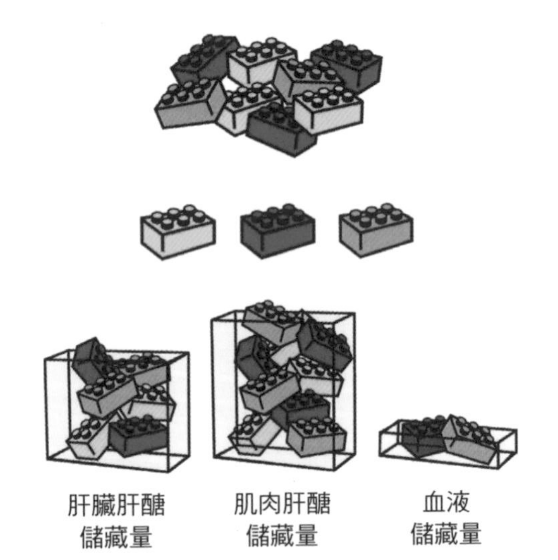

術語提示

葡萄糖：所有你吃下的碳水化合物在你體內所分解成的單糖，它在消化期間被吸收到你的血液裡。

肝醣：葡萄糖儲存在你的肝臟和肌肉裡的形式。

升糖素：得到信號而將庫存的肝醣釋放到血液裡的荷爾蒙。

反應時也會釋放一點）。它的工作是把訊息送到你的細胞，好讓營養素（包括葡萄糖）進到細胞裡。當你吃下碳水化合物時，你的身體會有效的釋放胰島素，並且把分解結果的葡萄糖放入你身體的「儲存箱」裡：你的肝臟和肌肉。被放到儲存箱裡的葡萄糖叫做肝醣（糖原質）。

現在，當你身體的葡萄糖存量較低（大腦和紅血球）時，你的身體組織需要小量的補充。在葡萄糖能夠儲存於你的肝臟和肌肉之前，你的肝臟（是血糖濃度的主要調節者）會先檢查你的大腦和紅血球，確定它們得到需要的量。

當你吃下愈來愈多的碳水化合物，你的身體便釋放愈來愈多的胰島素，幫忙把葡萄糖儲存起來以便以後使用。但是這裡有一個陷阱：就像你的樂高儲存箱只能放一定量的積木一樣，你的身體對碳水化合物也有儲存空間的限制。碳水化合物以肝醣形式儲存在肝臟和肌肉裡的確實量，依每個人的狀況而有所不同。

所以，當你體內碳水化合物的「儲存箱」放滿的時候怎麼辦？如果你只顧著買新的樂高玩具，而從不把已經擁有的積木從儲存箱裡拿出來堆出新的創作，箱子裡的東西會滿出來，那你就會弄得一團糟。那麼，當你不從事活動／運動，體內也沒有儲存肝醣的空間時，你所吃下的身體用不完的碳水化合物，就會轉換成脂肪！人體有碳水化合物儲存量的限制，卻沒有脂肪儲存量的限制——很陰，對吧？這種脂肪的存在形式不是 1. 三酸甘油脂（隨血液循環的血脂），就是 2. 脂肪組織，即體脂肪。

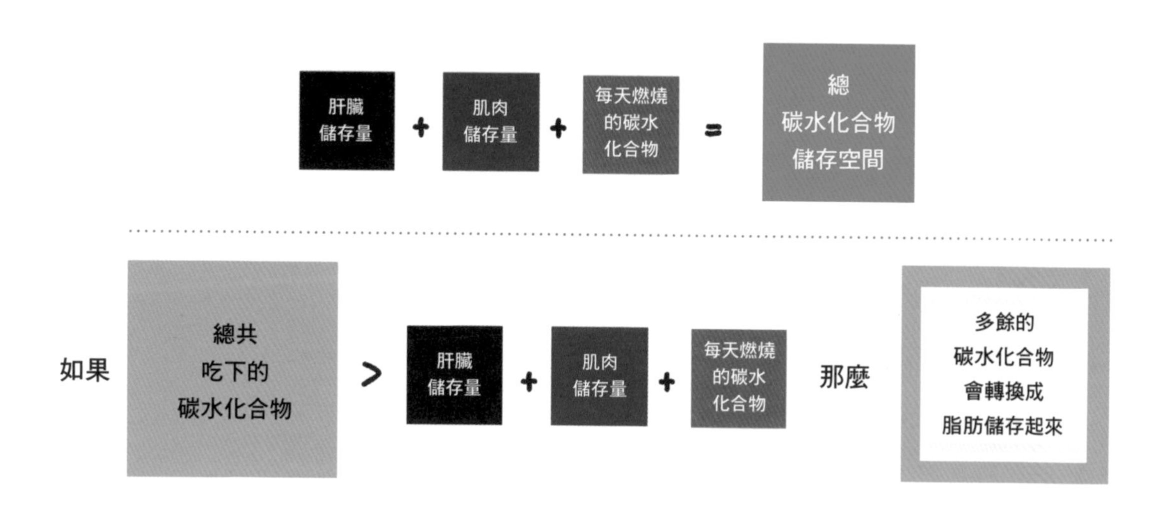

基本的碳水化合物計算法

算一下，你的總碳水化合物儲存空間＝肝臟儲存量＋肌肉儲存量＋你在一天之中燃燒的碳水化合物（那是你的休息代謝率加上任何你以活動或運動燃燒掉的碳水化合物）。

如果吃下的碳水化合物＞肝臟儲存量＋肌肉儲存量＋你在一天之中燃燒的碳水化合物，那麼你的身體除了把過多的轉換成脂肪儲存起來之外，別無選擇。你多餘的脂肪要怎麼儲存起來、儲存在哪裡，多半由遺傳體質來決定。

所以，你要怎麼確定你不會得到比身體所需還多的碳水化合物，而且多餘的統統轉換成脂肪？一切都與好碳水化合物和壞碳水化合物有關。當你吃下的碳水化合物來自於天然素材——加上代謝碳水化合物所需的維生素和礦物質，你身體的自我調節系統就能順暢有效的工作。21 天斷糖排毒法只用好的碳水化合物，再搭配優質蛋白質和脂肪，所以你在療程中會一直妥妥當當的。

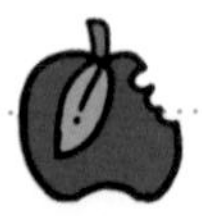

提升肝醣儲存量

你的肝醣儲存空間，主要是依據你的肌肉群而定。但是，假如你提高你的運動量，特別是做較高強度的運動，肝醣儲存空間是可以提升的。高強度運動會使你的心跳速率增加得很快，通常是做衝刺或間歇運動，例如短跑。這並不包括穩定的「較低到溫和強度」運動，例如走路或慢跑。

鍛鍊更多肌肉群，表示你一整天下來可以燃燒掉更多熱量，不限於你在健身房裡累得氣喘吁吁的時候！你也許注意到了，許多運動員不只比不愛動的人更能吃下許多碳水化合物，而且實際上，他們也需要吃那些碳水化合物來維持活力和表現水準，那是因為高強度運動需要葡萄糖來燃燒。當你達到鍛鍊的高峰時，或者甚至在非常高強度的鍛鍊期間，你的身體會去找出庫存的碳水化合物。所以，如果你試著做高強度的鍛鍊卻沒事先儲存點肝醣，你可能不會很好過。缺乏足夠肝醣存量的高強度運動，典型的效應包括頭痛、疲倦和噁心。

什麼運動不需要以葡萄糖當燃料？走路、坐著、站著、輕度活動或低強度運動（像是長時間耐力運動）。換句話說，如果你一整天都有適度的活動，你的身體會藉著燃燒脂肪而發揮最佳功能。

· 那真的是低血糖症嗎？·

如果你在臨床上有低血糖症（相對於糖尿病），就表示你的身體已經失去自行製造升糖素的能力。一個低血糖患者（極罕見狀況），若不注射升糖素，血糖可能會降低到一個相當危險的程度。要注意，只是偶爾（或甚至經常）覺得自己有低血糖的狀況，與確診為低血糖患者完全是兩回事。前者可能是由於飲食中的蛋白質與脂肪不均衡造成的，而後者是必須以醫療上規定使用的升糖素來處理的健康問題。

協調行為的血糖：葡萄糖的作用

事實上你有兩種血糖調節荷爾蒙：胰島素和升糖素。升糖素是相對於胰島素來說，反向調節的荷爾蒙——它發出信號指示，釋放庫存的肝醣當做燃料。你的胰臟在三種情況下產生釋放升糖素的反應：攝取高密度來源的蛋白質（從動物性食物中）、運動與飢餓。在任何時候，這兩種血糖調節荷爾蒙一定是其中之一在支配另一者。為了讓你的身體處在釋放或「燃燒」熱量模式，升糖素必須成為支配者；要不然，你就會處於受胰島素支配的儲存模式。這兩種荷爾蒙就像代表你代謝作用的電影的共同導演——主導這個場景的，一次只能有一位導演。

對於飲食中的高密度蛋白質，升糖素的反應強過胰島素的釋放，所以在你吃東西的時候，升糖素變成優於胰島素的支配者荷爾蒙。升糖素發出信號來釋放儲存中的肝醣，以提高你的血糖濃度來為訓練添加燃料，多虧升糖素，你才能夠維持運動時的能量。當你飢餓時升糖素也出手相救，它將儲存中的肝醣分解成葡萄糖，然後送到你的血液裡，以免你發生血糖崩潰的情況。

維持穩定的血糖濃度，是減脂的第一名關鍵。即使你參與21天斷糖排毒程的最初目的不是減脂，讓我們開誠布公地說：大部分的人都會樂於看到一些多餘的體脂肪消失。任何時候你吃進糖，你的血糖濃度就升高。這麼做會使你的身體進入與燃燒模式相反的儲存模式——那往往表示將過多的儲存成脂肪。

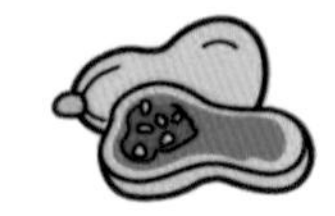

運動員的碳水化合物

如果你是一名運動員，你也許聽過一些關於肝醣存量的事情，因為大部分運動員對於他們儲存了多少可用於運動的肝醣，都需要有很敏銳的警覺性。更多關於21天排毒療程中的運動員該吃多少碳水化合物的資訊，請查閱72、80或88頁的「能量調適」（視你的階段而定）。

糖、壓力與你的荷爾蒙

既然你已經相當了解糖和碳水化合物是怎麼在你體內運作的，我們現在來看看你應該避免壞碳水化合物的更多理由。

你已經知道你的食物選擇會影響調節血糖的荷爾蒙，胰島素和升糖素，但那些選擇也會影響其他無數的荷爾蒙。從健康疑難如痤瘡、甲狀腺機能不足、多囊性卵巢症候群、低睪固酮症、甚至生殖力併發症等到情緒波動、經痛、或更年期等等，我總是建議以控制血糖的調節為第一步。血糖與所有這些其他的荷爾蒙問題有什麼樣的關係？最重要的，統統都跟壓力有關。

血糖調節是這樣的：如果它沒有適當的運作，那麼你其餘的荷爾蒙平衡可能——而且極可能將會——失調。

如果你吃進太多壞碳水化合物，而且需要很多胰島素來使你的血糖恢復正常，

糖與發炎作用

發炎作用是身體對於某種問題的反應。當你的身體認為有一個持續存在的問題時，它就會處於長期發炎的狀態當中。這種穩定、低程度的發炎狀態，是所有慢性疾病和免疫不全症的基本症狀。事實上，它幾乎是每一種可以想像得到的疾病的根本情況。糖的攝取與慢性發炎有關，可從兩大方面來看：

1. 由於過度攝取壞碳水化合物而耗竭營養素儲存量，導致身體的慢性壓力。
2. 慢性高和（或）低血糖——當不斷攝取太多壞碳水化合物或血糖劇烈波動下所形成的問題——造成身體的壓力。

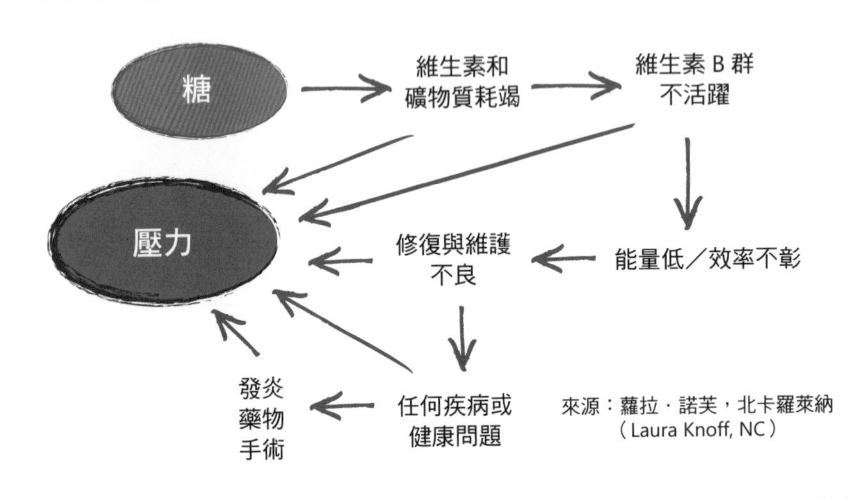

來源：蘿拉．諾芙，北卡羅萊納（Laura Knoff, NC）

那麼你真的是在冒著發生血糖崩潰的風險。在你縱情享受甜食的 30 分鐘到 1 小時之後，或甚至當你在墨式餐廳裡吃了太多的豆子和米飯時，你知道那種感覺嗎？你不是覺得疲倦——好像可以小睡一下似的（高胰島素濃度）——就是感受到在血糖急升之後為了把血糖濃度平衡回來的胰島素急升所造成的血糖崩潰效應。在後者的狀況中，你的血糖真的會再次崩潰，因為胰島素太急著發揮作用，然後你會覺得發抖、虛弱、易怒——而且很可能想再去找糖吃！

對你的身體而言，那聽起來像是個心平氣和的狀態嗎？沒錯，不是。高胰島素和低血糖，這兩者都是誘發壓力的生理情況。事實上，為了內部平衡而干擾你身體內在欲望的任何事物，就是壓力源。

壓力荷爾蒙皮質醇會對引發你身體警戒狀態的血糖劇烈波動產生反應。皮質醇製造並儲存在你的腎上腺裡，腎上腺就位於腎臟的上方。皮質醇常被稱為戰鬥或逃跑荷爾蒙，因為它是當你面臨危險時令你採取行動的激素。你需要皮質醇讓你在早晨醒來，然後度過一整天，所以，有這種東西在你體內流動並不是壞事！問題在於當它失去平衡時。太多你會太緊張，太少你又無精打采，需要咖啡因或其它刺激物來恢復正常功能。

・糖尿病的情況又是怎樣？・

沒有胰島素發信息給你的細胞，細胞就不會接受葡萄糖，所以葡萄糖一直待在血液裡，造成你的血糖飆升。比較容易了解的方式是想想第一型糖尿病患者的自體免疫問題：胰腺的 beta 細胞（製造胰島素的細胞）不再製造荷爾蒙。第一型糖尿病患者必須注射胰島素，他們的細胞才會接受釋放到血液裡的葡萄糖，否則，他們的血糖可能升高到很危險、也許是致命的程度。21 天排毒療程降低碳水化合物的攝取，對於一直在努力降低血糖濃度的第一型糖尿病患者相當有助益。

在第二型糖尿病患者的身上，他們的身體有能力製造胰島素，但是內分泌傳訊系統未適當運作，所以由胰島素發給細胞讓葡萄糖進入的信息未能順利傳達。第二型糖尿病患者也許需要服用胰島素，但並不屬於自體免疫的問題，而且大部分的案例都可以靠適當的飲食和生活習慣的改變而隨著時間康復。

請注意，21 天斷糖排毒法對於第一型和第二型糖尿病患者都很安全，許多這類的患者都順利完成療程，並獲得極佳的成果。如果你屬於這兩種類型之一，你會需要額外留意胰島素的注射，因為假如你在療程中減少對碳水化合物的攝取，也許就需要降低劑量。如果你有疑慮，在開始療程前請先向你的醫師或內分泌專家諮詢。

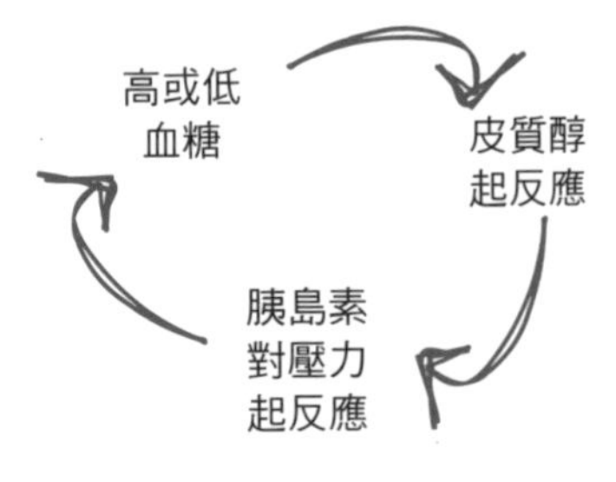

為了更佳了解皮質醇對你身體以及整個內分泌系統的影響，知道你的身體對壓力產生反應而釋放皮質醇的方法是很重要的。舉例來說，當你在短時間內做高強度的運動，皮質醇在受到控制的情況下以一種急劇的方式被釋放出來——即短暫的強烈爆發，然後和緩，你被賦予良好的能力來應付身體遇到壓力的急性狀況。另一個例子是，當你在某個特殊的場合吃了一道含糖甜食，然後回歸到全食物的飲食。同樣的狀況，你的身體體驗到壓力的強烈爆發，然後和緩。你在生理上無法妥善處理的，是慢性壓力，例如不停歇的連跑兩天兩夜，或每半個小時喝一瓶汽水，這會使每天的血糖和胰島素濃度一直上下波動。在攝取食物上，這就是所謂的血糖雲霄飛車。

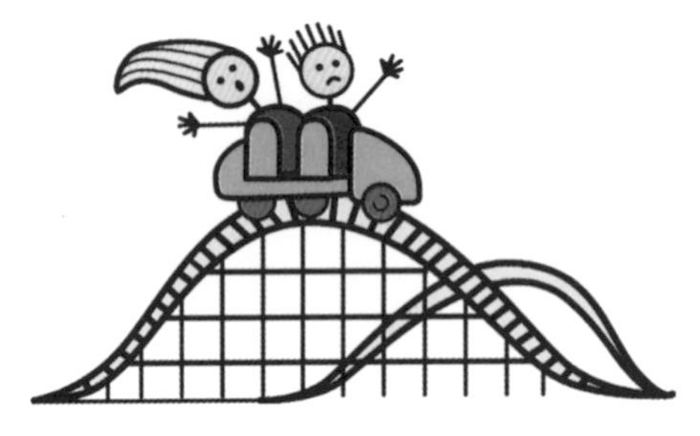

當你的身體在和起伏波動的變化戰鬥時，它就處在一個低程度的持續性「戰鬥或逃跑」壓力反應模式。我們這樣說好了，假設運動使你的身體處在皮質醇釋出程度的第 8 級，那麼它之後會回到第 1 級的「正常」釋出程度，你的身體才能在一整天裡適時適當的運作。血糖劇烈波動就像一整天都處在第 4 級的狀態，長期下來，這種對你身體的慢性壓力會損害你身體對其他壓力源適當反應的能力。

你已經知道，過多的碳水化合物會被轉換成脂肪（三酸甘油脂、體肪或兩著的結合）儲存起來。但也許你還不了解的是，持續處於壓力的狀態下，可能導致你的身體堆積脂肪，無論碳水化合物或熱量有沒有過量。當你的身體感受到慢性壓力時——由血糖劇的烈波動釋出信號——你的腎上腺所釋出的大量皮質醇確實會促進體脂的堆積。這種與皮質醇有關的體脂，常見於你的小腹和游泳圈。所以，如果你正在想辦法減去肚子上的肥肉，別讓血糖產生劇烈波動和減少其他慢性生理與情緒壓力源，是非常重要的！

此外還有一個問題：當對皮質醇的需求被濫用時，你身體製造甲狀腺素和性荷爾蒙的能力會衰退。你的身體知道，維持你的生命比讓你維持健康的代謝作用還要重要。所以，由於這種優先性的關係，你身體需要用來平衡慢性壓力的荷爾蒙，可以這麼說，會先被賦予權利使用製造你壓力和性荷爾蒙的所需物質。

甲狀腺荷爾蒙已知是用來支配代謝作用的，而你的大腦負責同時傳送信號給你的甲狀腺和腎上腺。當某種慢性壓力出現時，信號的傳遞可能失去控制，你的甲狀腺也許就慘了。甲狀腺功能低下的一般症狀包括疲倦、不明原因的體重增加、手腳發冷、頭髮稀疏和低密度膽固醇升高。許多完成 21 天斷糖排毒法的人發現，經過三週的療程後，甲狀腺功能減退的症狀消失了。

當壓力荷爾蒙得到為了生存而賦的優先權，性荷爾蒙合成作用的平衡可能也跟甲狀腺一樣遭殃了。這就是為什麼這麼多的女性會在經期前後有經前症候群、經痛、痙攣和偏頭痛的一個主要原因。各種荷爾蒙失衡現象之間是相互關聯的，而且任何令你在某處失去平衡的東西，可能在別處演變成更麻煩的問題。荷爾蒙失衡也可能對你肌膚的外觀和結構產生直接與重大的影響，導致痤瘡、牛皮癬、甚至濕疹。21 天排毒療程的參與者都定期回報，他們在所有這些皮膚問題上獲得了大幅改善。

既然你已經學到當你吃下糖和壞碳水化合物時，你的體內會發生什麼事，你就能了解，利用 21 天斷糖排毒法來調整你的身體——以及你的生活方式——有多重要。你不僅會擺脫對吃的渴望、增加活力、改善睡眠品質與情緒，你還會促進你體內的荷爾蒙功能和降低發炎作用。21 天斷糖排毒法的正面效應是影響深遠的——你會很驚喜於三週後你將體驗到的改變。

這個療程雖然設計得簡單明確，但是使它變得輕鬆的關鍵是了解如何準備和能期望些什麼，那並非只是把糖從你的飲食裡直接去掉那麼簡單。接下來，我會概要解說一些步驟，讓你可以用一個簡單而有效的事前規畫，為你的療程做好準備，這會令你的成功之路大大不同！

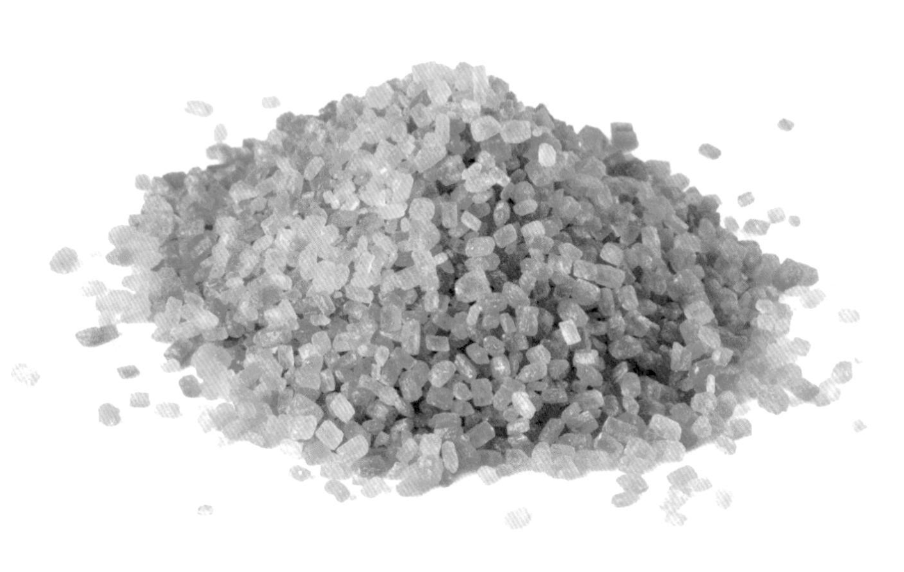

為了確保你在本療程的成功，從開始的第一天就做好準備是很重要的。貿然展開 21 天排毒療程必定令你吃盡苦頭，而萬全的準備和事先規畫，能幫助你在整個過程中更順利輕鬆！

療程開始前 7 天

- ☐ 當你吃下糖時你體內發生些什麼事，以及當你破除吃糖的習慣會得到什麼益處，了解這些事情將大大有助於你維持療程期間與之後堅持下去的動機。從本書第 61 頁開始閱讀第一部分全部，然後查閱書末從第 220 頁開始的額外資源。
- ☐ 選擇你想完成的排毒階段，若有需要，也選擇你要採用的調適方案（見第 63 頁）。
- ☐ 再檢查一下你 21 天排毒療程的打圈／打叉食物清單。
- ☐ 列出你目前在吃、但需要在 21 天排毒療程裡依據你所屬的階段／調適方案而替換掉的食物（參見第 58 頁）。假如你打算不折不扣的遵循其中一項餐飲規畫，不做變更，你可以略過這個步驟。
- ☐ 如果你正採用書裡其中一項餐飲規畫，請從網站上列印出相應的採購清單放在身邊，包括儲藏類和生鮮類。

  BALANCEDBITES.COM/21DSD
  提供線上可列印之採購清單
- ☐ 採購任何你需要的儲藏品。
- ☐ 線上訂購你在當地買不到的儲藏品（見 224-225 頁）。
- ☐ 找朋友或家人和你一起做！

療程開始前 5 天

- ☐ 檢查你的食品儲藏櫃和冰箱，有沒有療程中不需要的東西或食物。展開療程前吃完它們、送給別人、丟到垃圾桶，或束之高閣——好讓你在 21 天排毒療程期間無法取得。
- ☐ 如果你無法在你常去的商店買到你需要的儲藏品，就找出其他可替補的商店——打電話四處問問你要的特定項目。
- ☐ 如果你認為自己也許想試一些 40-43 頁所列的補充品，到你附近的保健食品商店購買或上網訂購。
- ☐ 加入網上論壇並註冊，並且／或造訪 21 天斷糖排毒法臉書，以詢問哪些食物可用來取代你交換清單上的項目——如果你需要幫助的話。

  FACEBOOK.COM/21DAYSUGARDETOX
  加入交談

當準備21天斷糖排毒療程時，
請按照這個清單確保你們都開始了。

療程開始前 3 天

- ☐ 如果你打算做任何湯品或慢燉鍋食譜，就利用 212 頁食譜做高湯，然後把一部分冷凍起來。那麼當你需要時，才有現成的可用。
- ☐ 製做或購買乾的點心，把它們帶到你的工作地點，當你開始療程時才有現成的可吃。（尤其是如果你從星期一開始的話，別冒著忘了在星期一早上把點心打包的風險！）查閱 184 頁的肉乾食譜。
- ☐ 下載並列印 21 天斷糖排毒成功日誌。 BALANCEDBITES.COM/21DSD 下載 PDF 檔並註冊電子郵件信箱。
- ☐ 免費註冊「日常排毒」電子郵件，並選擇你的開始日期。

療程開始前 1 天

- ☐ 再三檢查你的食物儲藏櫃和冰箱，清掉療程中不需要的東西。如果你和不參與 21 天排毒療程的某個人共用生活和用餐空間，就在冰箱和食物儲藏櫃裡另闢空間，你才知道自己的食物放哪裡，不會輕易弄混。
- ☐ 規劃好和（或）煮好餐飲，做好進入第 1 天的準備！你成功最重要的關鍵是準備，而第 1 天的成功是激發你前進的動力。
- ☐ 在正式展開 21 天排毒療程之前，從第 0 天開始寫 21 天斷糖排毒療程成功日誌！

你每天能期望的事

看一看你這21天可能是什麼樣的感覺，以及要做些什麼。

在進入一個新的環境時知道你能夠期待些什麼，總是件好事，所以我要帶你檢視一下，在21天排毒療程裡你也許會產生的感受——包括生理與心理上的。你也許會過個一、兩天就會覺得到處都有所改變。也許你不會遇到我等一下要講到的許多難熬的時候，但也許你會遭遇到多一點的阻礙。這個時間表是依據過去幾年來數千、數萬名完成療程的參與者的回饋，但要了解到，你專屬的逐日排毒療程是獨一無二的！舉例來說，如果你在21天排毒療程期間沒運動，那麼涵蓋健身期間的療程，顯然是不適用的。你會注意到，有些日子似乎勢無可擋的正向、樂觀，就像你站在世界的頂端似的，而有些日子裡卻似乎遭遇到更多的困難。這種在感覺上的波動是很正常、也是可預期的！放心，當你度過三週之後，你的身體與情緒狀態會變得非常強健。做21天排毒療程，你會感覺像個大贏家！

第0天「準備出發！」

你也許經歷：焦急、興奮、害怕，或忙著做準備。

你最適當的做法是：用希望與信心來迎接21天排毒療程。除了良好的態度之外，你已經做好的事前規畫和準備，就是你的最佳基礎。如果你還沒有瀏覽過32頁的「準備清單」，趕快去看！它提供你療程開始前七天的準備要領。

第1天「我進入療程了！」

你也許經歷：一點兒效果都沒有，或可能有某些極端強烈的渴望。你也許感到特別的飢餓（這就是為什麼我要提醒你這不是飲食的原因，如果你餓了，你應該從「食物清單」中選擇要吃的東西！），或者你也許覺得自己吃了很多東西。這個新方法可能意味著比你平常吃的東西還要多——但沒關係！

你最適當的做法是：與第1天隨之而來的正面感受共舞。

第 2 天「沒那麼糟嘛」或「能再輕鬆點嗎？」

你也許經歷：一點兒症狀都沒有，或頭痛、神智模糊、或飢餓。

你最適當的做法是：繼續大吃大喝！確定你的餐點的蛋白質和脂肪都很均衡，加上根據你的階段或調整後的適當碳水化合物。

第 3 天「我要一直這樣熬到最後嗎？」

你也許經歷：疲倦、類似感冒和流感的症狀、低血糖，或自我懷疑。第三天是大多數人覺得最困難的幾天的開始。

你最適當的做法是：了解到你不是在經歷一場「真正」的感冒或流感，而是斷糖排毒的效應。別冒冒失失的跑去看醫生，要知道這種反應是正常的，而且在幾天內就會消退。專注於迎面而來的益處——擺脫渴望後的自由，以及內在、外在都更健康的你。

油脂清潔法 4-1-1

想知道更多關於油脂清潔法和其他的天然護膚救星嗎？我高度推薦麗茲．沃爾芙（Liz Wolfe）的〈肌膚調理指南〉（Skintervention Guide）。

你可以在 balancedbites.com /21DSD 找到更多關於那本指南的資訊，以及其他護膚秘訣。

第 4 天「度過 3 天，還有 18 天！」

你也許經歷：情緒變化、不明顯的皮膚敏感，或長痘痘。痤瘡（青春痘）是常見的排毒症狀，是你的身體正在排除毒素的一大徵兆！

你最適當的做法是：記住，覺察力是你在情緒上的一大關鍵。試著別對周遭的人反應過於敏感，同時也要記得，你飲食方式的改變在你情緒上造成的影響，可能比你所了解的還深遠。至於你的皮膚，使用奶薊（Milk Thistle，茶、水劑或膠囊形式）和薑茶來輔助排毒。仔細閱讀要用在皮膚上的產品的成分，因為也許那些成分反而會造成更大的刺激。我高度推薦油脂清潔法（OCM oil cleansing method）。

第 5 天「好的，我已經開始上手了。」

你也許經歷：頭痛開始消退、食物欲減少；或者你在努力與誘惑和犯錯對抗——如果你沒準備好並且開始感到飢餓的話。

你最適當的做法是：記住，令你正確的跨出第一步的是：準備！在療程一開始前你必須把食物準備好、手邊有健康點心、規劃餐飲等，使一切都就緒，而現在你也許需要再看一次準備項目。採取行動，並確定你為 21 天排毒療程準備了適合你的餐飲和點心。

第 6 天「我要怎麼讓第 2 週進行得跟第 1 週一樣順利？」

你也許經歷：感冒或流感似的狀況開始消退。

你最適當的做法是：再看一遍你的餐飲計畫大綱，然後確定你在第 2 週開始前已做好準備。

第 7 天「哇～幾乎過了一週。我覺得棒呆了！但是我的肚子可不這麼想。」

你也許經歷：消化問題像是腹脹、便秘、腹瀉等。這些症狀也許令人氣餒，但是我們有信心！

你最適當的做法是：查閱常見問答集（參見 51 頁），裡頭涵蓋了你的問題！

第 8 天「還有兩週……我想吃餅乾！」

你也許經歷：整個週末都很想吃療程以外的食物或已經吃了、因犯錯而產生罪惡感。如果你沒有在很早的時候感受過疲倦的話，它也可能發生在這個時間點。

你最適當的做法是：別因為一次犯錯就垂頭喪氣，無論你當時有沒意識到錯誤的發生。一次的犯錯不能代表你或你整個經歷，不過它的確是一個警訊，提醒你需要確實執行你的療程，並且全力以赴。讓這個簡單的三週療程重回正軌，對你而言是值得的！但是，嘿，你是可以吃到 21 天排毒療程餅乾的。請查閱 195 頁的食譜。

第 9 天「我已經開始吃膩這些東西了！」

你也許經歷：受不了花在準備食物上的時間。

你最適當的做法是：記住，本書和你的餐飲規畫裡有一大堆的簡易食譜，還有數不清的 21 天排毒療程線上食譜。你的免費「日常排毒」電子郵件會連結到許多的那些資訊，所以，別忘了點擊搜尋新點子。更多資源和連結請到：balancedbites.com/21DSD。

第 10 天「幾乎達成一半了，而且我感覺超好！」

你也許經歷：消化問題消失，例如排氣或腹脹（如果之前有的話）。你開始適應烹飪，而且你已蒐集好一堆食譜，躍躍欲試。

你最適當的做法是：做幾份新的採購清單，並且嘗試新的食譜！如果你忽略第2 週的採購與準備，趕快回頭去看看。如果你從本書以外的來源找到一些食譜，把它們加入你的飲食計畫，然後記得購買食材。

第 11 天「我現在不會想吃糖了，真是不敢置信！」

你也許經歷：很敏銳的意識到，在採取 21 天排毒療程前食物會讓你產生什麼樣的感覺；很驚訝於發現自己不再有對許多對食物的渴望。

你最適當的做法是：做筆記，寫下自己現在的感覺，並且自述一下你經歷過的一些奮鬥與成功。利用 balancedbites.com/21DSD 上的成功日誌（樣本請參見 56-57 頁）——下載然後現在開始動筆——如果你還沒做的話！

第 12 天「我覺得自己不像在健身時那麼壯」

你也許經歷：因攝取的碳水化合物太少而發抖或虛弱，運動表現也不理想（尤其是沒做適當調整的話）。如果你有在規律地健身（如果有的話，你知道自己應該採取「能量調適」方案，對吧？），差不多在這個時候你也許會注意到，如果你忘記在飲食中添加高密度碳水化合物來源，你的訓練就會變糟。

你最適當的做法是：再看一遍餐飲規畫的推薦項目，確定你在適合你的階段的能量調適方案中，添加了適當的碳水化合物來源到健身後的餐飲裡。（另參見 220-221 頁）

第 13 天「這真的沒那麼難，也許我該一直這樣吃東西」

你也許經歷：當你接近第 2 週的尾聲時，你在情緒與活力上都有顯著的增進。

你最適當的做法是：順水推舟！與他人分享你的經驗，想一想你自己的感覺、你所做的健康選擇，以及你學到多少東西。

第 14 天「我睡得像嬰兒一樣安穩—沒搞錯吧？」

你也許經歷：不只更快入睡，而且一整夜都睡得更安穩，早上醒來時感覺精神也更好。

你最適當的做法是：繼續培養良好的睡眠習慣（每天定時就寢和起床，睡覺的環境要黑暗且涼爽，養成晚上睡覺的習慣），以確保你在剩下的療程期間裡和之後，都有足夠的睡眠。

第 15 天「我受夠青蘋果了」

你也許經歷：厭倦療程中的食物選項，渴望已被刪除的食物。剛開始你很興奮在 21 天排毒療程中至少有一些水果可吃，然而到了現在，你看到青蘋果或青香蕉時喜形於色的表情也許已經消失了。

你最適當的做法是：不要再只顧著看本書的食譜、「日常排毒」寄給你的食譜，和在 Pinterest 上到處流傳的食譜，去買食材並且做出來！有些人認為，狹隘的食物選擇限制了你能吃的東西，但如果你有仔細瞧瞧，21 天排毒療程的友善食譜實際上是無限的。請查閱 223 頁的參考資源，你會找到你用三週、甚至一年也吃不完的 21 天排毒療程友善食譜！

第 16 天「我知道這不是減重計畫，但我私底下希望自己能減掉一些體重！」

你也許經歷：磅秤上的數字有所變動，或衣服變寬鬆了些（甚至更好），但也許你沒有。除了在 21 天排毒療程前後各量一次體重之外，最好別再量體重——否則，光看那些數字就會把你逼瘋。

你最適當的做法是：遠離磅秤。回顧一下剛開始時你決定展開療程的許多理由，然後專注於到目前為止發生在你身上和你生活中令人驚艷的改變。

第 17 天「到底好了沒？」

你也許經歷：想快點完成排毒療程而感到不耐煩，第 17 天幾乎就像是 21 天排毒療程中的「憂鬱日」。

你最適當的做法是：跟你一起做排毒療程的朋友，以及你在網路上遇到的支持者，你要和他們保持聯繫。想一想你在 21 天排毒療程結束後「獲勝」的非食物獎勵——買下你注意已久的食譜、幫你的指頭美甲、找一天去逛博物館來犒賞自己、去看歌劇或聽音樂會、購買體育競賽的入場券，或者為你的廚房備配新的廚具。

第 18 天「我已經達到最後階段，但在這之後我要怎麼辦？」

你也許經歷：對於這 21 天結束之後你要怎麼做而感到焦慮——這是正常的。

你最適當的做法是：查閱 53-55 頁「21 天斷糖排毒療程後」的建議。

第 19 天「夠接近第 21 天了，對吧？小吃一口〔在此插入你想念的食物〕，無傷大雅，是嗎？」

你也許經歷：有強烈的衝動想「作弊」，或者說能熬到第 19 天已經夠好了。

你最適當的做法是：把目光放在獎賞上。記住，這個排毒療程不只是把糖從你的生活移開三週的時間，它還要改變你的習慣。你只要再多熬過 3 天，成就感會讓你感覺棒透了！

第 20 天「到了第 22 天我要好好瘋狂一下，還要盡情的大吃大喝！」

你也許經歷：有強烈的欲望去計畫一個徹底的碳水化合物饗宴。

你最適當的做法是：專注在最後兩天上，結尾要做得漂亮！第 22 天的事情留到那天再擔心，而不是今天！

第 21 天「就是它！」

你也許經歷：鬆口氣、自豪、興奮，並且十分開心你已堅持到第 21 天！

你最適當的做法是：漂亮的為這一天畫下句點。專注、冷靜的想想明天會怎樣，然後查閱第 53-55 頁，關於你完成療程之後該怎麼做的建議。

第 22 天「我做到了！來一片巧克力！」

你也許經歷：掛念著把過去三週在打叉清單上的食物加回你的日常飲食中。

你最適當的做法是：放輕鬆！慢慢來，把食物一點一點的加回去。盡情享受大量甜食的後果，幾乎總是讓你噁心到想吐！

一點額外的小幫助又沒壞處

建議的補充品

「說不可能的人應該站到一邊去，別擋住那些會做事的人。」
——崔西亞．康寧罕（Tricia Cunningham）

一旦你開始 21 天斷糖排毒療程，你也許會納悶，真的有任何東西能幫助你抵抗你可能產生的食物欲望嗎？我會建議你在尋求藥草或維生素及礦物質補充品的幫助前，先嘗試以自然的食物方法來抑制欲望。這裡有兩個很棒的方法：

- 檸檬水（有些添加了左旋麩醯胺酸，見下方）。含少許檸檬或其他柑橘香料的水，有助於緩和想抓甜食來吃的衝動。
- 花草茶（有時添加一點點的全脂椰奶）。我喜歡 Traditional Medicinals 品牌的有機花草茶，你也許可以試這些口味：薑、薄荷、Think O2、甘草（只能在下午 3 點以前喝，因為它可能產生刺激作用）。

不同的花草茶，對身體所產生的功效也不同，所以要詳閱說明書找出你需要的。不過話說回來，花草茶的「藥性」通常相當溫和，所以，如果你喝茶只是因為喜歡它的風味，你也不需要擔心它有特別的作用。記住，喝幾杯茶只要用一包茶袋重複沖泡，讓茶的濃度隨時間稀釋，才不會一整天都喝很濃的茶。

如果水和茶還不能緩和你的對食物的渴望，你可以試一點不同的藥草和補充品。每個人的體質都不一樣，對那些東西的反應也各不相同，但是它們都相當溫和，而且根據這裡建議的適當劑量，只會產生有益的效果。

本書建議的是適當的使用劑量，更多劑量不見得更有益。最好先從低劑量開始，你才能看出你的身體在過幾天之後的反應。我在這裡推薦的補充品是依推薦的優先次序排列，可以看得出來，肉桂是我要加在你21天排毒療程食物裡做為補充品第一名的超級香料。

免責聲明

如果你在服用藥物、懷孕或哺乳中、有經診斷的或嚴重的健康醫療問題，請在開始使用任何新的補充品之前，先向你的醫生、自然療法師、或其他醫療保健專業人員諮詢。

肉桂

這是什麼？一種做為辛香料的芳香植物。

它的作用是什麼？肉桂有助於調節血糖，同時能讓你產生一些些正在吃甜食的感覺，它給你對飲食的滿足感，而不會刺激你身體的甜味反應。根據 whfoods.com：「肉桂會延緩飯後空腹速率，緩和吃東西後血糖的升高。」

應該吃多少？你可以在你的食物中盡量添加肉桂粉，或把它撒在茶或咖啡上。本書食譜中的全脂椰子或杏仁奶果昔，最多可添加 1½ 茶匙的肉桂。你也可以做一種無糖食譜，然後根據自己口味的喜好來添加肉桂。肉桂亦可與其他調味料搭配使用，像是咖哩或辣椒粉，為肉增添風味—特別是豬排、碎牛肉、小羊肉—設計一道甜而可口的佳餚。

該在什麼時候吃？一天中的任何時候都可以搭配食物享用肉桂，這本書裡有許多食譜都含肉桂。

左旋麩醯胺酸（L-Glutamine）

這是什麼？一種胺基酸。左旋麩醯胺酸的膳食來源包括像是牛肉、雞肉、魚肉和蛋等高蛋白質食物。當這種補充品與富含這些食物的餐飲一起攝取時，它對抗食物欲的結果是超級有效的。

它的作用是什麼？左旋麩醯胺酸有助於修復小腸黏膜，並促進腸道功能，這能幫助你調節體內的各種系統，包括代謝作用與食物欲望。藉著提供能量給細胞，它也有助於降低對糖的渴望。

應該吃多少？ 2 到 4 克的粉末放入水中，一天兩次。如果你每天例行服用左旋麩醯胺酸後發現任何便秘的現象，就停止服用，直到排便恢復正常，然後再以減半的劑量繼續服用。

該在什麼時候吃？任兩餐之間，一天之中或早或晚，都由你決定。

鎂

這是什麼？一種礦物質。它的食物來源包括巨藻、南瓜籽、葵花籽、菠菜、綠花椰、瑞士甜菜、鮭魚、牡蠣、大比目魚、扇貝、乾草藥和骨頭湯。

它的作用是什麼？鎂與人體中三百多種酵素處理過程都有關聯，它在能量製造（細胞能量，本書前面提過）的啟動上，扮演著特別重要的角色。它也能幫助胰島素適當地採取行動；當你獲得足夠的鎂時，血糖管理會更為輕鬆。

應該吃多少？選項一：1 天 300 到 600 毫克的 Natural Calm 即沖飲料粉（檸檬酸鎂）。開始的時候你可以先試 ½ 茶匙，然後增加到你需要的量。體重在 59 公斤以下的人應該攝取範圍內的最小值。如果你在服用一劑之後有拉肚子的現象，就表示劑量過多，下次要減量服用。注意：這種產品很甜，但是如果你攝取太多會產生一些不良影響，所以我不太擔心甜的問題。選項二：1 天 300 到 600 毫克的甘氨酸鎂或蘋果酸鎂膠囊。

該在什麼時候吃？一天當中任何時候都可以服用鎂，但它可能有舒緩的作用，所以你或許會覺得晚飯後是理想的時機。

鉻

這是什麼？一種礦物質，商店貨架上常見的有吡啶甲基鉻、多菸鹼酸鉻和鉻 - 菸酸氨基酸熬合物。鉻的食物來源包括蛋、洋蔥、蘿蔓萵苣、熟番茄、肝臟、胡椒、帶皮青蘋果、紫菜、巨藻和紫紅藻。

它的作用是什麼？鉻有助於升胰島素敏感度，這會影響你身體調節血糖的能力。根據自然療法醫師麥可．莫瑞（Michael Murray）的見解：「由於鉻能促進血糖控制，因此鉻補充品是糖尿病與低血糖症的指示用品。」

應該吃多少？ 1 天 1 到 3 次，每次 200 微克（總共 200 到 600 微克）。

該在什麼時候吃？ 1 次 200 毫克，搭配正餐。如果你 1 天服用 1 或 2 劑，就與早餐及午餐一起吃，不要搭配晚餐。

維生素 B 群

這是什麼？水溶性維生素。維生素 B 群的食物來源包括肝臟、乳製品（如果你吃的是生的／未經加溫滅菌或有機的全脂乳製品）、綠色葉菜、蛋、和肉類（主要提供維生素 B_{12}）。

它的作用是什麼？維生素 B 群在細胞代謝作用的複雜過程中扮演著重要的角色。它們有助於對抗疲勞，而且膳食中往往缺乏這種營養素。

應該吃多少？ 1 天兩次維生素 B 群補充品，每次 100 毫克。

該在什麼時候吃？在早餐和午餐時服用維生素 B 群。維生素 B 群往往能給予充滿活力的感覺，最好避免在晚上服用。

武靴葉（Gymnema，匙羹藤）

這是什麼？一種又稱為匙羹藤的藥草。你也許看過它有膠囊、藥錠、粉末或液體形式。如果你找得到這種葉子，你可以嚼嚼看，或者浸泡在你的花草茶裡。

它的作用是什麼？把武靴葉放在口裡時能夠降低糖的風味，因此有助於限制你對糖的渴望。

應該吃多少？劑量遵從包裝盒上的指示，然後慢慢開始。先試一劑，然後根據你的感覺再繼續下去。

該在什麼時候吃？任何時候當你預期自己想吃糖時，或每當你喝花草茶又不想嚐到甜味時。

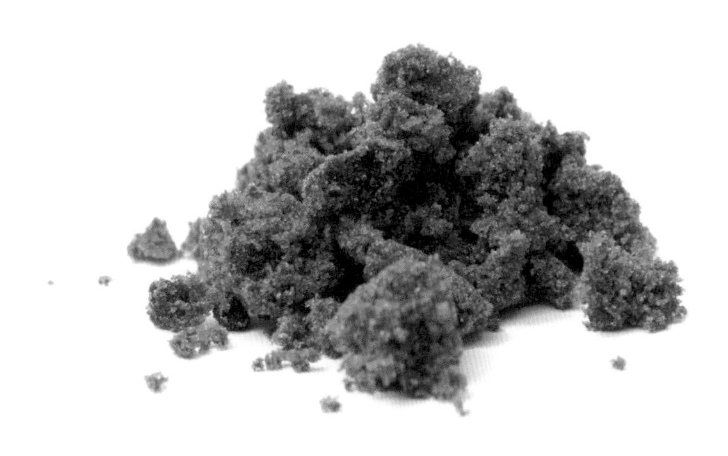

我知道你還有很多疑問

常見問答集

「沒準備好，你就準備失敗。」

——班傑明．富蘭克林（Benjamin Franklin）

關於療程

21 天斷糖排毒療程與其他的營養挑戰、排毒法和淨化療程，有什麼不同？

許多營養挑戰都採取普遍性的方法來幫助你吃得更好、變得更健康，或減重。那太好了！因為事實上，這就是 21 天斷糖排毒法在做的，只不過它的主要目的是幫助你打擊對糖和碳水化合物的渴望，這個療程特別著重在引導你的味覺和習慣遠離甜食。令人驚奇的是，你將在這個療程中大快朵頤的許多天然食物，在你遠離了糖和精製食品幾天之後，都會變得非常甜！這個療程用不會用到奶昔、藥粉、藥劑，或藥丸，但如果你想要的話，是有一些能讓你好好享受的果昔食譜（見 92 頁），以及一些可能很有幫助的補充品（見 40 頁）。這不是一項素食療程，也不是靠著複雜的食譜或剝奪你的享樂來達到成功的療程。在 21 天排毒療程裡，如果你餓了，你可以吃一大堆蔬食和葷食。當你的身體在擺脱糖的過渡期的某些日子裡，你也許會感到困難重重。但大多時候，隨著日子過去，一切會變得愈來愈容易。

我能夠不倚賴這個療程，只要把我飲食中的所有糖類刪除，然後靠自己完成「斷糖排毒」嗎？

對，也不對。它從表面上看起來似乎是一個很「簡單」的排毒方式，只要把糖移除掉就好了。但沒那麼簡單的部分是，只是去除糖，並不一定能擺脱對糖的渴望。含糖食物在你身體裡的作用就像糖一樣，因此對於哪些食物含糖並且會刺激你對糖的渴望有更完整的概念，便是這個療程的關鍵要素。有些人發現，把糖從他們飲食中刪除的做法令人望之怯步，所以希望有一個指導性、支持性、明確的較周全計畫讓他們遵循，因此我研發了 21 天排毒療程來幫助他們。許多人覺得，要想出抑制渴望的最佳方法很困難，而且用明顯的方式刪除糖，是起不了多大作用的。順便說一下，能夠為這個問題帶來解答真是太好了，因為這是你在 21 天排毒療程中可能會問的問題之一。

這是一個低碳水、零碳水、或零糖療程？

都不是！ 21 天斷糖排毒法刪除所有的添加糖、甘味劑和精製食品，但是它包含豐富的真食物碳水化合物來源，及一些來自於全食物的天然糖。你在療程中所吃的碳水化合物的量，以及含有天然糖的食物的量，將以你的具體需求和活動程度為依據。舉例來說，你也許發現自己需要能量調適，所以增加更多的全食物、高密度碳水化合物來源來為你身體提供燃料，才能應付運動或哺乳幼兒等事件。

我能做一次以上的 21 天斷糖排毒療程嗎？

當然可以！許多人都再回來做療程，頻率在一年一次以上，完成的階段往往比之前的高，或著重於與之前不同的重點。有些人在 21 天結束後只休息一週左右的時間，然後又加入每個月第一個星期一開始的團體療程。另外有些人發現，只要把 21 天延長為 30 天或更多天，對他們來說就有效。

我聽說排毒法不推薦給懷孕或哺乳中的媽媽，那麼 21 天斷糖排毒法對這些媽媽們來說安全嗎？

是的！有的排毒療程並不推薦給懷孕或哺乳中的婦女，確實沒錯，但 21 天斷糖排毒法只是一種利用全食物的療程。它的設計並不是利用補充品將特定的毒素，例如重金屬或其他雜質，從你體內排除。那不是 21 天排毒法要做的。事實上，已有許多懷孕與哺乳中的媽媽非常成功的完成了這個療程，而且她們往往發現自己能夠避免之前懷孕時所遭遇到的妊娠糖尿病問題。這個療程就是要你吃到真實、天然的全食物——就這麼簡單。這個療法對每個人、孕婦、哺乳中的婦女或其他人都很健康。如果你懷孕了或在哺乳中，你應該遵循你所屬療程階段的能量調適方案，能量調適方案會指引你吃比你所屬階段的其他食物含有更高碳水化合物的食物。舉例來說，會在你的餐飲中添加更多地瓜。這會幫助你感覺更有活力，也能支援你供給健康的母乳。

一直這樣吃，安全嗎？

21 天排毒法是低糖、低刺激性食物的飲食法。它不只是絕對安全的飲食之道，它也是長期飲食的極佳方法。它不是一種真的飲食法，而一種生活方式。攝取真實的全食物，是健康與安全的保證。絕大多數的人在療程結束後，仍維持與療程期間一模一樣的「剔除壞碳水化合物」飲食習慣，因為他們已經知道，不吃那些壞食物的感覺有多好。以下是有些人將斷糖排毒法過渡成飲食法時，幫助他們更輕鬆、更好管理的方法：

- 每天添加一到兩份當季水果。
- 添加一、兩片純度 85% 的有機黑巧克力。
- 添加澱粉形式的好碳水化合物，像是地瓜或大蕉（假如這些沒有包括在療程推薦的調適方案中的話）。
- 研究與 21 天排毒法十分類似的飲食法，例如舊石器時代飲食法、原始人飲食法，或無穀飲食法。

有人不該做 21 天排毒療程嗎？

如果你目前正在做全日運動競賽的訓練（例如，CrossFit 高強度混合健身競賽）、馬拉松，或者任何其他需要耐力類型、且完成時間在 1 小以上的活動，我就不推薦你做療程。我建議你等到你的訓練和活動結束之後，再展開療程。在 21 天排毒療程期間，你可以遵循能量調適方案來為每天的訓練和短時間耐力競賽活動或比賽，提供身體所需的熱量。

21 天排毒法是一種抗念珠菌飲食法嗎？

21 天排毒法並不是設計用來對付念珠菌症的排毒療程，它不能夠取代專業醫療的診斷或治療。如果你曾經被診斷出有念珠菌症，你或許會注意到，你在 21 天斷糖排毒療程中所攝取或避免的食物，與特別針對消滅白色念珠菌而設計的許多療程相當一致。

下列是念珠菌大量死亡時，你身體因排毒所表現的症狀，但是你也許會覺得這些症狀是 21 天排毒療程在你身上添加能量（也就是，較多脂肪，而非較多碳水化合物）所造成的改變：噁心、頭痛、疲倦、頭暈、淋巴結腫、類感冒症狀、腹脹、排氣、便秘或腹瀉、皮膚疹或青春痘、冒汗、發燒、陰道感染或鼻竇感染復發。這些症狀也被稱為「碳水化合物流感」，不能拿來當做念珠菌症的診斷結果。

與 21 天排毒法不同的是，大多數的抗念珠菌特別飲食計畫會刪除所有發酵過的食物。如果你懷疑自己可能有念珠菌症（假如上述症狀持續一週以上的話），你也許想在你的 21 天排毒療程中避免泡菜、紅茶菌、陳年起司、優格或克菲爾發酵乳，以及其他發酵食品。

如果你懷疑自己感染了念珠菌，我高度建議求助於自然療法師或其他健康醫療治療師的診斷和治療。此外，在 21 天斷糖排毒療程中經歷兩週以上念珠菌大量死亡的排毒症狀並不尋常，也許是有其他隱藏的健康問題。如果這聽起來跟你的經歷很像，我建議你去找健康醫療師來幫助你解決健康問題。

我能依照自己的需求去調整療程嗎？

我絕不會跟你說，依你的需求去做客製化療程的主意不好——這完全由你決定。但我會說，如果你還沒寫好至少三週的療程規畫（看你選擇哪個階段），那麼我會強烈催促你在做任何改變之前趕快完成。許多擅自將療程內容修改超出規畫書範圍的人發現，他們的結果並不像完成遵循規畫書的人一樣成功。也就是說，既然在這項療程裡吃的完全是真正的全食物，如果你發現有另一種更適合你的安排，那麼在你至少完成一次這個自己規劃的療程之後，我歡迎你使用另一種安排！

食物

為什麼有些水果出現在療程裡，而有些沒有？有些不在療程裡的水果，實際上不是比在療程中的水果含糖量更少嗎？

21 天排毒法的主要目標是改變你的味覺和習慣，所以我把你帶離你的舒適區，只准你嚐很苦、很酸和很淡的水果，像是青蘋果、未成熟的香蕉和葡萄柚。雖然療程裡所用的某些水果，其天然糖的含量確實比有些沒在療程裡的水果高，例如莓果，但是這些療程內的水果嚐起來不會很甜，也不會進一步激發你對糖的渴望。

我擔心吃水果會激發我對糖的渴望，那我的水果限制，是不是能比療程建議的再嚴格一些呢？

我不建議你縮限療程已經規劃好的水果限制。飲食中有這些限制性水果的成千上萬名參與者都覺得，這些水果是他們在過於嚴格的壓力下的小小舒緩，但是它們並不像很甜的水果，如芒果和鳳梨罐頭等，會導致放縱的衝動。這是我要你了解到「別逞英雄」的其中一點：刪除允許的食物，並不會只因為又減少了一些糖而使療程更有效。刪除這些水果能有益於你成功的唯一理由是，你發現自己對水果的食用習慣變得很不健康。吃一片允許的水果，用任何你選擇的形式——烤、嫩煎、生食、加點堅果醬、或鋪在沙拉上——完全由你決定。如果你覺得這些天然的全食物很適合你，我歡迎你盡情享用。不過，如果你發現自己對這些食物的攝取習慣變得反而有礙健康，你可以自我要求有所限制。

為什麼有些堅果出現在療程裡，而有些沒有？

21 天排毒療程排除了腰果和花生，而其他堅果是打圈食物。就像我在關於限制性水果問題中的回應一樣，這個療程的目標之一是改變你的味覺和習慣。腰果容易激發起對甜味的習慣，然後變得不好控制，所以它們出局了。花生已知含有較高量黃麴毒素，那是一種能在穀類和豆類中成長的黴菌。由於這是一項排毒療程，所以要為了已知的毒素含量問題而排除花生。

我在第三階段，既然乳製品是我的打叉項目，那我能在咖啡裡加什麼？

如果你絕對不喝黑咖啡，我推薦以下的選擇：

1. 罐裝的有機全脂（非低脂）椰奶（我的首選）。良好的品牌包括 Whole Foods、Thai Kitchen、Native Forest（無雙酚 A 包裝罐）和 Natural Value（無雙酚 A 包裝罐、不添加關華豆膠）。
2. 杏仁奶。注意添加物，像是鹿角菜膠、天然香料、檸檬酸和甘味劑等。使用不添加甘味劑、無添加物的種類，或者你可以用生的全杏仁自己做，其實很簡單（見 213 頁的食譜）。
3. 草飼牛奶油。只要把奶油（第三階段唯一允許的乳製品）和溫的或熱的咖啡放到果汁機裡攪勻，就會浮起奶霜和泡沫。草飼牛奶油的品牌包括 KerryGold、SMJÖR、Organic Valley Pasture Butter、Kalona Supernatural 和 Natural by Nature。

除了水之外我能喝什麼？

我喜歡擠檸檬或萊姆汁加到新鮮的水裡，或甚至加些小黃瓜片，讓它有點「礦泉水」的感覺。你也可以喝汽泡礦泉水（品牌像是 San Pellegrino 或 Gerolsteiner 都很棒）和賽茲爾（seltzer）汽泡水，但不要那種含有「天然香料」或甘味劑的品牌。找有機的種類，因為它們的添加物比較少，Traditional Medicinals 是很棒的品牌。你也可以享用綠茶、白茶、紅茶和咖啡，但在中午後不建議飲用，因為咖啡因也許會干擾睡眠。

我能使用什麼醬汁和沙拉醬？

本書裡有好幾道食譜都非常適用於所有的階段，在資源頁的 balancedbites.com/21DSD 還可以連結到更多食譜。大部分商店販售的與餐廳醬汁和沙拉醬，都有添加糖或甘味劑。太扯了，對吧？但確實如此。下次拿起瓶子的時候，看看瓶子背面的成分表。

我在 21 天排毒療程中能吃培根和其他醃肉嗎？

是的！這些食品的成分表上幾乎都有糖，但這是無糖／無甘味劑規則的例外。當糖用在醃肉裡的時候，它並不是真的留在最後形成的培根上。當你購買培根時，你真正要避免的是丁基羥基茴香醚（BHA）、二丁基羥基甲苯（BHT）、磷酸鈉、抗壞血酸鈉和任何你看都看不懂的防腐劑！吃不含硝酸鹽的培根並不那麼要緊，但是天然且能食用的硝酸鹽種類是香芹鹽和甜菜汁。

什麼是可發酵性碳水化合物？我應該避免嗎？

可發酵性碳水化合物是「可發酵的寡醣、雙醣、單醣及醣醇」的簡稱。這些種類的碳水化合物對有些人來說可能很難消化，導致的症狀很多，從排氣與腹脹，到腹瀉、便秘，或兩者皆有，或兩者輪流出現。有別於一般使身體不耐的食物最後在小腸裡消化不完全，可發酵性碳水化合物由於以下原因變得讓人感到很難受：

- 不健康的細菌在人體內大量滋生（腸道生物作用不良）。
- 細菌在消化系統中錯誤的地方大量滋生，通常是小腸，細菌在正常狀況下不會在小腸內大量滋生（這種情況被稱做 SIBO：小腸細菌過度生長）。
- 胃酸製造或分泌不足，也與前兩項中的細菌問題有關。
- 到國外旅行期間常得到腸病原體或腸道感染。

如果一個食譜需要的食材含有可發酵性碳水化合物，它會把可能有問題的食材特別列出來。如果食譜不用那些食材也做得出來，小提示會建議省略掉。舉例來說，食譜上也許寫著「不吃可發酵性碳水化合物？省略青蔥。」如果你發現自己對這些食物有反應，我建議求助於自然療法醫師、脊骨按摩治療師或其他能將糞便化驗送到實驗室分析的治療師，才能確定不耐症的根本原因。

什麼是茄屬蔬菜？哪些人該避免這種蔬菜？

茄屬蔬菜是一科含有特殊生物鹼化合物的植物，可能對有關節痛和發炎問題的人來說具有刺激性。番茄、馬鈴薯、甜椒與辣椒、茄子，都是我們最常吃的茄屬蔬菜。不過，黑胡椒和地瓜並不是茄屬蔬菜。注意，如果包裝食物把「辛香料」當做一種成分名稱，而沒列出具體的項目，那麼其中也可能含有紅椒粉。對茄屬蔬菜過敏的人應該要避免這些東西，因為紅椒粉是用椒類植物做的。其它比較不常吃的茄屬蔬菜有：綠番茄、枸杞、金醋栗（非一般醋栗，又稱燈籠果）和南非醉茄（一種藥草，又稱印度人參），以及菸草。如果你有關節疼痛或發炎現象、關節炎、龜裂或其他與關節有關的問題，你也可以選擇把茄屬蔬菜從你 21 天排毒療程中的飲食裡刪除。

如果食譜需要用到茄屬蔬菜，它會把可能有問題的食材特別列出來。如果食譜不用那些食材也做得出來，小提示會建議省略掉。舉例來說，食譜上也許寫著「不吃茄屬蔬菜？省略紅椒粉。」如果你發現自己對這些食物有反應，我建議求助於自然療法醫師、脊骨按摩治療師或其他能將糞便化驗送到實驗室分析的治療師，才能確定不耐症的根本原因。

你的身體

21 天排毒療程能讓我減重嗎？

我建議你在療程期間不要量體重。你可以在開始之前量，然後療程結束後再量一次，但在此期間不要量。雖然大部分的參與者都報告 21 天排毒法讓他們減輕體重，但這不是本療程的重點，況且你的經驗不見得跟別人一樣。

我注意到我的消化方式改變了，這是正常的嗎？我要怎麼減輕這些問題？

如果你在 21 天排毒療程當中有便秘的情況，我高度推薦在飲食中加點發酵性食物，像是泡菜（在食品雜貨店的冷藏區，見 224 頁的品牌參考）、紅茶菌（每天最多 225 公克），或發酵過的醃菜。你可以從胡蘿蔔、歐洲蘿蔔（歐洲防風草的根）或奶油南瓜裡攝取到水溶性膳食纖維。如果你有採用能量調適方案，地瓜是水溶性膳食纖維的良好選擇。

如果你發現在 21 天排毒療程期間的排便比平常較稀或較頻繁，就每天再加上一杯的骨頭高湯（見 212 頁食譜）和／或者 41 頁概述過的左旋麩醯胺酸補充品，以及堅果和種籽，會非常有幫助。如果你的消化作用似乎受到刺激，而且動作比平常還快，就要避免綠色葉菜，像是羽衣甘藍和芥藍菜，和堅果與種籽。

更多解決消化問題的完整描述，請參考 21 天斷糖排毒法資源頁的 balancedbites.com/21DSD。

補充品

我必須為了療程的成功而服用 40-43 頁推薦的補充品嗎？

絕對不是這樣！我提供一長串的補充品是用來當做額外支援的，理由是我知道那會有幫助，以及基於多年來數萬人的所提供回饋。你在療程中可以隨時開始使用這些補充品，也可以完全忽略。

如果我決定試試其中一些補充品，我在哪裡能找到你推薦的品牌？

到網址 balancedbites.com/21DSD 去找出我推薦的產品的連結。

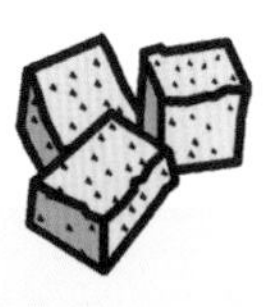

・我想吃糖・

我不建議你在 21 天斷糖排毒療程後把糖果當做你健康生活型態的選擇之一。相反的，當你內心的糖果怪獸尚在控制之下，但又想要吃點垃圾甜食時，你要選擇新鮮的或乾的水果，如芒果或鳳梨，它們很甜又比糖果健康的多。

心態與習慣

是不是意志薄弱的人才需要靠療程幫助？難道光憑意志力不足以剔除我的渴望嗎？

似乎許多人都仰賴自制力，以為我們在食物的包圍下還可以很堅強，也以為我們能夠隨心所欲的做決定，挑的永遠是最健康的食物。但問題在於，我們的天性容易促使我們往別的路上走。你以為我們史前時代的老祖先願意錯過灌木叢裡的莓果或樹上成熟的果子，或者願意放棄取得附近蜂巢裡蜂蜜的機會？門都沒有。很久以前的天然食物，其甜度與現代加工食物充斥的世界裡的水果根本不能相比，但人類的天性是一樣的。如果附近有甜食，我們就會想去吃。我們完全可以訓練我們的心

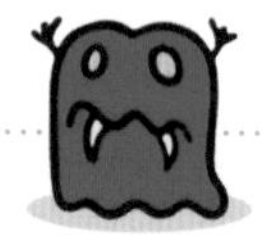

節制與自制是神話嗎？

你也許已注意到本書中用於治療的食譜。你也許會納悶：「這種讓我大快朵頤的主意，不是與改變我習慣的整個想法背道而馳嗎？」唔，我發現對於某些人來說，允許小小的放縱，反而更容易使他們貫徹這個計畫。某種東西在你大量攝取的時候會造成問題，那麼你能不能節制的只吃少量，這不是我能夠回答的問題。也許連淺嚐一下都會讓你搖身變成糖果怪獸，翻遍屋子裡每個角落、無論如何不肯罷休，直到所有找到的東西都被你吃光了。也或許小吃一下健康的甜點就能壓制住你的渴望，然後你繼續平平順的過日子。了解你的習慣和行為模式，對於在 21 天斷糖排毒療程中——更重要的是在三週的療程後——刪除你飲食中過多的糖來說是極關鍵的。

以下這個簡短的測驗能幫助你評估你的自我節制與自制能力：

1. 對於你覺得自己不該吃的食物，你沒有辦法只吃一口或一份嗎？
2. 你是否發現自己一直想找更健康的東西來取代你之前所習慣的飲食？
3. 如果在你家或辦公室附近有美食，你是否發現自己無法抗拒它們的誘惑？
4. 你認為自己是毫無意志力的人嗎？

如果你的答案之中有「是」，那麼做 21 天斷糖排毒友善餐飲對你而言，或許不是一個很好的方法。為了找出那些菜裡是否含有導致你失控的糖，或者確定它就是你想吃的菜，我們來做個小小的自我測試。我建議你從本書的食譜裡選幾道菜來做，然後看看你的反應是怎樣。如果你能吃掉一部分，而把其他的留待改天或讓別人享用，那就太好了！但如果你發現你無法控制自己不去打這些食物的主意，那麼也許你想說說，為什麼你會這麼眷戀甜食。

智和習慣，以免讓自己受到自己天性的折磨，不過我們得努力達成。這就是 21 天斷糖排毒療程所要做的！

支持

我不認為我可以靠自己達到目標！我到哪兒才能找到跟我一樣想將吃糖習慣踢到一邊的人，以尋求他們的支持？

我喜歡這個療程的地方之一，就是這個團體相當龐大，而且每天都在成長！在 21 天排毒法的臉書頁面（facebook.com/21daysugardetox）有現在和過去數萬名的參與者，也有談論 21 天排毒法的論壇（balancedbites.com/forums）。你在這個療程裡永遠不孤單，每天都有展開療程的新手。如果你想參加跟你同一天展開療程的團體，每個月的第一個星期一都有一個新開始的團體。你也可以在網站上免費註冊「日常排毒」電子郵件，裡頭含有連結到之前參與者分享他們的故事和在其他人過程中幫助他們的影片。

我想知道更多關於糖對我身體的影響，你能推薦一些其他讀物／資源嗎？

我的第一本書，《實用的舊石器時代飲食法》。

《蛋白質動力的生活計畫》（*Protein Power Life Plan*），作者：麥可．艾德斯與瑪莉．唐．艾德斯博士（Michael R. Eades & Mary Dan Eades）。

《甜蜜的詭計》（*Sweet Deception*），作者：喬瑟夫．梅可拉博士（Joseph Mercola）。

《赤裸的熱量》（*Naked Calories*），作者：傑森．卡頓與米拉．卡頓博士。

《糖的憂鬱》（*Sugar Blue*），作者：威廉．達菲（William Duffy）。

《糖的國度》（*Sugar Nation*），作者：傑夫．歐康耐爾（Jeff O'connell）。

《血糖解方》（*The Blood Sugar Solution*），作者：馬克．海曼博士（Mark Hyman）。

完成 21 天斷糖排毒療程之後，我該怎麼做？

到了第 22 天，你很興奮的想著你已經三個禮拜沒吃到的所有東西，而且你想要一口氣吃掉。

別再想下去了！在灌下一杯果汁、或掃光一堆糖果、餅乾、甚至一片披薩之前，我極力建議你暫停一下，好好思考以下幾件事：

- 現在你了解到了嗎，在做 21 天斷糖排毒療程之前，你的飲食充滿了壞碳水化合物、添加糖或刺激你、令你愈來愈想一吃再吃的食物？
- 既然你已經減少了飲食中的糖或壞碳水化合物，現在感覺如何呢？
- 你的睡眠品質如何？你的消化功能好嗎？
- 你認為吃糖或碳水化合物會讓你覺得更好或更糟？
- 你為了避免糖和高密度碳水化合物所付出的時間和心力，是否造成你生活上的壓力？這樣的壓力與感覺生活和食物選擇不受糖與碳水化合物的控制，兩者相較又如何？

對於在第一和第二階段的讀者來說，21 天排毒療程也許是項工程浩大的飲食改變。如果是這樣的話，而且如果之前你一直在吃麵包、早餐穀片和義式麵食，那麼你等於是做了三週的食物排除療法。你需要慢慢的恢復你原本吃的食物（如果有的話），特別是很容易引起過敏症的那些，像是小麥、乳製品和大豆。

若要恢復你原本吃的食物，你需要做下列事情：

- 在你的 21 天斷糖排毒療程結束後，選擇一樣你想再吃的食物——大多數的人選的是他們最想念的食物！
- 三餐都吃那樣食物，搭配你在排毒療程中採納的食物——意謂著你一次只引入一部分可能有問題的食物。
- 接下來兩天不要再吃那種食物。
- 留意吃了哪樣食物之後的整整 72 小時裡的任何變化：情緒、活力、胃口、消化功能（像是胃脹、排氣、稀便或腹瀉）、頭痛、發炎和頭腦清晰度。
- 對於你是否對剛引入的食物敏感，你的筆記將會是你的最佳指南之一。食物過敏反應可能立即發生，但也可能延遲到 72 小時（3 天）之後才發生！
- 我不建議你恢復攝取含有麩質的穀物，像是小麥、大麥、裸麥和斯佩爾特小麥（Spelt），我也不建議把滅菌乳製品或未發酵的大豆製品當做你生活中常吃的食物。這些食物經證實會造成無數的健康問題，並且容易排擠掉較促進健康的選擇，像是蔬菜、飼養良好的肉類與蛋，和健康、自然存在的脂肪。

接著，想想以前你多常攝取添加糖或富含碳水化合物的食物，然後決定，恢復吃那些食物——也許一天一次而不要每餐都吃——對你來說在日常生活上是否是較能接受的。舉例來說，水果可以當做一道很棒的點心或佳餚，但是大多數的水果是不包含在 21 天排毒療程裡的。

想想看，你從前是否會把吃甜食或高密度碳水化合物當作一種獎賞或安慰，甚至只是出於習慣。然而問問你自己，吃那些東西是否真的讓你感覺到自己的最佳狀態，或幫助你達成目標。許多人在 21 天斷糖排毒療程中減輕體重，但這並不是本療程的主要目標。如果你真的減輕體重，那你要了解到，隨時隨地吃點在從前看來何其無辜的甜食，也許對你和你的目標來說，負擔太重了。如果你的主要目標並非減重，而是破除不健康的習慣和征服渴望，就要想想再回頭吃甜食將如何觸動那些問題並引發持續退步的效應，然後在選擇平常要吃的東西時，要特別警覺與留意。

為了安全而緩慢的將自然存在的糖（例如水果）和澱粉加回你的飲食中，要仔細思考這些食物的份量和時間安排問題。如果你有血糖調節問題和對糖的渴望，水果應該要單獨吃。如果你不是活動量很多的人，就吃少量的莓果或半片水果；反之如果你活動量大，就多吃一點。澱粉性食物在你活動量大的日子裡是最佳攝取時機，其是在你活動後的那一餐。否則就要把澱粉性食物的份量盡量縮小，別讓它們獨佔你的盤子——如果維持體重是你的目標。如果你只是想避免食物慾，而且你覺得當你恢復吃點澱粉性食物時很順利，那麼你可以更常享用根類莖蔬菜，像是地瓜和南瓜。繼續避免精製食物，例如麵包、麵食、穀片和其他麵粉製產品與包裝好的食品——這些絕不是健康的選擇。

總結：21 天斷糖排毒療程結束後，不推薦大口吃糖。回想我的糖故事：在遵循無糖生活好一陣子之後（表示我的血糖當時已降低），我在肚子餓的時候吃糖，結果我的血糖突然飆高，令我幾乎昏過去。當時我發誓絕不讓這種情況再發生。我希望當你在選擇如何輕鬆回歸你日常生活與食物的規畫時，你能從我的錯誤和以上概述的資訊中學習。

寫下你所吃的食物的估計量和關於這些食物的細節。譬如說，不要只寫「雞肉沙拉搭配香油淋醬」，而要寫成「170 公克雞胸肉、2 杯綜合綠葉菜、½ 顆酪梨、¼ 杯胡蘿蔔絲、¼ 杯小黃瓜、¼ 杯櫻桃番茄、2 茶匙特級初榨橄欖油＋葡萄醋」。用大概的估計值也可以，但註明份量對你在接下來的日子裡有幫助，因為許多人在療程中少吃了。你的日誌會幫助你找出你的計畫需要改進的地方，當你尋求別人的支持時也較容易分享你的經驗。以下是教你填日誌的範本。

DAY # 15

就寢時間

昨晚上床 11:30 pm

今天起床 7:40 am

睡眠品質

- ○ 極佳
- ○ 尚可
- ⊗ 良好
- ○ 不好

運動

時間 6:00 pm

類型 1小時CrossFit類型

情緒與活力

- ⊗ 極佳
- ○ 尚可
- ○ 良好
- ○ 不好

我吃些什麼

早餐 2顆蛋、1/2顆酪梨、菠菜

點心（選擇性的） 1/4杯杏仁、56公克21天排毒法牛肉乾

午餐 21天排毒食譜牛肉配綠花椰--1人份

晚餐 170公克雞胸肉、2杯綜合綠葉菜、1/2顆酪梨、1/4杯胡蘿蔔絲、1/4杯小黃瓜、1/4杯櫻桃番茄、2茶匙21天排毒葡萄醋淋醬

備註 今天活力良好，而且我覺得我一整天都準備得很好，很開心我事先做好了牛肉乾！

利用下頁的格式來做，你可以影印或從 balancedbites.com/21DSD 下載成 PDF 檔（英文）。

DAY

就寢時間
昨晚上床 ______
今天起床 ______
睡眠品質
○ 極佳　○ 尚可
○ 良好　○ 不好

運動
時間 ______
類型 ______

情緒與活力
○ 極佳　○ 尚可
○ 良好　○ 不好

我吃些什麼
早餐 ______
點心（選擇性的）______
午餐 ______
晚餐 ______
備註 ______

DAY

就寢時間
昨晚上床 ______
今天起床 ______
睡眠品質
○ 極佳　○ 尚可
○ 良好　○ 不好

運動
時間 ______
類型 ______

情緒與活力
○ 極佳　○ 尚可
○ 良好　○ 不好

我吃些什麼
早餐 ______
點心（選擇性的）______
午餐 ______
晚餐 ______
備註 ______

DAY

就寢時間
昨晚上床 ______
今天起床 ______
睡眠品質
○ 極佳　○ 尚可
○ 良好　○ 不好

運動
時間 ______
類型 ______

情緒與活力
○ 極佳　○ 尚可
○ 良好　○ 不好

我吃些什麼
早餐 ______
點心（選擇性的）______
午餐 ______
晚餐 ______
備註 ______

替代性食物

先想想在21天斷糖排毒療程裡，
你會吃什麼來取代某些你被拿掉的喜愛食物。

被取代的 ⋮ 現在要吃的

醬油、無麩質醬油 → 椰子胺基酸（coconut aminos）

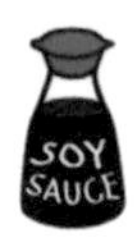

牛奶、山羊奶或綿羊奶（第三階段） → 椰奶、杏仁奶（213 頁）

冷或熱的早餐穀片／燕麥片 → 綜合碎堅果、椰子與 21 天排毒水果加椰奶

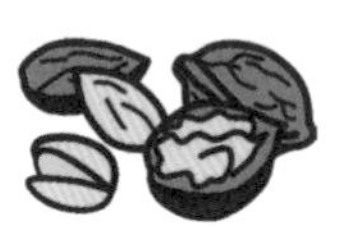

穀麥棒、現成的穀麥棒 → 無穀巴諾拉餅（200 頁）

早餐棒、穀麥棒 → 水煮蛋或外賣法式鹹派（104 頁）

穀粉做的鬆餅 → 南瓜鬆餅（98 頁）、杏仁粉鬆餅

加糖果昔 → 21 天排毒果昔（92 頁）

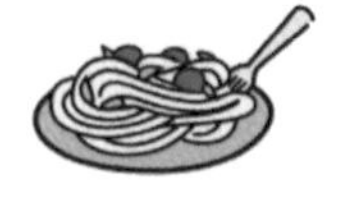

穀粉義大利麵 → 南瓜麵（122、177 頁）、櫛瓜麵（148、176 頁）或小黃瓜麵（170 頁）

穀粉做的比司吉、蛋捲 → 美味香草滴比司吉（188 頁）

穀粉做的脆餅 → 香草脆餅（183 頁）或新鮮蔬菜丁

穀粉做的加糖餅乾或甜甜圈 → 無糖肉桂餅乾（195 頁）、蘋果肉桂甜甜圈（199 頁）

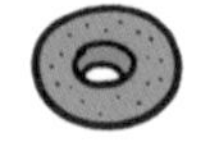

米 → 基本香菜花椰菜飯（172 頁）

pinterest.com/21daysugardetox
在我們的 Pinterest 園地裡裡有數不清的餐點創意——立刻上網搜尋！

暗中作祟的糖——糖的同義詞

這裡列出的所有糖和甘味劑都被**排除**在
21天斷糖排毒法之外

天然甘味劑＊

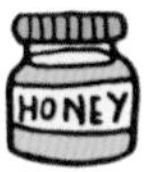

紅糖	棗糖漿	棕櫚糖
甘蔗汁	棗	原糖
甘蔗晶糖	果汁	甜菊（綠葉或萃取物）
蔗糖	濃縮果汁	古早紅糖
椰子蜜	蜂蜜	
椰糖／晶糖	楓糖漿	
棗糖	糖蜜	

＊在 21 天排療程之後我所推薦的天然甘味劑，其用量是非常少的。

來源天然甘味劑

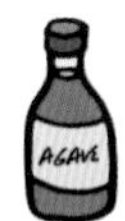

龍舌蘭	乙基麥芽酚	麥芽糖
龍舌蘭蜜	果糖	甘露醇
大麥麥芽	葡萄糖／葡萄糖固形物	黑砂糖
甜菜糖	黃砂糖	精製糖漿
黃砂糖糖漿	黃砂糖漿	山梨糖醇
奶油糖漿	高果糖玉米糖漿	高梁糖漿
角豆糖漿	轉化糖	蔗糖
玉米糖漿	乳糖	塔格糖
玉米糖漿固形物	左旋果糖	糖蜜
金砂糖	淺紅糖	黃糖
葡聚糖	麥芽糖醇	木糖醇（或其他糖醇）
右旋糖	麥芽糖漿	
麥芽精	麥芽糊精	
澱粉酵素		

人工甘味劑

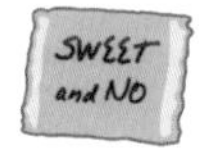

醋磺內酯鉀（Sweet One、Sunett）
阿斯巴甜（Equal、NutraSweet）
糖精（Sweet'N Low）
白甜菊（Truvia、Sun Crystals）
蔗糖素（Splenda）

21 天斷糖排毒療程後對於甘味劑選擇的再思考

甘味劑的製做

愈精製的甘味劑，對你的身體就愈有害。舉例來說，高果糖玉米糖漿和人工甘味劑都是非常現代化的工廠製造產品。蜂蜜、楓糖漿、綠葉甜菊（以乾葉片製成粉末）和糖蜜都沒經過多少加工過程，而且人們已經使用了數百年。以蜂蜜而言，幾乎不需要加工。所以我選擇當地生產的有機生蜂蜜，做為你在 21 天排毒療程後的理想天然甘味劑。

甘味劑的使用

不經一事，不長一智。當你閱讀加工食品包裝上的成分表時才發現，很顯然大部分加工食品都使用了低品質、高度精製的甘味劑。食品製造商甚至會把糖隱藏在你認為不甜的食物裡！許多做成低脂或無脂的食品，都添加了甘味劑或人工甘味劑——千萬要避免這些產品！

你的身體怎麼處理甘味劑

這是高果糖玉米糖漿廣告老是弄錯的地方：事實上你的身體代謝糖的方式並非都是一樣的。有趣的是，甘味劑像是高果糖玉米糖漿和龍舌蘭蜜，有好長一段期間曾被視為糖尿病者的較好選擇，因為兩者所含的高果糖在達到血液之前，需要先經過肝臟的處理。然而，現在人們已經了解，孤立的果糖代謝機制是一個複雜的議題，而且讓肝臟負擔過多的這種甘味劑，可能對你的健康造成很大的傷害。果糖是所有水果中主要的糖，當我們吃全水果時，水果所含的微量營養素和膳食纖維會支援適當的代謝作用與水果糖份的吸收。全水果才是最好的！

外食

在菜單間搜尋和做健康選擇的技巧與竅門

美式料理

避免：油炸食物、任何麵包、三明治、捲餅和先拌好的沙拉淋醬。

享用：無麵包或用萵苣包捲的漢堡，佐以檸檬、葡萄醋和橄欖油的沙拉。

中式料理

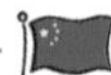

避免：除非你跟那家餐廳熟到他們能接受你不要味精、只要醬不要糖的需求，否則最好避免中式料理。那些沾醬或醬汁之中許多都藏有甘味劑。

印度料理

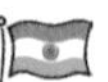

避免：略過烤餅和米飯。問一下沾醬或醬汁含不含粉／麩質，和肉是否以香料醃漬。

享用：燒烤或烘烤的肉與蔬菜，不要沾醬。以泥爐炭火烹調的肉往往都浸在優格中，所以第一和第二階段的人可以吃，第三階段的就要避免了。

義式料理與披薩

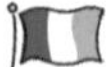

避免：麵包、義式麵食和裹上麵包粉的油炸肉。問一下醬和料理方法（肉丸通常含有麵包屑）。在外食的時候，並沒有什麼好方法可以享用健康版本的披薩。

享用：烤雞肉、魚、蝦或其他蛋白質料理，搭配紅醬、蔬菜或沙拉。如果你很想吃披薩，就自己在家做「米薩」（126頁的食譜）；或如果你在第一或第二階段，可用白花椰餅皮做披薩；或任何階段都可用杏仁粉餅皮做披薩。

日式料理

避免：米飯（白米與糙米）一般都會以醋調味，這沒關係，但還有糖，就不可。也要避免任何油炸物或天婦羅、鰻味棒和大部分的沾醬或醬汁。

享用：生魚片或烤魚，但要記得問一下使用的沾醬或醬汁，並避免醬油。

墨式料理

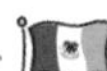

避免：捲餅皮和脆餅（兩種都含玉米和麵粉）、豆子和米飯（或根據第一和第二階段的指南，只吃一小份）。素食者：飯上舖一層薄薄的豆子。

享用：肉類、沙拉和酪梨沙拉醬——通常你可以要求在沙拉或蔬菜上放這些食材。跟餐廳要生芹菜或胡蘿蔔來沾酪梨沙拉醬，要求在主菜旁加上搭配的蔬菜。

泰式料理

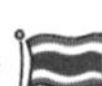

避免：含有花生的沾醬或醬汁。也要避免麵和甜點。

享用：咖哩菜餚或其他以椰奶做的菜餚，但不含米飯。

更多技巧與竅門

21 天斷糖排毒療程的聰明吃法

先想好，不要挨餓到餐廳。在你出門前吃一點堅果或堅果醬當點心，甚至吃幾口酪梨或昨天的剩肉。

在出發前先上網看看餐廳的菜單。

到像是 Yelp.com 或 TripAdvisor.com 等網站（尤其是旅行的時候）查查其他用餐者的評語。

把麵包籃往下傳遞——才能保持不受誘惑！可以要幾片蔬菜或橄欖來取代麵包。

略過開胃菜或選擇從沙拉開始吃。

主菜部分很簡單。手抓食物通常都是滾上麵包屑、油炸，要不然就是含大量碳水化合物，而用簡單食材做的主菜可以一眼就看出來。

找找燒烤、炙烤或烘烤的菜餚。這類菜餚一般都不會用到麵包屑，所以它們對正在做排毒療程的你比較安全。但要問問服務生關於菜餚的料理細節：他們很習慣被詢問！保持禮貌，但要得到你需要的答案。

要做適當的替換。如果一道菜餚搭配的是炸薯條、麵包或義式麵食，就要求廚房把配菜拿掉或換上一些蔬菜。

在派對上

問問主人他們打算供應的菜色，你才知道要做什麼樣的準備。帶一、兩道你知道自己可以享用、也能果腹的菜餚。主人會很樂意於你的贊助，而你也會很開心，如果他們供應的是你目前不吃的食物，你也不用餓上一整晚。

脂肪與油

使用正確的脂肪與油來整頓你的飲食，
對於促進你的健康是很重要的。

該**吃**哪些油脂

飽和脂肪適合用於熱食

植物性來源　理想的形式是有機、未精製形式的。

椰子油
永續發展來源的棕櫚油

動物性來源　理想的形式是放牧／草飼與有機來源的。

奶油、酥油／淨化奶油
鴨油
羔羊油
豬油
舒馬茲油（schmaltz，雞油）
牛油

不飽和脂肪適合用於冷食

理想的形式是有機、特級初榨與冷壓的。

酪梨油
堅果油（胡桃、核桃、夏威夷豆）
橄欖油
芝麻油
堅果與種籽（包括堅果醬與種籽醬）
亞麻籽油（有較高的多元不飽和脂肪酸，所以要極少量攝取）

注意：不飽和脂肪——往往以上述的名稱稱呼——一般在室溫下是液態的，而且在接觸到高溫時很容易受到破壞（氧化）。你不會想攝取遭到破壞的脂肪，所以，烹調時我不建議使用這些脂肪。

該**拋棄**哪些油脂

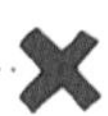

飽和脂肪

人造脂肪絕對不健康，反式脂肪的害處尤其嚴重。
Earth Balance、Benecol 等品牌的「奶油抹醬」含有油脂混合物，我不敢相信它其實不是黃油做的。
氫化處理或部分氫化處理的油
乳瑪琳

不飽和脂肪

這些油是高度加工品，而且透過以下一種或多種途徑很容易氧化：光線、空氣、熱。攝取氧化油脂絕對不健康。

芥花籽油
玉米油
葡萄籽油
米糠油
紅花籽油
沙拉油
葵花籽油
植物油

有關脂肪和油類脂肪酸譜的更多詳細信息，請查看我的書 *Practical Paleo*。

選擇烹飪用脂肪

依照烹調時最穩定到最不穩定的次序來排列

下方的脂肪與油，是依以下的標準來排序：

1. 製做的方式——優先選擇自然存在、加工最少的項目；
2. 脂肪酸的組成——飽和度愈高就愈穩定，也愈不容易受到破壞或氧化；
3. 冒煙點——這能夠在脂肪受到破壞前告訴你，溫度多高時表示過熱，儘管這應該當做脂肪酸介紹中的次要要素。

相當穩定——烹飪時的理想選擇

椰子油
奶油／酥油
可可油
牛油
永續發展來源的棕櫚油
豬油／培根脂肪（豬肉脂肪）
鴨油

普通穩定——最好用於涼拌或冷菜

酪梨油 *
夏威夷豆油 *
橄欖油 *
米糠油 *

最不穩定——不推薦

紅花籽油 **
芝麻油 **
芥花籽油 **
葵花籽油 **
植物油 **
玉米油 **
沙拉油 **
胡桃油 **
葡萄籽油 **

*　不建議用於烹飪，貯藏於冰箱的冷壓堅果和種籽油可用於料理或烹飪完成後的調味。

**　不建議食用這些油，無論冷食或熱食，列在這裡只是供你參考，因為它們常被使用。

第二章

階段與飲食規畫

從哪一個階段開始

「糖會限制住你的體能發展；我在做運動鍛鍊之前，會確定自己攝取了足夠的蛋白質。」
——依凡德．何利菲德（Evander Holyfield）

21 天斷糖排毒療程的三大階段

各種不同需求在各個階段與各個調適方案之間所產生的差異，乍看之下很細微，但最後令你在日常生活中有非常不同的食物選擇。為了決定你應該選擇哪一個階段，以及你或許想做任何的調整，請完成以下的自我測驗。

自我測驗

選擇對你最適當的描述

1. 你是 21 天斷糖排毒療程的新手嗎？
   a) 是的。
   b) 不，我做過一次。
   c) 不，我做過兩次以上。

2. 我目前吃的是
   a) 麵包、義式麵食和其他用全穀或其他種類穀粉（小麥、苔麩、斯佩爾特小麥、卡姆小麥、裸麥等等）製做的食物。
   b) 麵包、義式麵食和其他以無麩質穀粉製做的食物 .
   c) 無穀、舊石器時代或原始人類型的飲食法。

3. 我目前吃的是：
   a) 無脂乳製品
   b) 低脂乳製品
   c) 全脂乳製品

4. 我覺得我的糖和碳水化合物渴望：
   a) 強烈到我必須承認，會害怕這種排毒法對我的影響。
   b) 強烈的要命——那就是我讀這本書的原因！
   c) 沒那麼糟，但當然不像我認為應該的那樣受到控制。

5. 我：
   a) 目前遵循魚素飲食法——我吃海鮮、蛋和乳製品，但不吃肉。
   b) 目前懷孕中，或哺乳一個或一個以上的孩子。
   c) 過著活動量非常大的生活，工作需要大量體力，或定期參加需要高強度體力的活動或運動。
   d) 被診斷出有自體免疫的問題。
   e) 以上皆無。

結果

問題 1-4

決定哪個階段適合你。

- 如果你大部分回答「a」，那麼撰擇第一階段。
- 如果你大部分回答「b」，那麼撰擇第二階段。
- 如果你大部分回答「c」，那麼撰擇第三階段。

問題 5

決定你根據問題 1-4 所選擇適合你的階段的調適方案（如果有的話）

- 你如果回答「a」，就採取 73 頁（第一階段）或 81 頁（第二階段）的魚素者調適方案。
- 你如果回答「b」或「c」，就採取 72 頁（第一階段）、80 頁（第二階段）或 88 頁（第三階段）的能量調適方案。
- 你如果回答「d」，就採取 89 頁的自體免疫調適方案。
- 你如果回答「e」，就只要遵循適合你的階段就行了。

・別逞英雄！・

關於選擇你的階段和採取調適方案的重要提醒

這裡的階段和調適方案的創造與優化，是根據數萬名參與者的經驗。只為了挑戰自我而做一個更高階的療程，不見得會產生更好的結果。

在你完成這次療程後，你隨時可以回來做另一輪、另一階段、或使用不同調適方案的 21 天排毒療程。但要利用這本參考書，才能為每次該從哪兒開始做最佳決定！

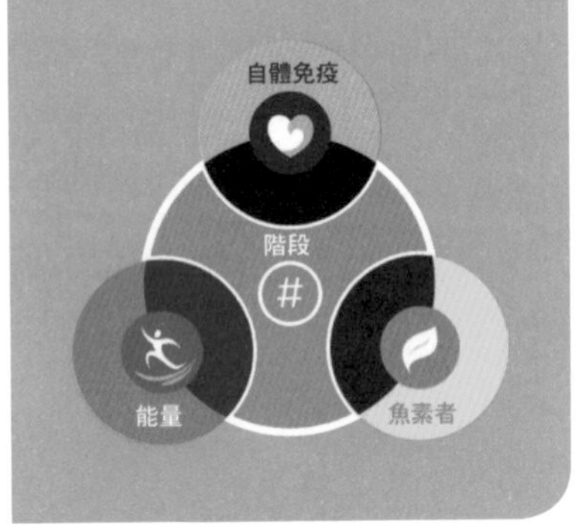

第一階段是最溫和的計畫，而第三階段是最嚴格的。如果飲食改變對你來說是新的嘗試，那麼選擇第一階段可能會是你的最佳策略。也就是說，你要應付什麼樣的階段，完全是你的選擇。你也許會發現，第一階段對你第一次的療程來說是很好的選擇，然後回頭做第二階段的療程，之後再做第三階段的療程，這樣的效果會非常好，也呈現了不同的挑戰與結果。

調適方案

創造魚素者、能量和自我免疫調適方案，是為了提高你的體驗品質——如果你的營養需求與其中一種一致的話。你採取本書推薦的調適方案是很重要的，因為你可能會遭遇較激烈的排毒症狀。每一條發展路線，都有一些不見得與每個階段一致的特點。舉例來說，魚素者調適方案並不適宜與第三階段的選擇結合使用，因為第三階段略過許多魚素者做為營養來源的食物。

這是「打圈」的食物嗎？

在你遵循指引和後面列出的打圈／打叉食物清單時，你也許會遇到沒有列出的食物，或者你也許對於某種特殊食物是要包含在療程中還是要排除在療程外稍感困惑。詳細閱讀你所屬階段的打圈／打叉食物清單，然後遵循21天排毒療程的這些基本原則來引導你的選擇，並幫助你理解你該不該吃考慮中的食物。

- **不允許添加甘味劑。**享受一點兒甜味的唯一方法，是小量品嚐打圈／打叉食物清單上有採用的水果。如果你想吃的東西，它的外包裝成分表上列有添加甘味劑（參見59頁「暗中作祟的糖」來找出隱藏的甘味劑），這樣東西就不被允許。參見49頁「常見問答集」關於培根的例外。要注意，有些在你打圈清單上的食物，像是第一和第二階段的全脂乳製品含有天然糖，這些是許可的。
- **假如它嚐起來是甜的，而且它不包含在你階段中打圈的或限制性的食物裡，它就不被允許。**有些花草茶含有天然甜味，這些是允許的。如果某樣東西嚐起來有甜味，但你不確定它是不是天然的，就略過它。
- **穀粉是不許可項目。**這表示你不會吃任何由全穀或精製穀粉（例如小麥、斯佩爾特小麥、藜麥）做的食物。唯一允許的是由堅果、種籽、椰子或某些限制性澱粉（像是樹薯粉，用於調製濃稠沾醬或醬汁時）做的粉。
- **當有疑慮時就略過。**假如你發現光靠自己很難判斷某樣特殊的食物時，到balancedbites.com/21DSD登入論壇，提出你的問題以獲得更多答案與支持。

斷糖排毒法的10大技巧

1. 睡眠。如果你的睡眠不充足，你會讓自己一整天都想吃糖。
2. 喝水。攝取充足的水份，以確定當你感到飢餓時，其實不是口渴造成的。
3. 準備好。手邊有正確的食物能幫助你順利的渡過一天，你才能盡力避免食物慾，就算慾望來臨，你吃到的也是優質食物。
4. 召募一位朋友。或同事、或家庭成員……你自己想。你每天花時間跟他相處，藉著得到他的支持來達成挑戰，絕對大有助益。
5. 學習愛上花草茶。你可以喝花草茶（無咖啡因）喝個夠，這往往令人覺得像件樂事，所以假如你有食物慾的話，你才不會覺得被剝奪了什麼。
6. 蛋白質優先，然後是脂肪，最後是蔬菜。這是你吃東西的優先順序，無論是正餐或點心。
7. 把正餐變點心。當你要做正餐時再多做點額外的準備，把剩菜裝到容器裡貯存起來，你需要時可當點心。點心不見得一定要是「點心式食物」。
8. 散步。當你覺得想吃甜食時，轉移注意力或一點花體力的活動，往往能幫助你重新專注。
9. 減少咖啡因。咖啡因會鼓勵你的身體渴望吃糖。如果你感到掙扎，在第一週裡慢慢減少你的咖啡因攝取量。
10. 放輕鬆！對於排毒療程感到壓力，只會令你想吃更多的糖！

餐飲規畫

第一階段

說明第一階段與其他階段不同處的備註

在 21 天斷糖排毒療程的第一階段裡，你也許會選擇嚴密的遵循這個飲食規畫、遵循某些適合你需要和口味的部分，或者只遵循 70-71 頁的打圈／打叉食物清單和這裡註記的一般事項。

下列的食物可選擇性地包含在正餐或點心之中，如果你已在某些日子裡選擇食用，便可以在其他日子裡略過。選擇性的餐飲規畫項目以斜體字標示。

全穀與豆類

每天最多 1/2 杯，煮熟

只有無麩質穀物才能包含於此餐飲規畫中

- 穀粒莧
- 葛根
- 豆子：黑豆、蠶豆、白腎豆、斑豆、紅豆
- 蕎麥
- 鷹嘴豆
- 扁豆
- 小米
- 藜麥
- 米（白米、糙米、菰米）
- 高粱
- 樹薯

注意，利用這裡所包含的全穀製成的食物（例如糙米麵食和全穀穀片）是不允許的。

如果你遵循這裡所提供的餐飲規畫，我已經在餐飲裡根據菜餚類型和調味方法加上了你每天的 1/2 杯穀物或豆子。

如果你沒特別遵循這個餐飲規畫，你需要自己適當的加上那 1/2 杯的穀物或豆子。如果你打算依照本書中的食譜來做菜，這些食譜是適合所有階段的，而且不包含穀物或豆子。

你可以自行調整某種食物在一天當中食用的時間。舉例來說，如果米飯原本是規畫在中午食用的，但是你比較喜歡在晚餐時攝取額外的碳水化合物，那麼你絕對可以這麼做。一般說來，我發現在一天較晚的時間裡吃碳水化合物，會使睡眠品質更好，一整天裡的血糖值也更穩定。

全脂乳製品

無脂和低脂乳製品是不允許的。

- 起司、奶油起司、鄉村起司
- 全脂乳、鮮奶油、奶油和全脂乳各半
- 原味全脂優格或克菲爾發酵乳
- 酸奶

你可以選擇在每天的餐飲規畫中納入全脂乳製品，或只是偶爾食用就好。

在後面的餐飲規畫裡，有一些關於你可以在哪裡加入全脂乳製品的建議。只要有可能，盡量選擇當地生產的草飼非均質化產品。如果你無法找到草飼乳製品，我推薦有機的種類。

BALANCEDBITES.COM/21DSD
提供線上可列印之採購清單

第一階段

天	早餐	午餐	晚餐	點心
1 ●●▲■	辣雞雞蛋馬芬糕（100）、蒸菠菜、酪梨	酸豆番茄佐鮭魚沙拉（154）、綠葉沙拉或葉菜捲	迷你墨式肉餡捲（118）、滑嫩香草白花椰泥或 ***1/2 杯米飯或黑豆***	簡易牛肉乾（184）、綜合堅果點心任選（192）
2 ●●■▲	*前一天剩的*辣雞雞蛋馬芬糕、蒸菠菜、酪梨	*前一天剩的*迷你墨式肉餡捲、香菜白花椰飯（172）或 ***1/2 杯米飯或黑豆***	烤鮭魚搭酸豆橄欖醬（146）、綜合綠葉沙拉	*前一天剩的*簡易牛肉乾＋綜合堅果
3 ◆▲●	青蘋果早餐肉餅（94）、生胡蘿蔔棒、生杏仁	*前一天剩的*烤鮭魚、簡易菠菜蒜頭湯（162）、或 ***1/2 杯藜麥***、綜合綠葉沙拉加巴薩米克醋淋醬（218）	芥末雞腿（114）、黃甜菜根搭香脆香草（180）或綠色蔬菜 *	水煮蛋＋烤羽衣甘藍片（190）
4 ◆●◆	*前一天剩的*青蘋果早餐肉餅、生胡蘿蔔棒、生杏仁或胡桃	*前一天剩的*芥末雞腿、*前一天剩的*黃甜菜根搭香脆香草或綠色蔬菜 *	亞洲風味肉丸（138）、涼拌高麗菜與白菜捲（171）、無味噌的湯（146）、***1/2 杯米飯***	21 天斷糖排毒友善水果＋堅果醬或***全脂優格***
5 ◆◆■	培根蔬菜雜燴（95）、任何形式的蛋 2 顆或 85 公克蛋白質一任選	*前一天剩的*亞洲風味肉丸和涼拌高麗菜與白菜捲、***1/2 杯糙米飯***	牧羊人派（134）、綠葉沙拉加淋醬一任選（216-218）	無穀巴諾拉餅（200）＋***牛奶、椰奶或全脂優格***
6 ◆■▲	*前一天剩的*培根蔬菜雜燴、任何形式的蛋 2 顆或 85 公克蛋白質一任選	*前一天剩的*牧羊人派、綠葉沙拉加淋醬一任選（216-218）	泰式鮮蝦河粉（148）、椰子胺基酸輕炒 ***1/2 杯糙米飯***	*前一天剩的*無穀巴諾拉餅＋***牛奶、椰奶或全脂優格***
7 ▲●▲◆	*前一天剩的*泰式鮮蝦河粉	燒烤雞胸肉（106）、綠花椰培根沙拉搭配滑順香醋醬（169）	辣腸西班牙海鮮飯（142）、***每份白花椰飯混入 1/2 杯煮好的糙米飯***	簡易牛肉乾（184）＋綜合堅果點心

圖例
● 蛋
● 家禽肉
◆ 豬肉
■ 小羊肉
■ 牛肉／野牛肉
▲ 海鮮

備註
* 從 70 頁的打圈食物清單裡選擇任何綠色蔬菜。
** 如果你所採取的調適方案引導你加上澱粉性蔬菜，就跟著做。
粗斜體的項目是選擇性的——你可以加入，也可以省略。
為了方便你的規畫，這裡用圖形符號指出餐飲中的主要蛋白質來源。點心是選擇性的。

第一階段

餐飲規畫

天	早餐	午餐	晚餐	點心
8 ●●■	番茄菠菜培根派（104）	*前一天剩的*燒烤雞胸肉、檸檬橄欖蒜香麵（176）	綠花椰薑蒜牛肉（130）、香菜白花椰飯（172）或 ***1/2 杯糙米飯***	*前一天剩的*簡易牛肉乾＋綜合堅果點心（192）
9 ●■◆	*前一天剩的*番茄菠菜培根派	*前一天剩的*檸檬橄欖蒜香麵和香菜白花椰飯	培根里脊捲（140）、青蘋果茴香沙拉（168）、***1/2 杯藜麥***	21 天斷糖排毒友善水果＋堅果醬或***全脂優格***
10 ●◆▲	酸豆細香蔥佐檸檬雞（109）、生胡蘿蔔棒或蒸蔬菜 *	*前一天剩的*番茄菠菜培根派、綠葉沙拉加淋醬一任選（216-218）	杏仁百里香佐檸檬比目魚（145）、烤白花椰湯（160）、***1/2 杯藜麥***	21 天斷糖排毒友善水果＋堅果醬或***全脂優格***
11 ●▲■	*前一天剩的*酸豆細香蔥佐檸檬雞、生胡蘿蔔棒或蒸蔬菜 *	鮪魚沙拉捲（152）、*前一天剩的*烤白花椰湯或綠色蔬菜 *	希臘風味肉丸與沙拉（129）、小黃瓜沙拉（175）、***1/2 杯米飯***	無穀巴諾拉餅（200）＋***牛奶、椰奶或全脂優格***
12 ◆■●	青蘋果早餐肉餅（94）、生胡蘿蔔棒或其他蔬菜 *	*前一天剩的*希臘風味肉丸與沙拉	甜辣薑蒜雞（116）、小黃瓜涼麵沙拉（170）、***1/2 杯糙米飯***	*前一天剩的*無穀巴諾拉餅＋***牛奶、椰奶或全脂優格***
13 ◆●■	*前一天剩的*青蘋果早餐腸、生胡蘿蔔棒、生杏仁或胡桃	*前一天剩的*甜辣薑蒜雞、綠色蔬菜 *、***1/2 杯糙米飯***	茄汁肉醬金線瓜麵（122）、綠葉沙拉	簡易牛肉乾（184）＋綜合堅果一任選（192）
14 ●■◆	蔬菜鬆餅（97）、85 公克蛋白質一任選	*前一天剩的*茄汁肉醬金線瓜麵、綠葉沙拉	肉桂烤豬排（141）、碎杏仁佐球芽高麗菜（181）、***1/2 杯藜麥***	*前一天剩的*簡易牛肉乾＋*前一天剩的*綜合堅果

圖例
● 蛋
● 家禽肉
◆ 豬肉
■ 小羊肉
■ 牛肉／野牛肉
▲ 海鮮

備註
* 從 70 頁的打圈食物清單裡選擇任何綠色蔬菜。
** 如果你所採取的調適方案引導你加上澱粉性蔬菜，就跟著做。
粗斜體的項目是選擇性的——你可以加入，也可以省略。
為了方便你的規畫，這裡用圖形符號指出餐飲中的主要蛋白質來源。點心是選擇性的。

第一階段

天	早餐	午餐	晚餐	點心
15 ●◆▲	胡蘿蔔南瓜香料馬芬糕（103）、任何形式的蛋 2 顆或 85 公克蛋白質一任選	*前一天剩的*肉桂烤豬排和碎杏仁佐球芽高麗菜、***1/2 杯藜麥***	辣蝦萵苣杯（156）、四味酪梨沙拉醬（185）、新鮮豆薯條（174）	21 天斷糖排毒友善水果＋堅果醬或***全脂優格***
16 ●●■◆	*前一天剩的*胡蘿蔔南瓜馬芬糕、任何形式的蛋 2 顆或 85 公克蛋白質一任選	煙燻雞肉無玉米餅湯（158）、*前一天剩的*四味酪梨醬、***1/2 杯米飯***	羊肉辣醬燉辣腸（136）、可可辣烤白花椰（179）	21 天斷糖排毒友善水果＋堅果醬或***全脂優格***
17 ▲■◆●	高麗菜佐迷迭香鮭魚（96）	*前一天剩的*羊肉辣醬燉辣腸和可可辣烤白花椰	橄欖朝鮮薊燴雞肉（110）、***1/2 杯鷹嘴豆***、檸檬橄欖蒜香麵（176）	無穀巴諾拉餅（200）＋***牛奶、椰奶或全脂優格***
18 ●■	果昔一任選（92-93）、任何形式的蛋 2 顆或 85 公克蛋白質一任選	*前一天剩的*橄欖朝鮮薊燴雞肉、***1/2 杯鷹嘴豆***、檸檬橄欖蒜香麵	米披薩（126）、青醬南瓜麵（177）	*前一天剩的*無穀巴諾拉餅＋***牛奶、椰奶或全脂優格***
19 ■●	果昔一任選（92-93）、任何形式的蛋 2 顆或 85 公克蛋白質一任選	（先做好）義式鑲肉甜椒（124）	三色甜椒燴雞肉（108）、香菜白花椰飯（172）或 ***1/2 杯米飯***	簡易牛肉乾（184）＋綜合堅果一任選（192）
20 ●▲	可口香草比司吉（188）、85 公克蛋白質一任選、蔬菜*一任選	（先做好）彩虹芥藍菜捲搭香草杏仁「起司」抹醬（150）	芝麻萊姆香辣鮭魚（144）、小黃瓜涼麵沙拉（170）、***1/2 杯米飯或藜麥***	*前一天剩的*簡易牛肉乾＋綜合堅果
21 ●●■	番茄菠菜培根派（104）	燒烤雞胸肉（106）、檸檬橄欖蒜香麵（176）、***1/2 杯紅豆***	辣椒培根堡（120）、蔬菜鬆餅（97）	21 天斷糖排毒友善水果＋堅果醬或***全脂優格***

圖例

●蛋
●家禽肉
◆豬肉
■小羊肉
■牛肉／野牛肉
▲海鮮

備註

* 從 70 頁的打圈食物清單裡選擇任何綠色蔬菜。
** 如果你所採取的調適方案引導你加上澱粉性蔬菜，就跟著做。
粗斜體的項目是選擇性的——你可以加入，也可以省略。
為了方便你的規畫，這裡用圖形符號指出餐飲中的主要蛋白質來源。點心是選擇性的。

在這份清單裡沒看到你想吃的食物？

回到65頁看「這是打圈的食物嗎？」

調適方案

如果你需要額外能量或你是魚素者，請參考72-73頁關於餐飲規畫方案的特別備註。

打圈食物 在21天裡充分的吃到這些食物

肉類、魚和蛋
包括但不限於
所有的肉類，包括熟食肉和醃肉，例如：培根、燻肉、義式燻火腿等等。（最佳品牌與要避免的成分，請參見224頁）
所有的海鮮
蛋

蔬菜
朝鮮薊／菊芋
蘆筍
綠花椰
球芽高麗菜
高麗菜
胡蘿蔔
白花椰
芹菜／芹菜根
葉用甜菜
芥藍菜
小黃瓜
茄子
大蒜
薑
四季豆
辣根
豆薯
羽衣甘藍
韭菜
萵苣，***所有的綠葉萵苣***
香菇
洋蔥
歐洲蘿蔔（歐洲防風草的根）
甜椒或辣甜椒或辣椒，***所有種類***
菊苣
蘿蔔
蕪菁甘藍
荷蘭豆／甜豆
金線瓜
菠菜
番茄
蕪菁
黃色南瓜
櫛瓜

水果
更多水果選擇請見「限制性食物」！
檸檬
萊姆

堅果／種籽
整顆、粉狀或抹醬
杏仁
巴西堅果
可可／可可粉（100%）、碎粒
奇亞籽
椰子，***所有不加糖的都可以——椰子糖是打叉食物***
榛果
亞麻籽
大麻籽
澳洲堅果（即夏威夷豆）
核桃
開心果
南瓜籽
葵花籽
芝麻籽、中東芝麻醬
胡桃

脂肪與油
查閱61頁的參考指南
動物脂肪
奶油、酥油、淨化奶油
酪梨、酪梨油
椰子油
橄欖油
芝麻油

乳製品
只限於全脂的種類！
起司、奶油起司、鄉村起司
牛奶，只限全脂
奶油和全脂乳各半
鮮奶油
酸奶
優格／克菲爾發酵乳

飲料
杏仁奶，無加糖／自製（213頁）
椰奶、椰子奶油，全脂
咖啡、濃縮咖啡
礦泉水
賽茲爾汽泡水（seltzer water）、碳酸水（club soda）
茶：花草茶、綠茶、紅茶、白茶等等，無加糖
水

調味品
湯底，只限於自製的（見212頁的食譜）
椰子胺基酸
21天排毒番茄醬（見214頁的食譜）
商店販售的番茄醬是不允許的
萃取物：
香草、杏仁等等，以及香草豆
白花椰菜泥
健康自製美乃滋（見211頁的食譜），***盡量避免其他的美乃滋***
芥末醬，無麩質的種類
營養酵母／酵母菌（Lewis Labs品牌）
沙拉淋醬，自製
辛香料與香草：
所有的都可以；檢查混合香料裡是否有隱藏的成分
醋：
蘋果醋、巴薩米克醋、蒸餾醋、紅酒、雪莉酒、白酒

補充品
蛋白粉，純度100%，不含其他成分（例如乳清、蛋白或大麻）
發酵的鱈魚肝油，有無調味皆可（唯一無加糖規則的例外！）
純維生素或礦物質補充品

同時完成21天的斷糖排毒，
請按照這些列表中的內容和清單！

限制性食物　這些是份量上有限制的打圈食物

蔬菜與澱粉
允許每天 1 杯
橡子南瓜
甜菜根
奶油南瓜
豌豆
南瓜
冬南瓜（各種的）

水果
允許每天 1 片
香蕉，綠色頂／尚未完熟
葡萄柚
青蘋果

穀類／豆類
允許每天 1/2 杯，全食物形式，粉狀不允許
穀粒莧
葛根
豆子：黑豆、蠶豆、鷹嘴豆、白腎豆、斑豆、紅豆
蕎麥
扁豆
小米
藜麥
米（糙米、白米、菰米）
高粱

飲料
允許每天總共 1 杯
椰子汁、椰子水：無添加甘味劑
紅茶菌，自釀或商店販售的（見 46 和 51 頁常見問答集，以及 224 頁的推薦品牌）

打叉食物　21天的療程中不要吃這些食物

精製碳水化合物
貝果
麵包
麵包棒
布朗尼
蛋糕
糖果
早餐穀片／早餐棒
洋芋片
餅乾
北非小米（庫斯米）
脆餅
可頌
杯子蛋糕
馬芬糕
燕麥片
米粒麵（orzo）
義式麵食
酥皮點心
皮塔餅
披薩
爆米花
米糕
蛋捲
玉米餅或玉米脆餅

蔬菜與澱粉
木薯
玉米、義式玉米餅、碎玉米
大蕉
大豆／毛豆
地瓜／番薯
樹薯／全食物和粉狀
芋頭

水果
包含的水果請查閱打圈食物和限制性食物清單
新鮮的與乾的

穀類／豆類
大麥
卡姆小麥
裸麥
大豆／毛豆（包括味噌、納豆、天貝、豆腐和醬油）
斯佩爾特小麥
小麥
由穀類或豆類（雞豆、扁豆等等）製成的麵粉

堅果／堅果醬
腰果
花生

任何類型的甘味劑
都不允許！參見 59 頁的完整清單，以幫助你辨識隱藏的甘味劑。

任何「減糖」、無糖或含人工甘味劑的食品
這表示也不能吃口香糖！

補充品
任何含有糖、甘味劑或糖醇的東西（例如木糖醇）
Shakeology 以及其他類似品牌
含有大豆、玉米或小麥的補充品

飲料
所有的酒精
預先加了糖的咖啡「飲品」或奶昔
果汁
乳品：脱脂、無脂、脂肪含量 1%、2%，豆漿、米漿、燕麥奶
汽水（一般或減糖的）
有甜味的飲料（花草茶除外）
成分超過一種以上的蛋白粉（參見「打圈食物」補充品）

調味品
瓶裝或罐裝高湯
鷹嘴豆泥
番茄醬，商店販售的
美乃滋，商店販售的
沙拉淋醬，預先做好的／商店販售的
醬油，無麩質醬油

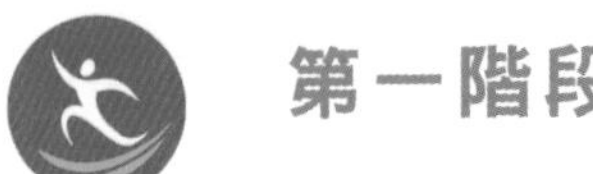

能量

給需要更多碳水化合物的人的特別備註

這些調整方法也許適合你，如果你

- 過著活動量非常大的生活，或工作需要大量體力。
- 參加需要高強度體力的活動或規律的運動（例如，間歇運動訓練、CrossFit 高強度運動訓練、耐力性運動，或每次 20 分鐘以上適度到高強度的有氧運動；只有做瑜珈的話，一般不會需要這些調適方案）。
- 懷孕或正在哺乳。

採用能量調適方案，你的全穀或豆類的份量會增加。原本列在不需採用調適方案者的打叉食物清中的澱粉性碳水化合物蔬菜，現在也要添加在你的餐飲規畫中。

全穀與豆類

每天最多 1 杯，煮熟的

跟打圈／打叉食物清單中的限制性食物一樣。

澱粉性碳水化合物蔬菜

份量根據你的活動程度和能量需求而有所不同；參見 221 頁關於這些食物的清單。

至少在每天的一餐裡加上 30-50 克的碳水化合物，尤其是運動之後。這相等於 1/2 到 1 杯的地瓜泥。你也應該食用給所有第一階段排毒者的每天 1 片水果，以達成你所需要的碳水化合物的目標。

如果你很勤於訓練（高強度，或多於一天一次），你也許每一次的運動都需要這種調適方案，也就是說，每天有一次以上的正餐或點心要包含這種高密度碳水化合物。

你可以調整一天裡要攝取額外碳水化合物的時間。舉例來說，如果地瓜原本是列在中餐裡的，但是你比較喜歡在晚餐時吃額外的碳水化合物，你絕對可以這麼做。一般說來，在一天裡較晚的時候或運動後攝取較多碳水化合物，較能更佳的補充你的能量。*這在你的餐飲規畫中是較大的變數，追蹤你自己的能量程度，是決定何時攝取額外碳水化合物的最佳方法。*

建議每天碳水化合物攝取量

活動量適中：70-150 克

活動量大：100-120 克以上

懷孕／哺乳中：100 克以上

這些是估計值，如果你發現你需要更多碳水化合物來維持你的活動，就視需要調整。

假如你在懷孕或哺乳一或一個以上的孩子，請視需要適當的添加這些碳水化合物。別以為限制碳水化合物的攝取會導致較好的結果而這麼做，這個計畫的目的是健康的身體和健康的寶寶，而進一步限制攝取這些食物是絕對不必要的！如果你發現你的母乳供給量很少，或你覺得比平常更疲倦，就增加攝取這裡所列出的較高密度碳水化合物食物。

魚素者

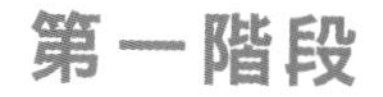

給吃海鮮、蛋和乳製品、但不吃肉的人的特別備註

這些調整方法也許適合你，如果你

- 遵循魚素飲食法。

採用魚素者調適方案，你的全穀或豆類的份量會增加。原本列在不需採用調適方案者的打叉食物清中的澱粉性碳水化合物蔬菜，現在也要添加在你的餐飲規畫中。

全穀與豆類

你可以增加到每天總量最多 1 杯，煮熟的

跟打圈／打叉食物清單中的限制性食物一樣。如果你有吃足夠份量的其他蛋白質和碳水化合物，這裡不要求你每天吃允許的穀類或豆類。

澱粉性碳水化合物蔬菜

你可以增加到最多每天 2 杯；參見 221 頁關於這些食物的清單。

全脂乳製品

沒有特別的份量限制

你也許為了攝取額外的蛋白質和脂肪，而想在餐飲中添加一些優質乳製品。只要有可能，盡量選擇當地生產的草飼和非均質化產品。如果你無法找到草飼乳製品，我推薦有機的種類。

額外的脂肪

在正餐和點心中添加額外份量的脂肪

例如：

- 在正餐裡添加一整顆酪梨，取代原本的半顆。
- 添加 1/4 杯堅果和／或淋醬到沙拉裡，取代原本的 2 小匙。
- 如果你對乳製品的耐受性很好，可以好好利用全脂乳製品來攝取脂肪和蛋白質（乳製品耐受性的意思是，你吃了乳製品之後，你不會經歷像排氣、腹脹、消化不良、痤瘡、濕疹或鼻塞等症狀）。

海鮮

把海鮮當做你每天至少一餐當中的蛋白質來源，兩餐更理想。

餐飲規畫

第二階段

說明第二階段與其他階段不同處的備註

在 21 天斷糖排毒療程的第二階段裡，你也許會選擇嚴密的遵循這個飲食規畫、遵循某些適合你需要和口味的部分，或者只遵循 78-79 頁的打圈／打叉食物清單和這裡註記的一般事項。

下列的食物可選擇性地包含在正餐或點心之中，如果你已在某些日子裡選擇食用，便可以在其他日子裡略過。選擇性的餐飲規畫項目以斜體字標示。

全脂乳製品
沒有特別的份量限制
無脂或低脂乳製品是不允許的

- 起司、奶油起司、鄉村起司
- 全脂乳、鮮奶油、奶油和全脂乳各半
- 原味全脂優格或克菲爾發酵乳
- 酸奶

你可以選擇在每天的餐飲規畫中納入全脂乳製品，或只是偶爾食用就好。

在後面的餐飲規畫裡，有一些關於你可以在哪裡加入全脂乳製品的建議。只要有可能，盡量選擇當地生產的草飼非均質化產品。如果你無法找到草飼乳製品，我推薦有機的種類。

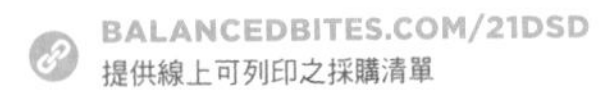

第二階段

天	早餐	午餐	晚餐	點心
1 ●●▲■	辣雞雞蛋馬芬糕（100）、蒸菠菜、酪梨	酸豆番茄佐鮭魚沙拉（154）、綠葉沙拉或葉菜捲	迷你墨式肉餡捲（118）、滑嫩香草白花椰泥、***使用香菜***（178）	簡易牛肉乾（184）、綜合堅果點心任選（192）
2 ●●■▲	*前一天剩的*辣雞雞蛋馬芬糕、蒸菠菜、酪梨	*前一天剩的*迷你墨式肉餡捲、香菜白花椰飯（172）	烤鮭魚搭酸豆橄欖醬（146）、綜合綠葉沙拉	*前一天剩的*簡易牛肉乾＋綜合堅果
3 ◆▲●	青蘋果早餐肉餅（94）、生胡蘿蔔棒、生杏仁	*前一天剩的*烤鮭魚、簡易菠菜蒜頭湯（162）、或綜合綠葉沙拉加巴薩米克醋淋醬（218）	芥末雞腿（114）、黃甜菜根搭香脆香草（180）或綠色蔬菜 *	水煮蛋＋烤羽衣甘藍片（190）
4 ◆●◆	*前一天剩的*青蘋果早餐肉餅、生胡蘿蔔棒、生杏仁或胡桃	*前一天剩的*芥末雞腿、*前一天剩的*黃甜菜根搭香脆香草或綠色蔬菜 *	亞州風味肉丸（138）、涼拌高麗菜與白菜捲（171）、無味噌的湯（146）	21 天斷糖排毒友善水果＋堅果醬或***全脂優格***
5 ◆◆■	培根蔬菜雜燴（95）、任何形式的蛋 2 顆或 85 公克蛋白質一任選	*前一天剩的*亞州風味肉丸和涼拌高麗菜與白菜捲	牧羊人派（134）、綠葉沙拉加淋醬一任選（216-218）	無穀巴諾拉餅（200）＋***牛奶、椰奶或全脂優格***
6 ◆■▲	*前一天剩的*培根蔬菜雜燴、任何形式的蛋 2 顆或 85 公克蛋白質一任選	*前一天剩的*牧羊人派、綠葉沙拉加淋醬一任選（216-218）	泰式鮮蝦河粉（148）	*前一天剩的*無穀巴諾拉餅＋***牛奶、椰奶或全脂優格***
7 ▲●▲◆	*前一天剩的*泰式鮮蝦河粉	燒烤雞胸肉（106）、綠花椰培根沙拉搭配滑順香醋醬（169）	辣腸西班牙海鮮飯（142）	簡易牛肉乾（184）＋綜合堅果點心（192）

圖例
- ●蛋
- ●家禽肉
- ◆豬肉
- ■小羊肉
- ■牛肉／野牛肉
- ▲海鮮

備註

*　從 78 頁的打圈食物清單裡選擇任何綠色蔬菜。

**　如果你所採取的調適方案引導你加上澱粉性蔬菜，就跟著做。

粗斜體的項目是選擇性的——你可以加入，也可以省略。

為了方便你的規畫，這裡用圖形符號指出餐飲中的主要蛋白質來源。點心是選擇性的。

第二階段　餐飲規畫

天	早餐	午餐	晚餐	點心
8 ●●■	番茄菠菜培根派（104）	*前一天剩的*燒烤雞胸肉、檸檬橄欖蒜香麵（176）	綠花椰薑蒜牛肉（130）、香菜白花椰飯（172）	*前一天剩的*簡易牛肉乾＋綜合堅果點心
9 ●■◆	*前一天剩的*番茄菠菜培根派	*前一天剩的*檸檬橄欖蒜香麵和香菜白花椰飯	培根里脊捲（140）、青蘋果茴香沙拉（168）	21 天斷糖排毒友善水果＋堅果醬或***全脂優格***
10 ●◆▲	酸豆細香蔥佐檸檬雞（109）、生胡蘿蔔棒或蒸蔬菜 *	*前一天剩的*番茄菠菜培根派、綠葉沙拉加淋醬一任選（216-218）	杏仁百里香佐檸檬比目魚（145）、烤白花椰湯（160）	21 天斷糖排毒友善水果＋堅果醬或***全脂優格***
11 ●▲■	*前一天剩的*酸豆細香蔥佐檸檬雞、生胡蘿蔔棒或蒸蔬菜 *	鮪魚沙拉捲（152）、*前一天剩的*烤白花椰湯或綠色蔬菜 *	希臘風味肉丸與沙拉（129）、小黃瓜沙拉（175）	無穀巴諾拉餅（200）＋***牛奶、椰奶或全脂優格***
12 ◆■●	青蘋果早餐肉餅（94）、生胡蘿蔔棒或其他蔬菜 *	*前一天剩的*希臘風味肉丸與沙拉	甜辣薑蒜雞（116）、小黃瓜涼麵沙拉（170）	*前一天剩的*無穀巴諾拉餅＋***牛奶、椰奶或全脂優格***
13 ◆●■	*前一天剩的*青蘋果早餐腸、生胡蘿蔔棒、生杏仁或胡桃	*前一天剩的*甜辣薑蒜雞、綠色蔬菜 *	茄汁肉醬南瓜麵（122）、綠葉沙拉	簡易牛肉乾（184）＋綜合堅果一任選（192）
14 ●■◆	蔬菜鬆餅（97）、85 公克蛋白質一任選	*前一天剩的*茄汁肉醬南瓜麵、綠葉沙拉	肉桂烤豬排（141）、碎杏仁佐球芽高麗菜（181）	*前一天剩的*簡易牛肉乾＋*前一天剩的*綜合堅果

圖例
- ●蛋
- ●家禽肉
- ◆豬肉
- ■小羊肉
- ■牛肉／野牛肉
- ▲海鮮

備註

* 從 78 頁的打圈食物清單裡選擇任何綠色蔬菜。

** 如果你所採取的調適方案引導你加上澱粉性蔬菜，就跟著做。

粗斜體的項目是選擇性的——你可以加入，也可以省略。

為了方便你的規畫，這裡用圖形符號指出餐飲中的主要蛋白質來源。點心是選擇性的。

第二階段

天	早餐	午餐	晚餐	點心
15 ●◆▲	胡蘿蔔南瓜香料馬芬糕（103）、任何形式的蛋 2 顆或 85 公克蛋白質一任選	*前一天剩的*肉桂烤豬排和碎杏仁佐球芽高麗菜	辣蝦萵苣杯（156）、四味酪梨醬（185）、新鮮豆薯條（174）	21 天斷糖排毒友善水果＋堅果醬或***全脂優格***
16 ●●■◆	*前一天剩的*胡蘿蔔南瓜香料馬芬糕、任何形式的蛋 2 顆或 85 公克蛋白質一任選	煙燻雞肉無玉米餅湯（158）、*前一天剩的*四味酪梨沙拉醬	羊肉辣醬燉辣腸（136）、可可辣烤白花椰（179）	21 天斷糖排毒友善水果＋堅果醬或***全脂優格***
17 ▲■◆●	高麗菜佐迷迭香鮭魚（96）	*前一天剩的*羊肉辣醬燉辣腸和可可辣烤白花椰	橄欖朝鮮薊燴雞肉（110）、檸檬橄欖蒜香麵（176）	無穀巴諾拉餅（200）***＋牛奶、椰奶或全脂優格***
18 ●■	果昔一任選（92-93）、任何形式的蛋 2 顆或 85 公克蛋白質一任選	*前一天剩的*橄欖朝鮮薊燴雞肉、檸檬橄欖蒜香麵	米披薩（126）、青醬金線瓜麵（177）	*前一天剩的*無穀巴諾拉餅＋***牛奶、椰奶或全脂優格***
19 ■●	果昔一任選（92-93）、任何形式的蛋 2 顆或 85 公克蛋白質一任選	（先做好）義式鑲肉甜椒（124）	三色椒燴雞肉（108）、香菜白花椰飯（172）	簡易牛肉乾（184）＋綜合堅果一任選（192）
20 ●▲	可口香草比司吉（188）、85 公克蛋白質一任選、蔬菜 * 一任選	（先做好）彩虹芥藍菜捲搭香草杏仁「起司」抹醬（150）	芝麻萊姆香辣鮭魚（144）、小黃瓜涼麵沙拉（170）	*前一天剩的*簡易牛肉乾＋綜合堅果
21 ●●■	番茄菠菜培根派（104）	燒烤雞胸肉（106）、檸檬橄欖蒜香麵（176）	辣椒培根堡（120）、蔬菜鬆餅（97）	21 天斷糖排毒友善水果＋堅果醬或***全脂優格***

圖例

● 蛋
● 家禽肉
◆ 豬肉
■ 小羊肉
■ 牛肉／野牛肉
▲ 海鮮

備註

*　從 78 頁的打圈食物清單裡選擇任何綠色蔬菜。
**　如果你所採取的調適方案引導你加上澱粉性蔬菜，就跟著做。
粗斜體的項目是選擇性的——你可以加入，也可以省略。
為了方便你的規畫，這裡用圖形符號指出餐飲中的主要蛋白質來源。點心是選擇性的。

打圈食物　在21天裡充分的吃到這些食物

肉類、魚和蛋
包括但不限於
所有的肉類，包括熟食肉和醃肉，例如：培根、燻肉、義式燻火腿等等。（最佳品牌與要避免的成分，請參見224頁）
所有的海鮮
蛋

蔬菜
朝鮮薊／菊芋
蘆筍
綠花椰
球芽高麗菜
高麗菜
胡蘿蔔
白花椰
芹菜／芹菜根
葉用甜菜
芥藍菜
小黃瓜
茄子
大蒜
薑
四季豆
辣根
豆薯
羽衣甘藍
韭菜
萵苣，*所有的綠葉萵苣*
香菇
洋蔥
歐洲蘿蔔（歐洲防風草的根）
甜椒或辣椒，*所有種類*
菊苣
蘿蔔
蕪菁甘藍
荷蘭豆／甜豆
金線瓜
菠菜
番茄
蕪菁
黃色南瓜
櫛瓜

水果
更多水果選擇請見「限制性食物」！
檸檬
萊姆

堅果／種籽
整顆、粉狀或抹醬
杏仁
巴西堅果
可可／可可粉（100%）、碎粒
奇亞籽
椰子，***所有不加糖的都可以——椰子糖是打叉食物***
榛果
亞麻籽
大麻籽
澳洲堅果（即夏威夷豆）
核桃
開心果
南瓜籽
葵花籽
芝麻籽、中東芝麻醬
胡桃

脂肪與油
查閱61頁的參考指南
動物脂肪
奶油、酥油、淨化奶油
酪梨、酪梨油
椰子油
橄欖油
芝麻油

乳製品
只限於全脂的種類！
起司、奶油起司、鄉村起司
牛奶，只限全脂
奶油和全脂乳各半
鮮奶油
酸奶
優格／克菲爾發酵乳

飲料
杏仁奶，無加糖／自製（213頁）
椰奶、椰子奶油，全脂
咖啡、濃縮咖啡
礦泉水
賽茲爾汽泡水、碳酸水
茶：花草茶、綠茶、紅茶、白茶等等，無加糖
水

調味品
湯底，只限於自製的（見212頁的食譜）
椰子胺基酸
21天排毒番茄醬（見214頁的食譜）
商店販售的番茄醬是不允許的
萃取物：
香草、杏仁等等，以及香草豆
白花椰菜泥
健康的自製美乃滋（見211頁的食譜），***盡量避免其他的美乃滋***
芥末醬，無麩質的種類
營養酵母／酵母菌（Lewis Labs品牌）
沙拉淋醬，自製
辛香料與香草：
所有的都可以；檢查混合香料裡是否有隱藏的成分
醋：
蘋果醋、巴薩米克醋、蒸餾醋、紅酒、雪莉酒、白酒

補充品
蛋白粉，純度100%，不含其他成分（例如乳清、蛋白或大麻）
發酵的鱈魚肝油，有無調味皆可（唯一無加糖規則的例外！）
純維生素或礦物質補充品

在這份清單裡沒看到你想吃的食物？
回到65頁看「這是打圈的食物嗎？」

調適方案
如果你需要額外能量或你是魚素者，請參考80-81頁關於餐飲規畫方案的特別備註。

限制性食物　這些是份量上有限制的打圈食物

蔬菜與澱粉
允許每天1杯
橡子南瓜
甜菜根
奶油南瓜
豌豆
南瓜
冬南瓜（各種的）

水果
允許每天1片
香蕉，綠色頂／尚未完熟
葡萄柚
青蘋果

飲料
允許每天總共1杯
椰子汁、椰子水：無添加甘味劑
紅茶菌，自釀或商店販售的（見46和51頁常見問答集，以及224頁的推薦品牌）

打叉食物　21天的療程中不要吃這些食物

精製碳水化合物
貝果
麵包
麵包棒
布朗尼
蛋糕
糖果
早餐穀片／早餐棒
洋芋片
餅乾
北非小米（庫斯米）
脆餅
可頌
杯子蛋糕
馬芬糕
燕麥片
米粒麵
義式麵食
酥皮點心
皮塔餅
披薩
爆米花
米糕
蛋捲
玉米餅或玉米脆餅

蔬菜與澱粉
木薯
玉米、義式玉米餅、碎玉米
大蕉
大豆／毛豆
地瓜／番薯
樹薯／全食物和粉狀
芋頭

水果
包含的水果請查閱打圈食物和限制性食物清單
新鮮的與乾的

穀類／豆類
穀粒莧
葛根
大麥
豆子：黑豆、蠶豆、鷹嘴豆、白腎豆、斑豆、紅豆
蕎麥
由穀類或豆類（例如雞豆、扁豆等等）製成的麵粉
卡姆小麥
扁豆
小米
藜麥
米（糙米、白米、菰米）
裸麥
高粱
大豆／毛豆（包括味噌、納豆、天貝、豆腐和醬油）
斯佩爾特小麥
小麥

堅果／堅果醬
腰果
花生

任何類型的甘味劑
都不允許！參見59頁的完整清單，以幫助你辨識隱藏的甘味劑。

任何「減糖」、無糖或含人工甘味劑的食品
這表示也不能吃口香糖！

補充品
任何含有糖、甘味劑或糖醇的東西（例如木糖醇）
Shakeology以及其他類似品牌
含有大豆、玉米或小麥的補充品

飲料
所有的酒精
預先加了糖的咖啡「飲品」或奶昔
果汁
乳品：脫脂、無脂、脂肪含量1%、2%，豆漿、米漿、燕麥奶
汽水（一般或減糖的）
有甜味的飲料（花草茶除外）
成分超過一種以上的蛋白粉（參見「打圈食物」補充品）

調味品
瓶裝或罐裝高湯
鷹嘴豆泥
番茄醬，商店販售的
美乃滋，商店販售的
沙拉淋醬，預先做好的／商店販售的
醬油，無麩質醬油

給需要更多碳水化合物的人的特別備註

這些調整方法也許適合你，如果你

- 過著活動量非常大的生活，或工作需要大量體力。
- 參加需要高強度體力的活動或規律的運動（例如，間歇運動訓練、CrossFit 高強度運動訓練、耐力性運動，或每次 20 分鐘以上適度到高強度的有氧運動；只有做瑜珈的話，一般不會需要這些調適方案）。
- 懷孕或正在哺乳。

採用能量調適方案，你的全穀或豆類的份量會增加。原本列在不需採用調適方案者的打叉食物清中的澱粉性碳水化合物蔬菜，現在也要添加在你的餐飲規畫中。

澱粉性碳水化合物蔬菜

份量根據你的活動程度和能量需求而有所不同；參見 221 頁關於這些食物的清單。

至少在每天的一餐裡加上 30-50 克的碳水化合物，尤其是運動之後。這相等於，譬如說，1/2 到 1 杯的地瓜泥或大蕉泥。你也應該食用給所有第二階段排毒者的每天 1 片水果，以達成你所需要的碳水化物的目標。

如果你很勤於訓練（高強度，或多於一天一次），你也許每一次的運動都需要這種調適方案，也就是說，每天有一次以上的正餐或點心要包含這種高密度碳水化合物。

你可以調整一天裡要攝取額外碳水化合物的時間。舉例來說，如果地瓜原本是列在中餐裡的，但是你比較喜歡在晚餐時吃額外的碳水化合物，你絕對可以這麼做。一般說來，在一天裡較晚的時候或運動後攝取較多碳水化合物，較能更佳的補充你的能量。*這在你的餐飲規畫中是較大的變數，追縱你自己的能量程度，是決定何時攝取額外碳水化合物的最佳方法。*

建議每天碳水化合物攝取量

活動量適中：70-150 克

活動量大：100-120 克以上

懷孕／哺乳中：100 克以上

這些是估計值，如果你發現你需要更多碳水化合物來維持你的活動，就視需要調整。

假如你在懷孕或哺乳一或一個以上的孩子，請視需要適當的添加這些碳水化合物。別以為限制碳水化合物的攝取會導致較好的結果而這麼做，這個計畫的目的是健康的身體和健康的寶寶，而進一步限制攝取這些食物是絕對不必要的！如果你發現你的母乳供給量很少，或你覺得比平常更疲倦，就增加攝取這裡所列出的較高密度碳水化合物食物。

魚素者

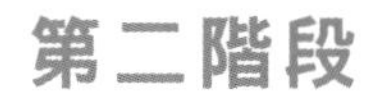

給吃海鮮、蛋和乳製品、但不吃肉的人的特別備註

這些調整方法也許適合你，如果你

- 遵循魚素飲食法。

採用魚素者調適方案，你的全穀或豆類的份量會增加。原本列在不需採用調適方案者的打叉食物清中的澱粉性碳水化合物蔬菜，現在也要添加在你的餐飲規畫中。

澱粉性碳水化合物蔬菜

你可以增加到最多每天 2 杯；參見 221 頁關於這些食物的清單。

全脂乳製品

沒有特別的份量限制

你也許為了攝取額外的蛋白質和脂肪，而想在餐飲中添加一些優質乳製品。只要有可能，盡量選擇當地生產的草飼和非均質化產品。如果你無法找到草飼乳製品，我推薦有機的種類。

額外的脂肪

在正餐和點心中添加額外份量的脂肪

例如：

- 在正餐裡添加一整顆酪梨，取代原本的半顆。
- 添加 1/4 杯堅果和／或淋醬到沙拉裡，取代原本的 2 小匙。
- 如果你對乳製品的耐受性很好，可以好好利用全脂乳製品來攝取脂肪和蛋白質（乳製品耐受性的意思是，你吃了乳製品之後，你不會經歷像排氣、腹脹、消化不良、痤瘡、濕疹或鼻塞等症狀）。

海鮮

把海鮮當做你每天至少一餐當中的蛋白質來源，兩餐更理想。

第三階段

說明第三階段與其他階段不同處的備註

在 21 天斷糖排毒療程的第三階段裡，你也許會選擇嚴密的遵循這個飲食規畫、遵循某些適合你需要和口味的部分，或者只遵循 86-87 頁的打圈／打叉食物清單和這裡註記的一般事項。

下列的食物可選擇性地包含在正餐或點心之中，如果你已在某些日子裡選擇食用，便可以在其他日子裡略過。選擇性的餐飲規畫項目以斜體字標示。

第三階段和第二與第一階段的最大區別在哪裡？

第三階段排除了所有的穀物和乳製品之後，往往可與「舊石器時代飲食法」相提並論。如果你看過我的書《實用的舊石器時代飲食法》，那麼你對這種攝取營養的方式已很熟悉了。21 天排毒法與標準的舊石器時代飲食法有所不同之處在於，為了改變你依賴糖和其他食物的習慣，它要刪除食物中所含的過多天然糖與甜味。

BALANCEDBITES.COM/21DSD
提供線上可列印之採購清單

第三階段

天	早餐	午餐	晚餐	點心
1 ●●▲■	辣雞雞蛋馬芬糕（100）、蒸菠菜、酪梨	酸豆番茄佐鮭魚沙拉（154）、綠葉沙拉或葉菜捲	迷你墨式肉餡捲（118）、滑嫩香草白花椰泥、***使用香菜***（178）	簡易牛肉乾（184）、綜合堅果點心任選（192）
2 ●●■▲	*前一天剩的*辣雞雞蛋馬芬糕、蒸菠菜、酪梨	*前一天剩的*迷你墨式肉餡捲、香菜白花椰飯（172）	烤鮭魚搭酸豆橄欖醬（146）、綜合綠葉沙拉	*前一天剩的*簡易牛肉乾＋綜合堅果
3 ◆▲●	青蘋果早餐肉餅（94）、生胡蘿蔔棒、生杏仁	*前一天剩的*烤鮭魚、簡易菠菜蒜頭湯（162）、或綜合綠葉沙拉加巴薩米克醋淋醬（218）	芥末雞腿（114）、黃甜菜根搭香脆香草（180）或綠色蔬菜＊	水煮蛋＋烤羽衣甘藍片（190）
4 ◆●◆	*前一天剩的*青蘋果早餐肉餅、生胡蘿蔔棒、生杏仁或胡桃	*前一天剩的*芥末雞腿、*前一天剩的*黃甜菜根搭香脆香草或綠色蔬菜＊	亞州風味肉丸（138）、新鮮高麗菜與白菜捲（171）、無味噌的湯（164）	21天斷糖排毒友善水果＋堅果醬
5 ◆◆■	培根蔬菜雜燴（95）、任何形式的蛋2顆或85公克蛋白質一任選	*前一天剩的*亞州風味肉丸和涼拌高麗菜與白菜捲	牧羊人派（134）、綠葉沙拉加淋醬一任選（216-218）	無穀巴諾拉餅（200）
6 ◆■▲	*前一天剩的*培根蔬菜雜燴、任何形式的蛋2顆或85公克蛋白質一任選	*前一天剩的*牧羊人派、綠葉沙拉加淋醬一任選（216-218）	泰式鮮蝦河粉（148）	*前一天剩的*無穀巴諾拉餅
7 ▲●▲◆	*前一天剩的*泰式鮮蝦河粉	燒烤雞胸肉（106）、綠花椰培根沙拉搭配滑順香醋醬（169）	辣腸海鮮菜飯（142）	簡易牛肉乾（184）＋綜合堅果點心（192）

圖例
- ●蛋
- ●家禽肉
- ◆豬肉
- ■小羊肉
- ■牛肉／野牛肉
- ▲海鮮

備註

*　從86頁的打圈食物清單裡選擇任何綠色蔬菜。

**　如果你所採取的調適方案引導你加上澱粉性蔬菜，就跟著做。

粗斜體的項目是選擇性的——你可以加入，也可以省略。

為了方便你的規畫，這裡用圖形符號指出餐飲中的主要蛋白質來源。點心是選擇性的。

第三階段　餐飲規畫

天	早餐	午餐	晚餐	點心
8 ●●■	番茄菠菜培根派（104）	*前一天剩的*燒烤雞胸肉、檸檬橄欖蒜香麵（176）	綠花椰薑蒜牛肉（130）、香菜白花椰飯（172）	*前一天剩的*簡易牛肉乾＋綜合堅果點心
9 ●■◆	*前一天剩的*番茄菠菜培根派	*前一天剩的*檸檬橄欖蒜香麵和香菜白花椰飯	培根里脊捲（140）、青蘋果茴香沙拉（168）	21 天斷糖排毒友善水果＋堅果醬
10 ●◆▲	酸豆細香蔥佐檸檬雞（109）、生胡蘿蔔棒或蒸蔬菜 *	*前一天剩的*番茄菠菜培根派、綠葉沙拉加淋醬一任選（216-218）	杏仁百里香佐檸檬比目魚（145）、烤白花椰湯（160）	21 天斷糖排毒友善水果＋堅果醬
11 ●▲■	*前一天剩的*酸豆細香蔥佐檸檬雞、生胡蘿蔔棒或蒸蔬菜 *	鮪魚沙拉捲（152）、*前一天剩的*烤白花椰湯或綠色蔬菜 *	希臘風味肉丸與沙拉（129）、小黃瓜沙拉（175）	無穀巴諾拉餅（200）
12 ◆■●	青蘋果早餐肉餅（94）、生胡蘿蔔棒或其他蔬菜 *	*前一天剩的*希臘風味肉丸與沙拉	甜辣薑蒜雞（116）、小黃瓜涼麵沙拉（170）	*前一天剩的*無穀巴諾拉餅
13 ◆●■	*前一天剩的*青蘋果早餐肉餅、生胡蘿蔔棒、生杏仁或胡桃	*前一天剩的*甜辣薑蒜雞、綠色蔬菜 *	茄汁肉醬南瓜麵（122）、綠葉沙拉	簡易牛肉乾（184）＋綜合堅果一任選（192）
14 ●■◆	蔬菜鬆餅（97）、85 公克蛋白質一任選	*前一天剩的*茄汁肉醬南瓜麵、綠葉沙拉	肉桂烤豬排（141）、碎杏仁佐球芽高麗菜（181）	*前一天剩的*簡易牛肉乾＋*前一天剩的*綜合堅果

圖例
- ● 蛋
- ● 家禽肉
- ◆ 豬肉
- ■ 小羊肉
- ■ 牛肉／野牛肉
- ▲ 海鮮

備註

*　從 86 頁的打圈食物清單裡選擇任何綠色蔬菜。

**　如果你所採取的調適方案引導你加上澱粉性蔬菜，就跟著做。

粗斜體的項目是選擇性的——你可以加入，也可以省略。

為了方便你的規畫，這裡用圖形符號指出餐飲中的主要蛋白質來源。點心是選擇性的。

餐飲規畫　第三階段

天	早餐	午餐	晚餐	點心
15 ●◆▲	胡蘿蔔南瓜香料馬芬糕（103）、任何形式的蛋 2 顆或 85 公克蛋白質一任選	*前一天剩的*肉桂烤豬排和碎杏仁佐球芽高麗菜	辣蝦萵苣杯（156）、四味酪梨沙拉醬（185）、涼拌豆薯條（174）	21 天斷糖排毒友善水果＋堅果醬
16 ●●■◆	*前一天剩的*胡蘿蔔南瓜香料馬芬糕、任何形式的蛋 2 顆或 85 公克蛋白質一任選	煙燻雞肉無玉米餅湯（158）、*前一天剩的*四味酪梨沙拉醬	羊肉辣醬燉辣腸（136）、可可辣烤白花椰（179）	21 天斷糖排毒友善水果＋堅果醬
17 ▲■◆●	高麗菜佐迷迭香鮭魚（96）	*前一天剩的*羊肉辣醬燉辣腸和可可辣烤白花椰	橄欖朝鮮薊燴雞肉（110）、檸檬橄欖蒜香麵（176）	無穀巴諾拉餅（200）
18 ●■	果昔一任選（92-93）、任何形式的蛋 2 顆或 85 公克蛋白質一任選	*前一天剩的*橄欖朝鮮薊燴雞肉、檸檬橄欖蒜香麵	米披薩（126）、青醬南瓜麵（177）	*前一天剩的*無穀巴諾拉餅
19 ■●	果昔一任選（92-93）、任何形式的蛋 2 顆或 85 公克蛋白質一任選	（先做好）義式鑲肉甜椒（124）	三色椒燴雞肉（108）、香菜白花椰飯（172）	簡易牛肉乾（184）＋綜合堅果一任選（192）
20 ●▲	可口香草比司吉（188）、85 公克蛋白質一任選、蔬菜 *一任選	（先做好）彩虹芥藍菜捲搭香草杏仁「起司」抹醬（150）	芝麻萊姆香辣鮭魚（144）、小黃瓜涼麵沙拉（170）	*前一天剩的*簡易牛肉乾＋綜合堅果
21 ●●■	番茄菠菜培根派（104）	燒烤雞胸肉（106）、檸檬橄欖蒜香麵（176）	辣椒培根堡（120）、蔬菜鬆餅（97）	21 天斷糖排毒友善水果＋堅果醬

圖例
● 蛋
● 家禽肉
◆ 豬肉
■ 小羊肉
■ 牛肉／野牛肉
▲ 海鮮

備註
* 從 86 頁的打圈食物清單裡選擇任何綠色蔬菜。
** 如果你所採取的調適方案引導你加上澱粉性蔬菜，就跟著做。
粗斜體的項目是選擇性的——你可以加入，也可以省略。
為了方便你的規畫，這裡用圖形符號指出餐飲中的主要蛋白質來源。點心是選擇性的。

打圈／打叉食物清單

打圈食物　在21天裡充分的吃到這些食物

肉類、魚和蛋
包括但不限於
所有的肉類，包括熟食肉和醃肉，例如：培根、燻肉、義式燻火腿等等。（最佳品牌與要避免的成分，請參見224頁）
所有的海鮮
蛋

蔬菜
朝鮮薊／菊芋
蘆筍
綠花椰
球芽高麗菜
高麗菜
胡蘿蔔
白花椰
芹菜／芹菜根
葉用甜菜
芥藍菜
小黃瓜
茄子
大蒜
薑
四季豆
辣根
豆薯
羽衣甘藍
韭菜
萵苣，***所有的綠葉萵苣***
香菇
洋蔥
歐洲蘿蔔（歐洲防風草的根）
甜椒或辣椒，***所有種類***
菊苣
蘿蔔
蕪菁甘藍
荷蘭豆／甜豆
金線瓜
菠菜
番茄
蕪菁
黃色南瓜
櫛瓜

水果
更多水果選擇請見「限制性食物」！
檸檬
萊姆

堅果／種籽
整顆、粉狀或抹醬
杏仁
巴西堅果
可可／可可粉（100%）、碎粒
奇亞籽
椰子，***所有不加糖的都可以——椰子糖是打叉食物***
榛果
亞麻籽
大麻籽
澳洲堅果（即夏威夷豆）
核桃
開心果
南瓜籽
葵花籽
芝麻籽、中東芝麻醬
胡桃

脂肪與油
查閱61頁的參考指南
動物脂肪
奶油、酥油、淨化奶油
酪梨、酪梨油
椰子油
橄欖油
芝麻油

飲料
杏仁奶，無加糖／自製（213頁）
椰奶、椰子奶油，全脂
咖啡、濃縮咖啡
礦泉水
賽茲爾汽泡水、碳酸水
茶：花草茶、綠茶、紅茶、白茶等等，無加糖
水

調味品
湯底，只限於自製的（見212頁的食譜）
椰子胺基酸
21天排毒番茄醬（見214頁的食譜）
商店販售的番茄醬是不允許的
萃取物：
香草、杏仁等等，以及香草豆
白花椰菜泥
健康的自製美乃滋（見211頁的食譜），***盡量避免其他的美乃滋***
芥末醬，無麩質的種類
營養酵母／酵母菌（Lewis Labs品牌）
沙拉淋醬，自製
辛香料與香草：
所有的都可以；檢查混合香料裡是否有隱藏的成分
醋：
蘋果醋、巴薩米克醋、蒸餾醋、紅酒、雪莉酒、白酒

補充品
蛋白粉，純度100%，不含其他成分（例如乳清、蛋白或大麻）
發酵的鱈魚肝油，有無調味皆可（唯一無加糖規則的例外！）
純維生素或礦物質補充品

在這份清單裡沒看到你想吃的食物？

回到65頁看「這是打圈的食物嗎？」

調適方案

如果你正採用能量調適或自體免疫調適方案，請參考88-89頁關於餐飲規畫方案的特別備註。

限制性食物　這些是份量上有限制的打圈食物

蔬菜與澱粉
允許每天 1 杯
橡子南瓜
甜菜根
奶油南瓜
豌豆
南瓜
冬南瓜（各種的）

水果
允許每天 1 片
香蕉，綠色頂／尚未完熟
葡萄柚
青蘋果

飲料
允許每天總共 1 杯
椰子汁、椰子水：無添加甘味劑
紅茶菌，自釀或商店販售的（見 46 和 51 頁常見問答集，以及 224 頁的推薦品牌）

打叉食物　21天的療程中不要吃這些食物

精製碳水化合物
貝果
麵包
麵包棒
布朗尼
蛋糕
糖果
早餐穀片／早餐棒
洋芋片
餅乾
北非小米（庫斯米）
脆餅
可頌
杯子蛋糕
馬芬糕
燕麥片
米粒麵
義式麵食
酥皮點心
皮塔餅
披薩
爆米花
米糕
蛋捲
玉米餅或玉米脆餅

蔬菜與澱粉
木薯
玉米、義式玉米餅、碎玉米
大蕉
大豆／毛豆
地瓜／番薯
樹薯／全食物和粉狀
芋頭

水果
包含的水果請查閱打圈食物和限制性食物清單
新鮮的與乾的

穀類／豆類
穀粒莧
葛根
大麥
豆子：黑豆、蠶豆、鷹嘴豆、白腎豆、斑豆、紅豆
蕎麥
由穀類或豆類（例如雞豆、扁豆等等）製成的麵粉
卡姆小麥
扁豆
小米
藜麥
米（糙米、白米、菰米）
裸麥
高粱
大豆／毛豆（包括味噌、納豆、天貝、豆腐和醬油）
斯佩爾特小麥
小麥

堅果／堅果醬
腰果
花生

乳製品
起司、奶油起司、鄉村起司
牛奶
奶油和全脂乳各半
鮮奶油
酸奶
優格／克菲爾發酵乳

任何類型的甘味劑
都不允許！參見 59 頁的完整清單，以幫助你辨識隱藏的甘味劑。

任何「減糖」、無糖或含人工甘味劑的食品
這表示也不能吃口香糖！

補充品
任何含有糖、甘味劑或糖醇的東西（例如木糖醇）
Shakeology 以及其他類似品牌
含有大豆、玉米或小麥的補充品
成分超過一種以上的蛋白粉（參見「打圈食物」補充品）

飲料
所有的酒精
預先加了糖的咖啡「飲品」或奶昔
果汁
豆漿、米漿、燕麥奶
汽水（一般或減糖的）
有甜味的飲料（花草茶除外）

調味品
瓶裝或罐裝高湯
鷹嘴豆泥
番茄醬，商店販售的
美乃滋，商店販售的
沙拉淋醬，預先做好的／商店販售的
醬油，無麩質醬油

給需要更多碳水化合物的人的特別備註

這些調整方法也許適合你，如果你

- 過著活動量非常大的生活，或工作需要大量體力。
- 參加需要高強度體力的活動或規律的運動（例如，間歇運動訓練、CrossFit 高強度運動訓練、耐力性運動，或每次 20 分鐘以上適度到高強度的有氧運動；只有做瑜珈的話，一般不會需要這些調適方案）。
- 懷孕或正在哺乳。

採用能量調適方案，你的全穀或豆類的份量會增加。原本列在不需採用調適方案者的打叉食物清中的澱粉性碳水化合物蔬菜，現在也要添加在你的餐飲規畫中。

澱粉性碳水化合物蔬菜

份量根據你的活動程度和能量需求而有所不同；參見 221 頁關於這些食物的清單。

至少在每天的一餐裡加上 30-50 克的碳水化合物，尤其是運動之後。這相等於，譬如說，1/2 到 1 杯的地瓜泥或大蕉泥。你也應該食用給所有第三階段排毒者的每天 1 片水果，以達成你所需要的碳水化合物的目標。

如果你很勤於訓練（高強度，或多於一天一次），你也許每一次的運動都需要這種調適方案，也就是說，每天有一次以上的正餐或點心要包含這種高密度碳水化合物。

你可以調整一天裡要攝取額外碳水化合物的時間。舉例來說，如果地瓜原本是列在中餐裡的，但是你比較喜歡在晚餐時吃額外的碳水化合物，你絕對可以這麼做。一般說來，在一天裡較晚的時候或運動後攝取較多碳水化合物，較能更佳的補充你的能量。這在你的餐飲規畫中是較大的變數，追縱你自己的能量程度，是決定何時攝取額外碳水化合物的最佳方法。

建議每天碳水化合物攝取量

活動量適中：70-150 克

活動量大：100-120 克以上

懷孕／哺乳中：100 克以上

這些是估計值，如果你發現你需要更多碳水化合物來維持你的活動，就視需要調整。

假如你在懷孕或哺乳一或一個以上的孩子，請視需要適當的添加這些碳水化合物。別以為限制碳水化合物的攝取會導致較好的結果而這麼做，這個計畫的目的是健康的身體和健康的寶寶，而進一步限制攝取這些食物是絕對不必要的！如果你發現你的母乳供給量很少，或你覺得比平常更疲倦，就增加攝取這裡所列出的較高密度碳水化合物食物。

自體免疫問題

給有自體免疫健康問題的人的特別備註

這些調整方法也許適合你，如果你

- 被診斷出有自體免疫問題，或你懷疑自己可能有這樣的問題。

採用自體免疫調適方案，你會從不需採用調適方案者的打圈食物清單中刪掉一些食物。那些食物是常見的過敏原，往往對消化系統造成刺激。藉著改善消化功能，免疫系統也能獲得改善。如果你有自體免疫問題，而且從未從飲食中刪除這些食物，我高度建議你在 21 天排毒療程中這麼做。讓我們看看你不吃這些食物之後的感覺如何，然後重新把它們添加回你的飲食裡，追蹤觀察是否有任何變化。

蛋

從你的餐飲和點心中省略這個項目

參見 222 頁的無蛋創意早餐！

堅果與種籽

從你的餐飲和點心中省略這些項目

這包括全堅果、堅果醬、種籽和種籽醬。含有堅果的食譜會將堅果特別標示出來，假如食譜是可以變更的，裡頭會提到省略或取代。

茄屬蔬菜與辛香料

從你的餐飲和點心中省略這些項目

這包括番茄、馬鈴薯、辣椒（包括紅椒粉、辣椒粉和卡宴辣椒等辛香料）和茄子。含有茄屬蔬菜的食譜會將茄屬蔬菜特別標示出來，假如食譜是禁得起變更的，裡頭會提到省略或取代。

第三章

簡易食譜，輕鬆上手做

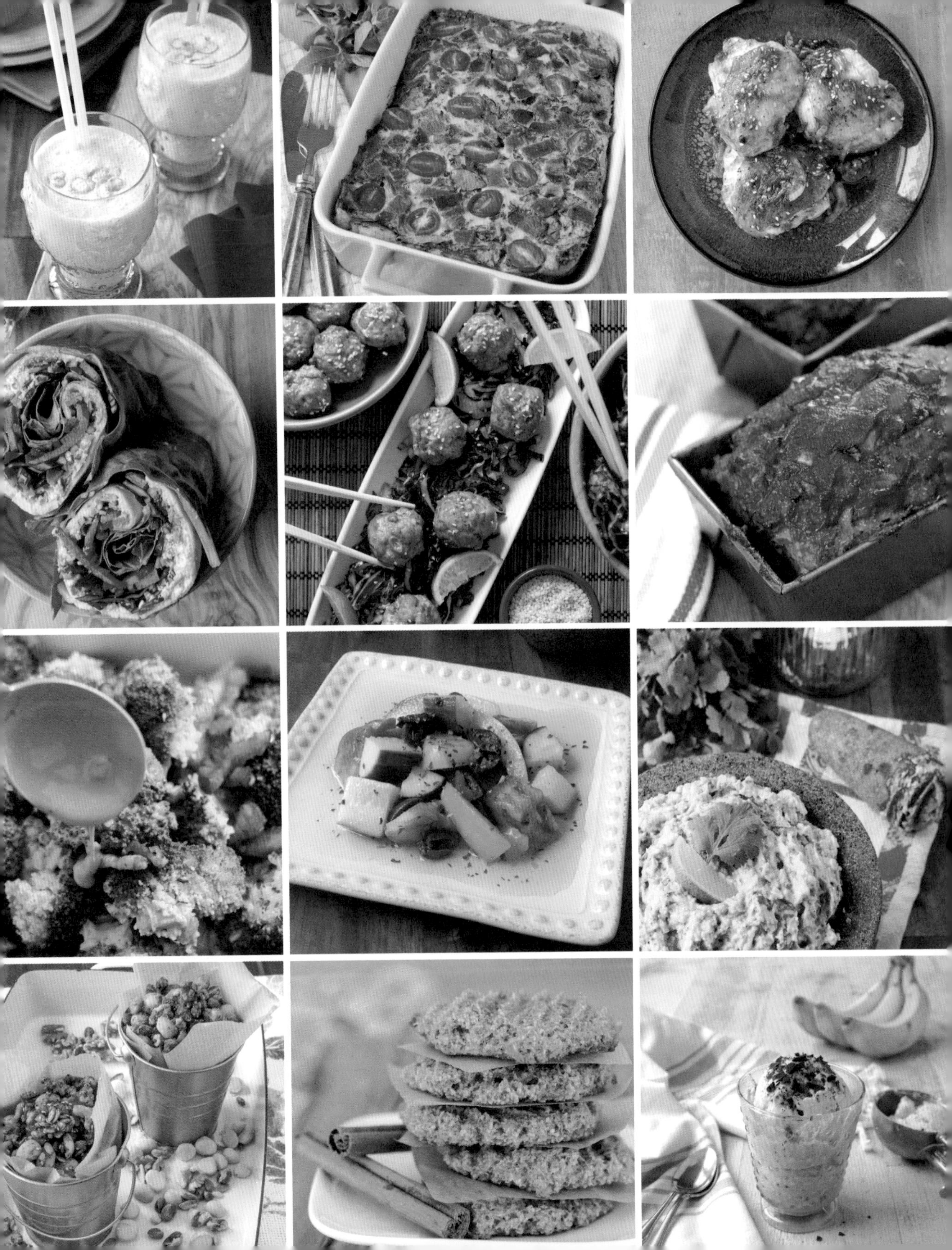

杏仁奶果昔

準備時間 5 分鐘 · 1-2 人份

堅果
蛋
茄屬蔬菜
可發酵性碳水化合物
海鮮

可可猴果昔

¼ 顆酪梨
1 杯杏仁奶（213 頁）
1 根冷凍的綠頭香蕉
3 大匙無糖可可粉 *
2 大匙杏仁粉，商店販售 * 或自製的（213 頁）
少許肉桂粉
1 小把碎冰（選擇性的）

杏仁酪梨香蕉果昔

¼ 顆酪梨
1 杯杏仁奶（213 頁）
1 根冷凍的綠頭香蕉
¼ 小匙肉桂粉
2 大匙杏仁粉，商店販售 * 或自製的（213 頁）
1 小把碎冰（選擇性的）

挑選食材的秘訣
* 查閱 224 頁的品牌推薦清單。

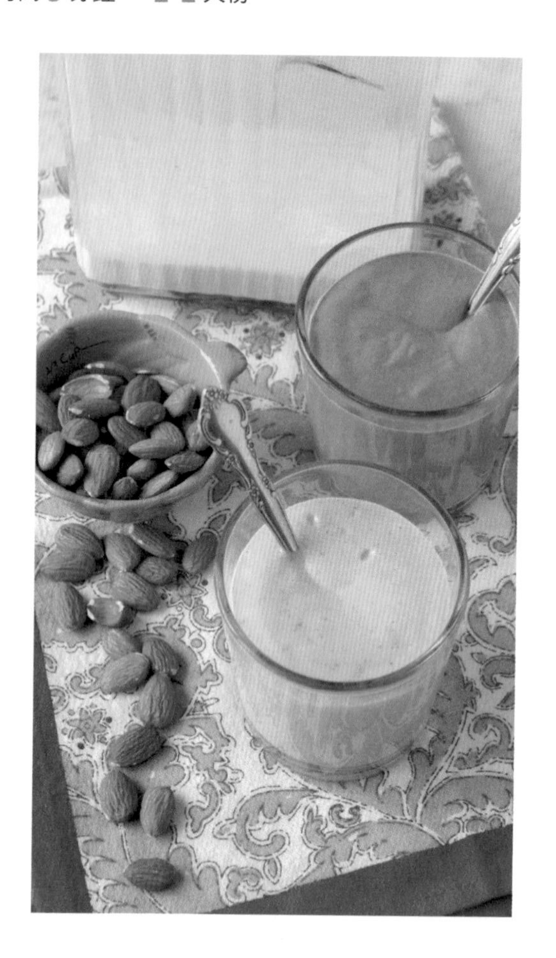

把所有食材放到果汁機裡打成泥狀，直到滑順均勻。

椰奶果昔

準備時間 **5** 分鐘 ・ **1-2** 人份

主菜

堅果
蛋
茄屬蔬菜
可發酵性碳水化合物
海鮮

椰滋味果昔

1 杯全脂椰奶 *
½ 杯水
1 根冷凍的綠頭香蕉
從 ¼ 個香草豆莢上刮下的種籽碎粒
1 顆柳橙，取皮調味
1 小把碎冰（選擇性的）

萊姆風味椰奶果昔

1 杯全脂椰奶 *
½ 杯水
1 根冷凍的綠頭香蕉
1 小匙萊姆皮
½ 顆萊姆汁
1 小把碎冰（選擇性的）

挑選食材的秘訣

* 查閱 224 頁的品牌推薦清單。

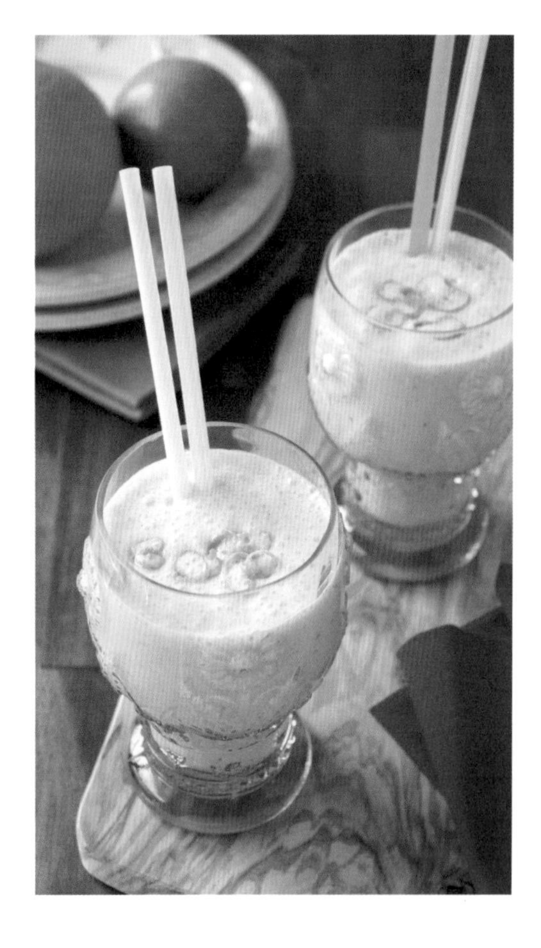

把所有食材放到果汁機裡打成泥狀，直到滑順均勻。

主菜

青蘋果早餐肉餅

準備時間 10 分鐘 · 料理時間 10-12 分鐘 · 4 人份

堅果
蛋
茄屬蔬菜
可發酵性碳水化合物
海鮮

450 公克碎豬肉、牛肉、雞肉或火雞肉
½ 顆青蘋果，去皮、切丁
2 大匙義式香腸香料粉（208 頁）

將碎肉、蘋果、義式香腸香料粉放入攪拌碗裡用手攪拌，直到香料與蘋果混合均勻；把混合物分成 8 等份。

拿一只大型平底鍋以中火加熱，鍋子熱了之後把小肉餅放到鍋裡每面煎 5 到 6 分鐘，或直到熟透和焦黃。

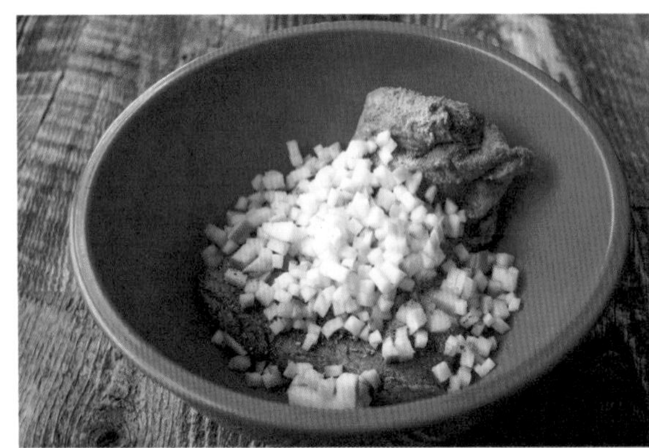

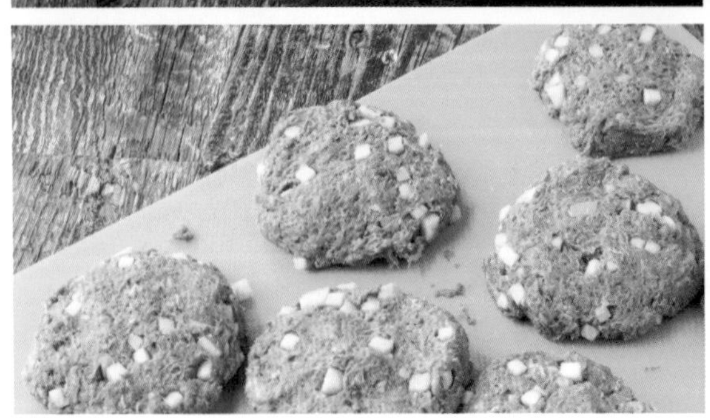

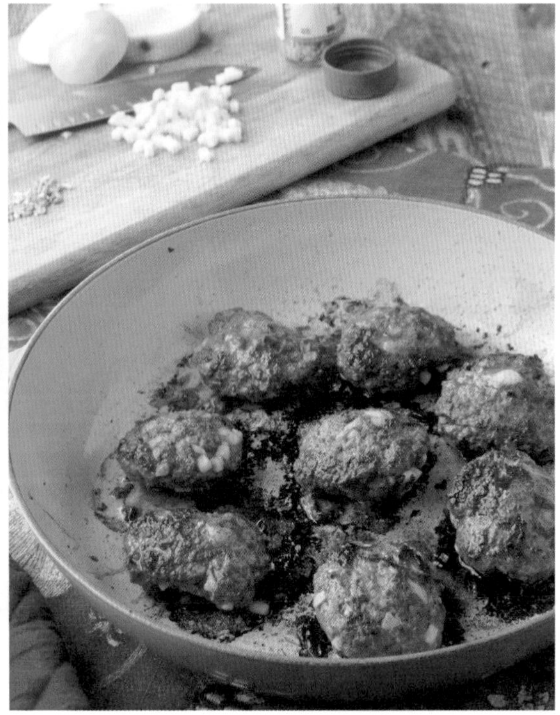

培根蔬菜雜燴

準備時間 15 分鐘 · 料理時間 20 分鐘 · 4 人份

主菜

4 條培根
1 顆紅蔥頭，切碎
4 杯歐洲蘿蔔（防風草的根，大約 8 條大小適中），刨成絲
¼ 杯胡蘿蔔，刨成絲
1 大匙義式香腸香料粉（208 頁）

不吃可發酵性碳水化合物？
省略紅蔥頭。

將培根斜切成 ¼ 吋寬的條狀，拿一只大型平底鍋以中火加熱，把培根煎出油脂、肉熟透，大約 10 分鐘。從鍋裡拿起培根，以紙巾吸掉油份，多餘的油脂留在鍋裡。

把紅蔥頭末放到鍋裡炒 2 分鐘，或直到呈半透明狀，然後放入歐洲蘿蔔、胡蘿蔔和義式香腸香料粉，繼續翻炒到蔬菜變軟且熟透，大約 5 到 8 分鐘。

把培根放回鍋裡拌炒，將整道菜熱透。

出餐時配上蛋（任何形式）、你最喜歡的早餐腸，或青蘋果早餐肉餅（94 頁）。

堅果
蛋
茄屬蔬菜
可發酵性碳水化合物
海鮮

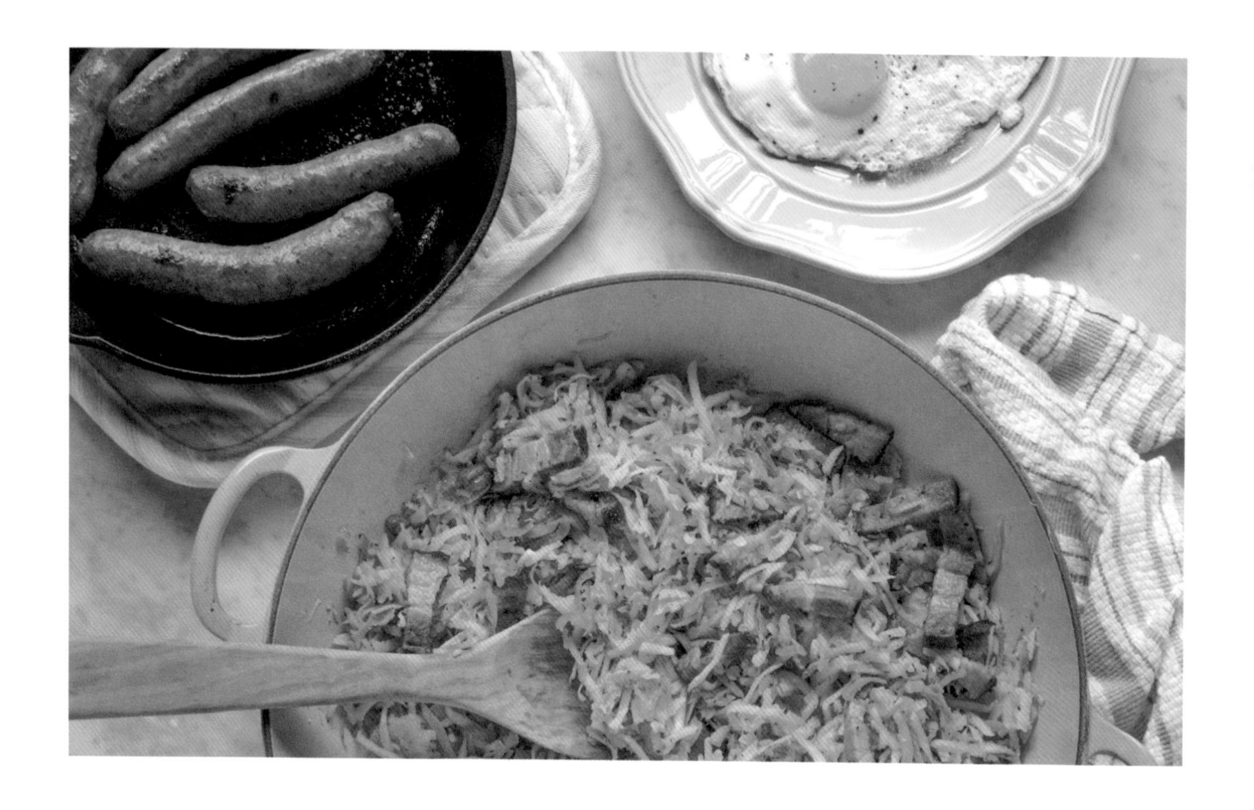

主菜

高麗菜佐迷迭香鮭魚

準備時間 10 分鐘 · 料理時間 12 分鐘 · 4 人份

堅果
蛋
茄屬蔬菜
可發酵性碳水化合物
海鮮

準備鮭魚

1 小匙乾迷迭香
1 小匙海鹽
½ 小匙黑胡椒
450 克野生鮭魚片
2 大匙融化的酥油或椰子油
1 顆檸檬，切成薄圓片

準備高麗菜

1 顆高麗菜
2 大匙椰子油
1 小匙蘋果醋

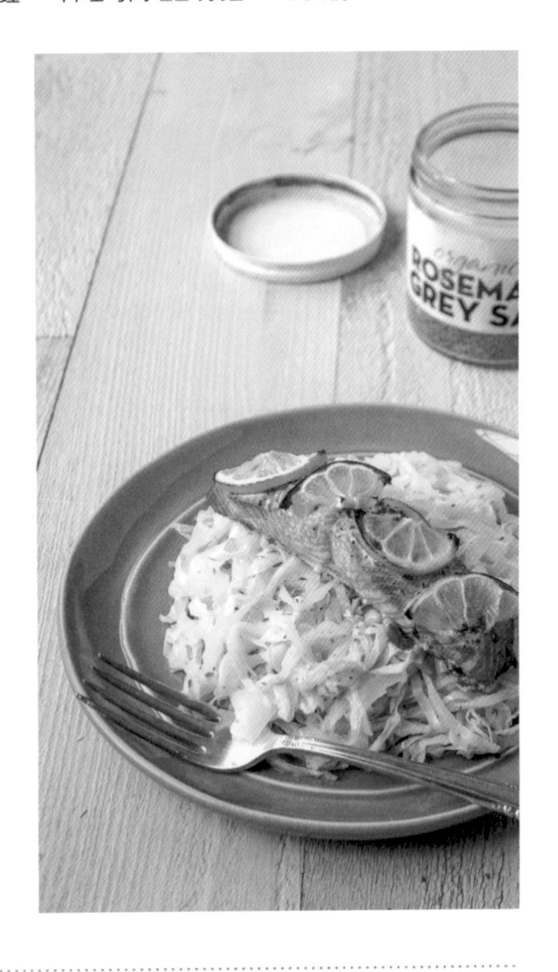

把烤架放到烤箱最上層，開上、下火，以低溫預熱。

把迷迭香、鹽和胡椒放到一只小的攪拌碗裡拌勻。

把鮭魚放到烤箱專用盤裡，均勻刷上一層酥油或椰子油，然後將一半的辛香料均勻撒在鮭魚上。把檸檬片舖在鮭魚肉上。

視魚片的厚度，烤 8 到 12 分鐘。根據經驗，一吋約 10 分鐘。

在烤鮭魚的同時，把高麗菜從中間剖開，然後切成 4 份，拿掉菜心。將高麗菜斜切成絲，愈細愈好。以中火加熱一只大平底鍋，放入椰子油，融化後加入高麗菜、醋和剩下的辛香料。輕炒到料變軟，大約 8 到 10 分鐘。

出餐時在每個盤子上舖上高麗菜，再放上鮭魚。

蔬菜鬆餅

準備時間 **10** 分鐘 · 料理時間 **20** 分鐘 · **6-8** 人份

主菜

堅果
蛋
茄屬蔬菜
可發酵性碳水化合物
海鮮

4 杯刨成絲的櫛瓜（4 條小的或 2 條大的）或胡蘿蔔
3 顆蛋，打散
½ 小匙大蒜顆粒
¼ 杯椰子粉
½ 小匙海鹽
½ 小匙黑胡椒
¼ 杯酥油、椰子油或培根油

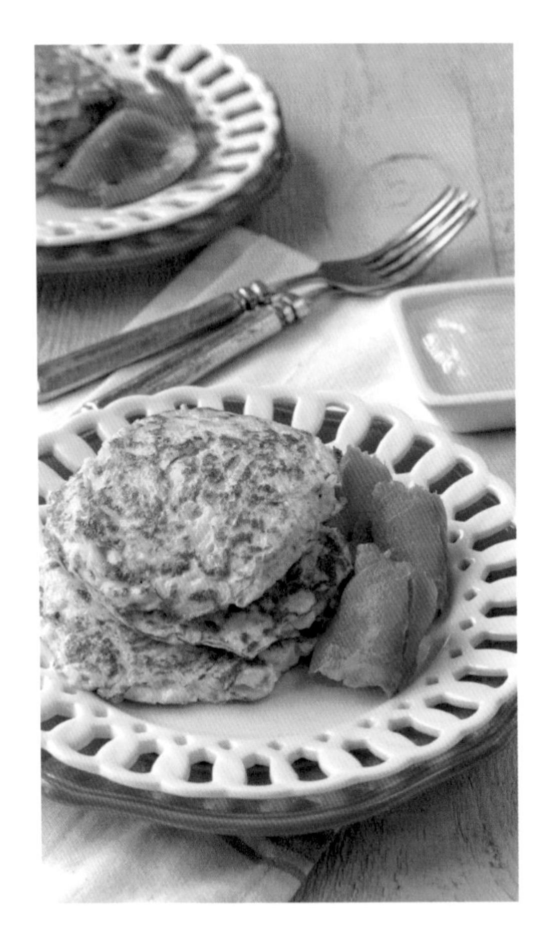

大廚筆記
查閱 121 頁用胡蘿蔔做鬆餅，以及如何把這種鬆餅當成漢堡麵包。

將櫛瓜或胡蘿蔔放到紗布袋的中央，然後將蔬菜包起來、扭緊，擠出任何多餘的水分。

將蛋、蒜末、鹽和胡椒放入一只大攪拌碗裡，篩入椰子粉，然後攪拌均勻，再拌入蔬菜。

把酥油、椰子油或培根油放入大平底鍋裡，以中火加熱。用一個 ¼ 杯的量杯，把蔬菜混合物放到熱鍋裡煎 3 到 4 分鐘，將鬆餅輕輕翻面，再煎 3 到 4 分鐘。用同樣的方法烹調其餘的食材。

這些鬆餅在溫熱時較脆弱，但在室溫下放涼或冰過之後會變得比較硬——此時用來取代漢堡麵包很理想（見 121 頁）。

主菜

香草豆椰子醬佐南瓜鬆餅

準備時間 5 分鐘 · 料理時間 30 分鐘 · 4 人份

堅果
蛋
茄屬蔬菜
可發酵性碳水化合物
海鮮

準備鬆餅

6 顆蛋
¾ 杯罐頭南瓜
1½ 小匙純香草精
1½ 小匙南瓜派香料
1½ 小匙肉桂粉
3 大匙椰子粉
¼ 小匙蘇打粉
少許海鹽
3 大匙酥油或椰子油，分開使用

準備香草豆椰子醬

3 大匙椰子醬（奶油）*，軟化
¾ 小匙純香草精
從 ½ 個香草豆莢上刮下的種籽碎粒

挑選食材的秘訣

* 查閱 224 頁的品牌推薦清單。

料理訣竅

如果你在這份食譜裡使用的是現煮或罐頭南瓜濃湯，使用前先把濃湯放到鋪有起司布的碗中，瀝掉多餘的水分，然後放在冰箱裡冷藏一整夜。

將雞蛋和南瓜、香草放入一只大攪拌碗中一起打散。把南瓜派香料、肉桂、椰子粉、蘇打粉和鹽篩入剛拌好的食材裡。另一種做法是：將所有食材倒入食物調理機中，直到攪拌均勻。

在平底鍋底塗上 1 小匙酥油或椰子油，把剛拌好的糊狀物舀到鍋裡，做成你想要的大小的鬆餅。鬆餅大約煎 3 分鐘，出現一些泡泡時就可翻面，然後再煎 3 分鐘。用同樣的方法烹調其餘的食材，每次都要在鍋底重新抹油。

做香草豆椰子醬：將椰子醬、香草和香草豆種子放入一只小攪拌碗裡，徹底攪拌均勻，之後放到鬆餅上食用。

代替椰子醬的其他選擇：杏仁醬、切片綠香蕉、碎胡桃或核桃。

出餐時搭配培根或香腸。

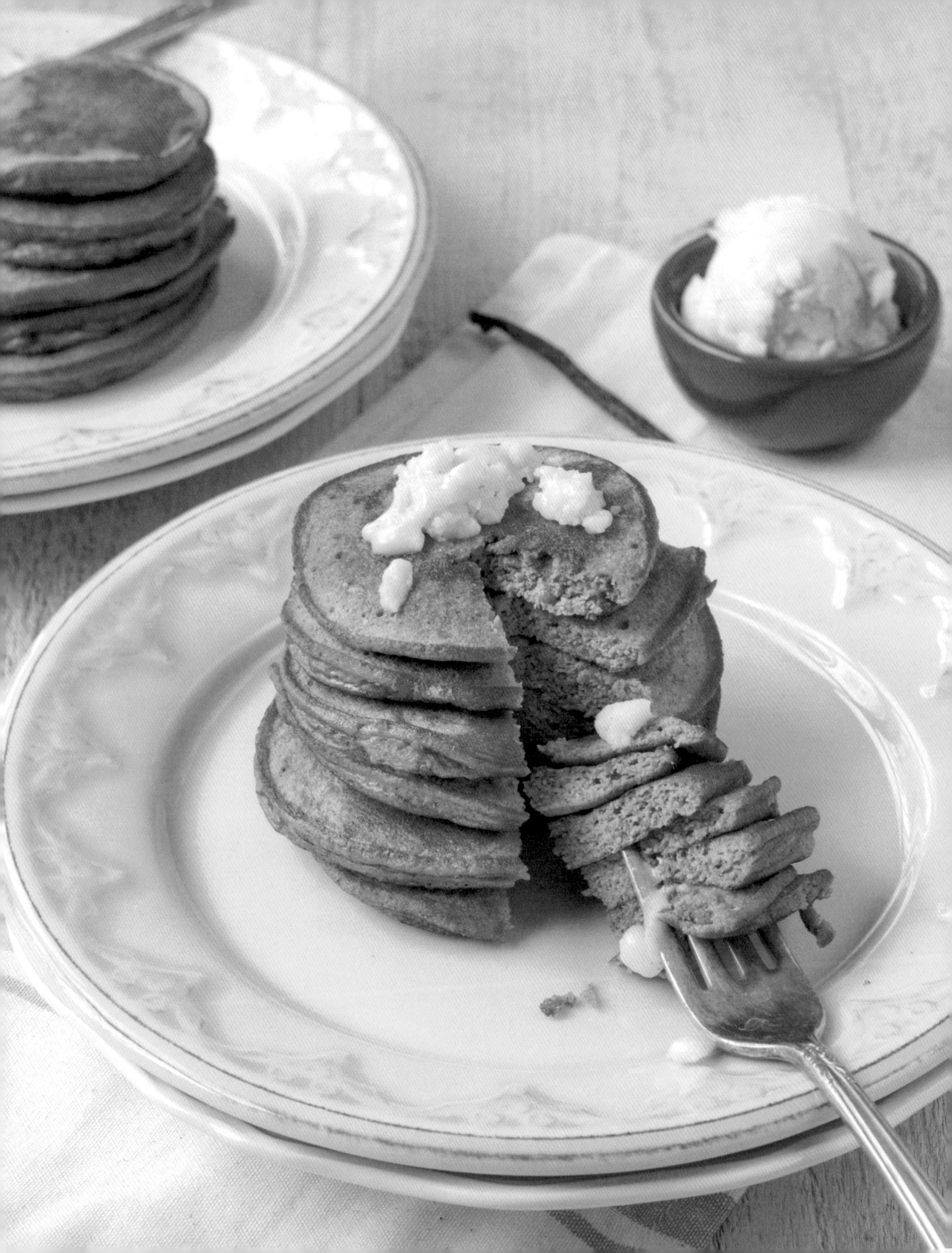

主菜

辣雞雞蛋馬芬糕

準備時間 10 分鐘 · 料理時間 50 分鐘 · 6 人份 · 12 個馬芬糕

堅果
蛋
茄屬蔬菜
可發酵性碳水化合物
海鮮

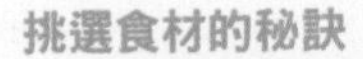

225 公克去骨、去皮雞腿肉或雞胸肉
1 小匙大蒜粗粒
½ 小匙海鹽
½ 小匙黑胡椒
½ 杯 Tessemae's 辣雞翅醬，分開使用，或 ¼ 杯其他乾淨食材做的辣醬 *，和 ¼ 杯融化的無鹽奶油或椰子油
12 顆大雞蛋
¼ 杯青蔥蔥花
海鹽和黑胡椒，適量

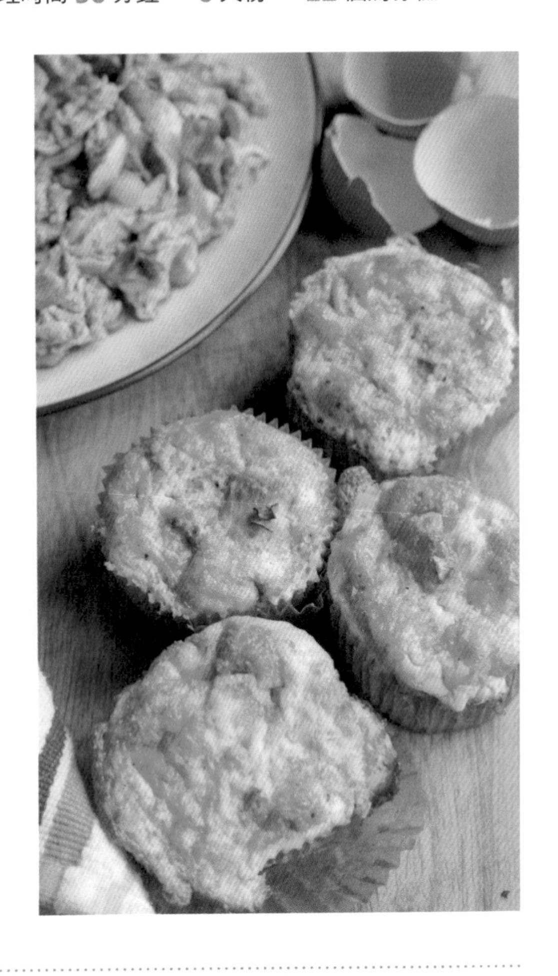

挑選食材的秘訣

* 如果你找不到 Tessemae's 辣雞翅醬，我推薦我最喜歡的有機無麩質辣醬—— Arizona Gunslinger 品牌的哈瓦那辣椒醬（chipotle habanero），上網就可以訂購。更多 21 天排毒友善品牌的醬料和調味料，請查閱 224 頁。

挑選用具的秘訣

關於馬芬糕的紙托，請見 224 頁推薦的產品與品牌。

烤箱預熱至 220ºC。將 12 個馬芬糕紙托分別放入 12 個杯模裡。

把雞肉放在烤盤上，用大蒜顆粒、鹽和胡椒調味。烤 25 分鐘，或直到熟透。

把烤好的雞肉放到一只大碗裡，用兩隻叉子將肉撕開。倒入 ¼ 杯辣雞翅醬，然後輕拋混勻。

把雞蛋和剩下的 ¼ 小匙辣雞翅醬、青蔥、鹽、胡椒放入攪拌碗中一起打散。

將蛋汁混合物倒入馬芬杯，大約半滿。舀起約 ¼ 杯的雞肉絲，輕輕放入每個馬芬杯中。剩下的雞肉放在烤好的馬芬糕旁一起出餐。

烤 40 分鐘，直到馬芬糕膨起且邊緣呈焦黃色。

綠花椰香草雞蛋馬芬糕

準備時間 10 分鐘 · 料理時間 30 分鐘 · 4 人份 · 8 個馬芬糕

主菜

堅果
蛋
茄屬蔬菜
可發酵性碳水化合物
海鮮

1 杯綠花椰，切成兩吋大小的花
8 顆蛋
1 杯新鮮的芫荽葉（或其他香草）
2 小匙洋蔥粉
½ 小匙海鹽
½ 小匙黑胡椒，或多用些以增添風味
1 小匙紅藻片（選擇性的）

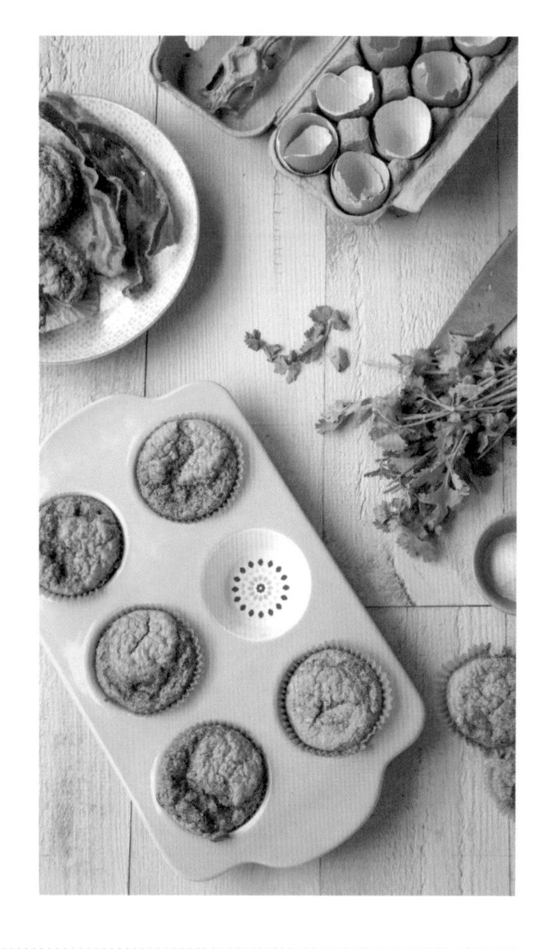

挑選用具的秘訣
關於馬芬糕的紙托，請見 224 頁推薦的產品與品牌。

烤箱預熱至 175°C。將 8 個馬芬糕紙托分別放入 8 個杯模裡。

在一只深平底鍋或湯鍋裡注入 1 吋深的水，放入綠花椰，以大火加熱。將綠花椰蒸煮 2 到 5 分鐘，或直到呈亮綠色、叉子可插入的軟度。放置一旁待涼。

把雞蛋、芫荽、洋蔥粉、海鹽、胡椒和紅藻片放入果汁機裡拌勻。

放入綠花椰，以脈衝模式攪拌。

把混合物均勻的放入準備好的馬芬糕杯模中。

烤 30 分鐘，或直到馬芬糕膨起且邊緣呈焦黃色。

主菜

蘋果丁雞蛋馬芬糕

準備時間 10 分鐘 · 料理時間 40 分鐘 · 3 人份 · 6 個馬芬糕

堅果
蛋
茄屬蔬菜
可發酵性碳水化合物
海鮮

1 大匙椰子油、奶油或酥油
1½ 杯削皮且切成細丁的青蘋果
1½ 小匙肉桂粉，分開使用
3 大匙溫開水
6 顆蛋
2 大匙全脂椰奶 *
½ 小匙純香草精
¼ 小匙蘋果醋
1 大匙椰子粉
¼ 小匙蘇打粉
1 小撮海鹽

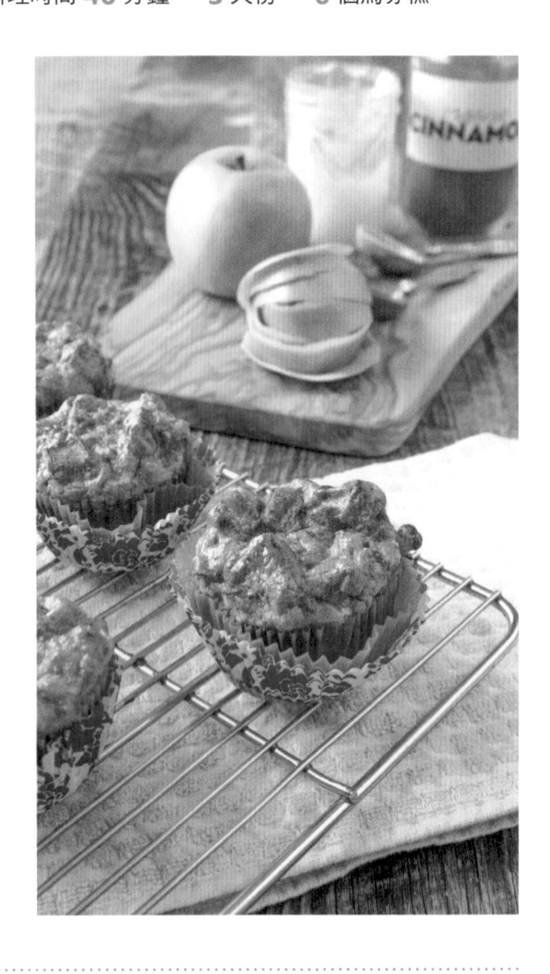

挑選食材的秘訣
* 查閱 224 頁的品牌推薦清單。

挑選用具的秘訣
關於馬芬糕的紙托，請見 224 頁推薦的產品與品牌。

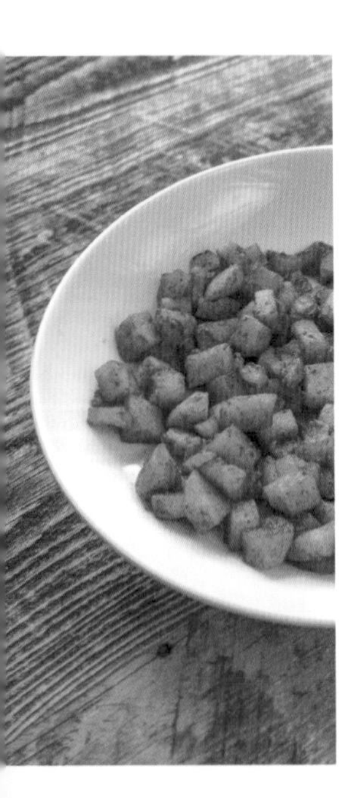

烤箱預熱至 175ºC。

以中火加熱一只中型平底鍋，融化椰子油、奶油或酥油。

然後放入蘋果丁、1 小匙肉桂粉和水，輕炒，直到黏稠度像蘋果醬或蘋果派內餡一樣。放置一旁等待完全冷卻。

將雞蛋和椰奶、香草精、巴薩米克醋放入一只中型攪拌碗裡一起打散。篩入椰子粉、剩餘的 ½ 小匙肉桂粉、蘇打粉和鹽，迅速攪拌，直到混合均勻。拌入冷卻的蘋果糊，留下 ¼ 杯做裝飾。

將 6 個馬芬糕紙托分別放入 6 個杯模裡，把蛋和蘋果混合物均勻的倒入襯有紙托的杯模中。舀起大約 1 小匙的蘋果糊，輕輕的放到每個杯模上層。

烤 40 分鐘，或直到馬芬糕膨起且邊緣呈焦黃色。

胡蘿蔔南瓜香料馬芬糕

主菜

準備時間 15 分鐘 · 料理時間 35-40 分鐘 · 12 人份 · 12 個馬芬糕

- 6 顆蛋，打散
- ¼ 杯罐頭南瓜
- ½ 杯融化的無鹽奶油、酥油或椰子油
- 1 小匙純香草精
- 1 根綠頭香蕉，壓碎
- ½ 杯椰子粉
- 1 小撮海鹽
- ¼ 小匙蘇打粉
- 1 大匙南瓜派香料
- 3 杯刨絲胡蘿蔔（約 4 根大的）

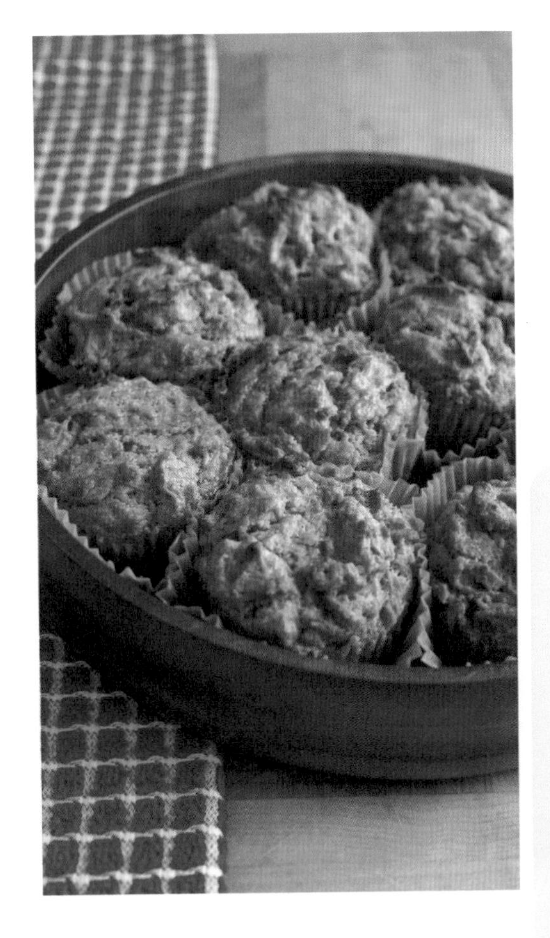

堅果
蛋
茄屬蔬菜
可發酵性碳水化合物
海鮮

烤箱預熱至 175ºC。

將雞蛋和南瓜、奶油（或酥油或椰子油）、香草、香蕉放入一只大攪拌碗中一起打散。篩入椰子粉、海鹽、蘇打粉和南瓜派香料，然後攪拌，直到充分混合，再輕輕拌入胡蘿蔔。

將 12 個馬芬糕紙托分別放入 12 個杯模裡，將 ¼ 杯的混合糊舀到每一個杯模中。

烤 35 到 40 分鐘，或直到馬芬糕呈焦黃色，用筷子戳入中央，抽出時不沾黏。

挑選用具的秘訣

關於馬芬糕的紙托，請見 224 頁推薦的產品與品牌。

料理訣竅

如果你在這份食譜裡使用的是現煮或罐頭南瓜濃湯，使用前先把濃湯放到舖有起司布的碗中，瀝掉多餘的水分，然後放在冰箱裡冷藏一整夜。

21 天排毒療程之後

當你拌入胡蘿蔔時，可以加入 ¼ 杯的葡萄乾或蔓越莓——記住，如果你在 21 天斷糖排毒療程中，不要用水果乾。

主菜

番茄菠菜培根派

準備時間 15 分鐘 · 料理時間 40-50 分鐘 · 4 人份

堅果
蛋
茄屬蔬菜
可發酵性碳水化合物
海鮮

- 8 條培根
- 8 顆蛋
- 2 瓣蒜頭，剁碎或磨碎
- 2 大匙切成細末的新鮮細香蔥
- ¼ 杯新鮮羅勒葉
- ½ 小匙海鹽
- 1 小匙黑胡椒
- 2 杯切碎的菠菜
- 1 到 2 大匙培根油（烹調培根時保留下來的）
- 12 顆櫻桃番茄，切半

烤箱預熱至 190°C。

將培根斜切成 ¼ 吋寬的條狀，拿一只大型平底鍋以中火加熱，把培根煎出油脂、肉熟透，大約 8 到 10 分鐘。從鍋裡拿起培根，以紙巾吸掉油份，鍋裡的油脂保留起來。

把雞蛋和蒜末、細香蔥、羅勒、海鹽、胡椒放入一只大攪拌碗中一起打散，直到充分混合。拌入菠菜。

用保留起來的培根油抹在一個 9×7 吋的烤盤上，然後倒入剛打好的蛋糊。上頭放上培根片和切半的櫻桃番茄。

烤 30 到 50 分鐘，或直到整個蛋餅膨脹起來且邊緣呈焦黃色。

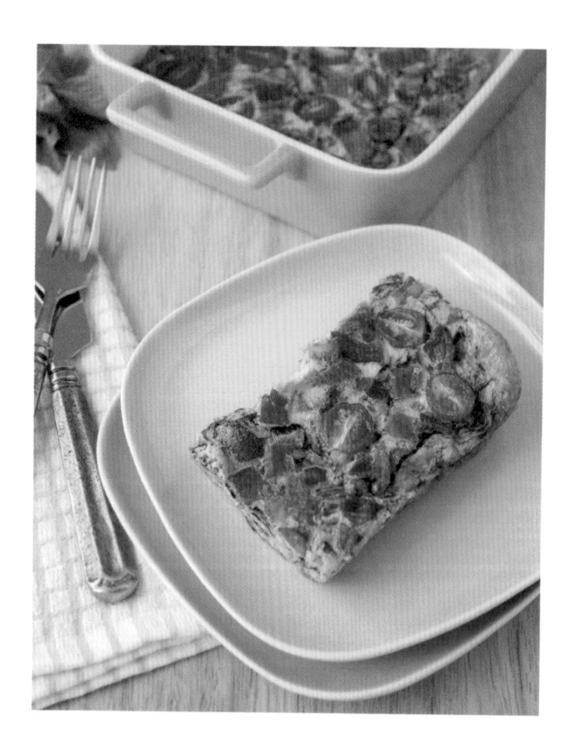

不吃茄屬蔬菜？
省略櫻桃番茄。

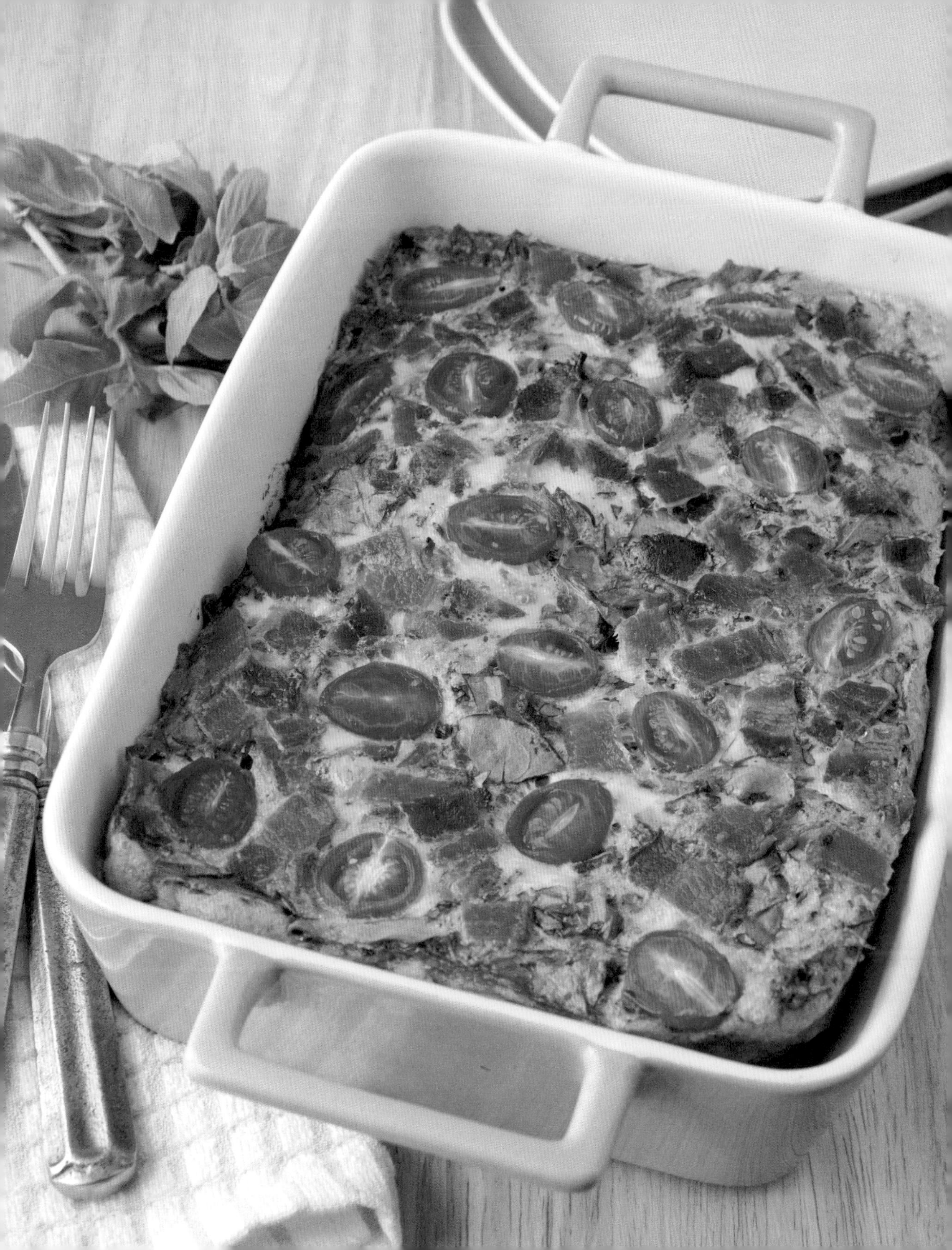

主菜

燒烤雞胸肉

準備時間 **10-15** 分鐘 · 料理時間 **10** 分鐘 · **4** 人份

堅果
蛋
茄屬蔬菜
可發酵性碳水化合物
海鮮

450 公克去骨、去皮雞胸肉
1 顆檸檬汁，或 2 小匙巴薩米克醋
1 小匙乾的奧勒岡葉、迷迭香或其他香草
½ 小匙海鹽
½ 小匙黑胡椒
2 大匙椰子油或酥油
2 大匙特級初榨橄欖油

預熱烤盤或將烤盤加熱至中溫

將雞胸肉放到砧板上，最厚的那邊朝向你。把不拿刀的那隻手放到雞肉上，用手掌輕壓雞肉（手指向外伸直），開始從雞胸肉的長邊下刀，刀子與砧板保持平行。小心地將刀運過中央部位，使雞肉均勻地片成兩半。續繼運刀，直到幾乎片完整片雞胸肉。最後留下一點連接的部分，使肉攤平時看起來像「蝴蝶」狀或心形——參見右圖的上面那片雞肉。雞肉現在應該頂多 ¼ 到 ½ 吋厚。以相同方式處理其餘的雞胸肉。

將檸檬汁或巴薩米克醋和奧勒岡葉、海鹽、胡椒放入一只大碗裡混勻，再放入雞胸肉，均勻裹上混合液。浸泡至少 5 分鐘，但不要超過 1 小時。

將熱烤盤刷上椰子油或酥油，然後放上雞胸肉，每一面烤 4 到 5 分鐘。當你發現雞肉向上面的邊緣開始朝中央變白時，就是該翻面的時候。

將雞肉從烤盤上取下時，充分刷上特級初榨橄欖油。切片食用之前，至少先放 5 分鐘入味。

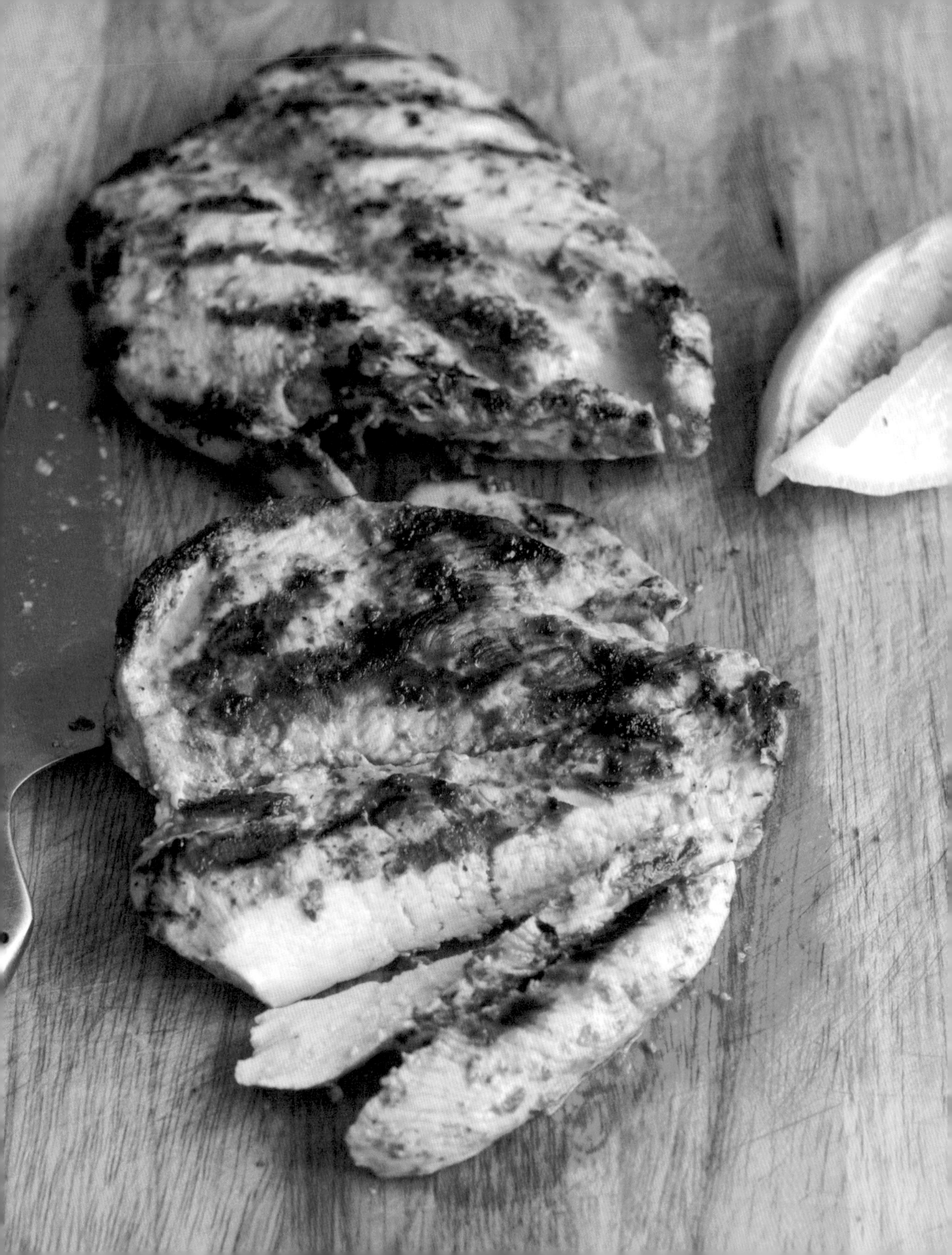

主菜

三色椒燴雞肉

準備時間 10 分鐘 · 料理時間 40-50 分鐘 · 4 人份

堅果
蛋
茄屬蔬菜
可發酵性碳水化合物
海鮮

1 顆紅椒
1 顆墨西哥波布拉諾辣椒 *
1 顆香蕉甜椒 *
2 小匙鴨油、椰子油或無鹽奶油
1 小匙海鹽，分開使用
1 小匙黑胡椒，分開使用
½ 杯雞骨湯（212 頁）
4 隻全雞腿
½ 小匙洋蔥粉
½ 小匙大蒜粗粒

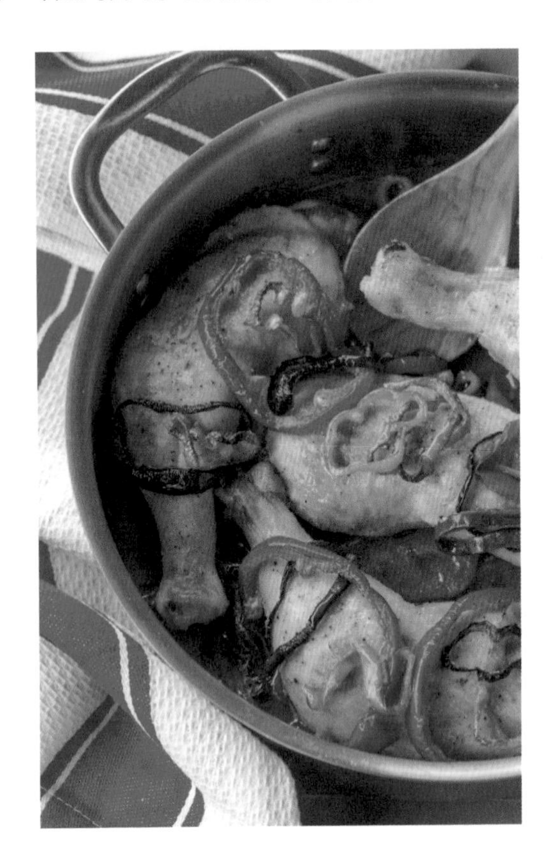

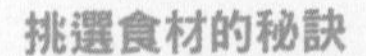

挑選食材的秘訣

＊如果你找不到波布拉諾辣椒或香蕉甜椒，只要用你所能找到任三種不同顏色、辛辣度在你接受範圍內的甜椒或辣椒就行。

烤箱預熱至 190°C。

將每顆椒切片成圈狀，大約 ⅛ 到 ¼ 吋寬，去掉白色的核和種子。

把鴨油、椰子油或奶油放到一只可用於烤箱的炒鍋裡，以中火融化，然後放入椒圈，以 ½ 小匙海鹽及 ½ 小匙黑胡椒調味。讓椒煎到變軟、邊緣微呈焦黃色、差不多快要黏在鍋底的程度。倒入雞骨湯並輕輕攪拌，以去除鍋底的烤焦沾黏物。

用洋蔥粉、大蒜顆粒、剩下的 ½ 小匙洋海鹽與剩下的 ½ 小匙洋黑胡椒幫雞腿調味。把椒圈推到鍋子邊緣，放入雞腿，再把椒圈放到雞腿上。

將鍋子放入烤箱烤 30 分鐘，或將溫度計插入雞肉最厚的部分溫度達到 75°C 時。

酸豆細香蔥佐檸檬雞

準備時間 10 分鐘 · 料理時間 45-60 分鐘 · 4-6 人份

主菜

堅果
蛋
茄屬蔬菜
可發酵性碳水化合物
海鮮

1 隻（2 到 3 公斤）全雞（或含骨、含皮的雞肉塊，隨你喜好）
2 大匙融化的酥油、無鹽奶油、鴨油或椰子油
½ 杯酸豆，瀝乾
¼ 杯切成細末的細香蔥
1 顆檸檬，使用果皮調味，檸檬切成圓片
海鹽與黑胡椒，適量

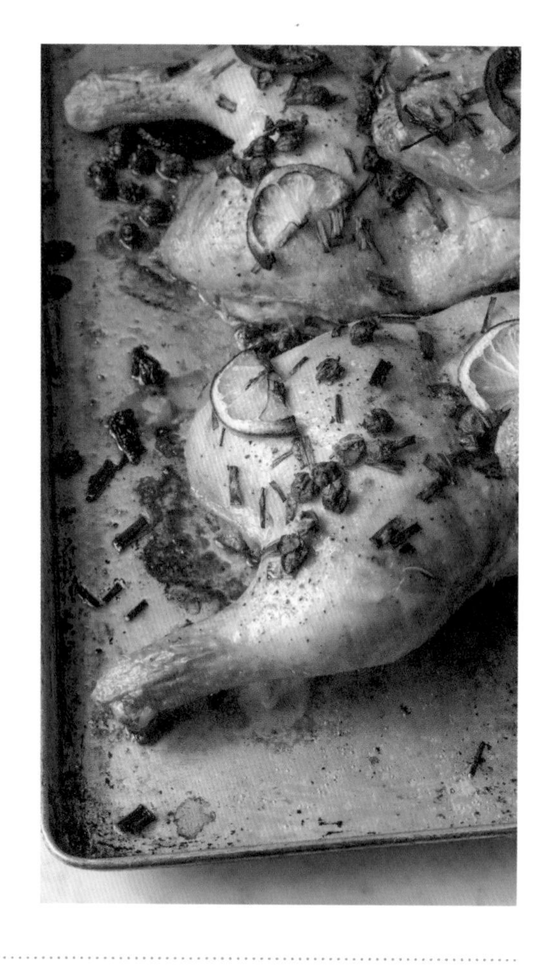

烤箱預熱至 220ºC。

用一柄大廚師刀將雞對半切開，然後把雞放到有邊框的烤盤裡，雞皮面向上。

以酥油輕輕刷在雞皮上，然後撒上酸豆、細香蔥與檸檬皮。用充分的鹽與黑胡椒調味，然後把檸檬片放到雞肉上。

烤 45 到 60 分鐘，或直到雞肉內部的溫度達到 75ºC。烹調時間會因雞隻的大小或含骨肉塊部位的不同而有差異。

主菜

橄欖朝鮮薊燴雞肉

準備時間 15 分鐘 · 料理時間 35-40 分鐘 · 4 人份

堅果
蛋
茄屬蔬菜
可發酵性碳水化合物
海鮮

4 大匙酥油或無鹽奶油，分開使用
4 杯冷凍或罐頭朝鮮薊心，先解凍並瀝乾
1 杯去籽橄欖（綠橄欖混搭卡拉瑪塔橄欖）
½ 杯橄欖鹵水（從以上的橄欖取得）
8 隻帶骨帶皮雞腿排（雞腿上段）
2 小匙薑黃粉
2 小匙大蒜粗粒
1 小匙孜然粉
1 小匙芫荽籽粉
¼ 小匙海鹽，或更多以增添風味
¼ 小匙黑胡椒，或更多以增添風味
1 顆檸檬
1 小匙紅椒片（選擇性的，不吃茄屬蔬菜者可省略）

烤箱預熱至 220ºC。

使用可用於烤箱的有蓋烤盤或陶鍋，盤底或鍋底抹上 2 小匙酥油或奶油，然後放入朝鮮薊心、橄欖和橄欖鹵水，再把雞肉放在最上層。

把薑黃、大蒜顆粒、孜然、芫荽籽、海鹽和黑胡椒放入一只小攪拌碗中混合均勻。將混合香料撒在雞肉上，覆蓋住整個表面，然後把剩下的香料撒在朝鮮薊心和橄欖上。在每隻雞腿上放少許酥油或奶油——大約 ¾ 小匙。

把一半的檸檬切成薄圓片，沿盤底或鍋底邊緣擺放，擠出另一半的汁淋在整個盤／鍋裡。撒上紅椒片（如果有用到的話）。

蓋上蓋子，烤 20 分鐘，然後拿掉蓋子再烤 15 到 20 分鐘，或直到雞肉內部的溫度達到 75ºC。

大廚筆記

如果帶骨帶皮的雞腿排不是你最喜歡的部分，你也可以用雞胸、全雞腿或棒棒腿來做這道菜。

盤緣配菜

這道菜餚與綠葉沙拉搭配最合味，或者也可以配上香菜白花椰飯（172 頁）。

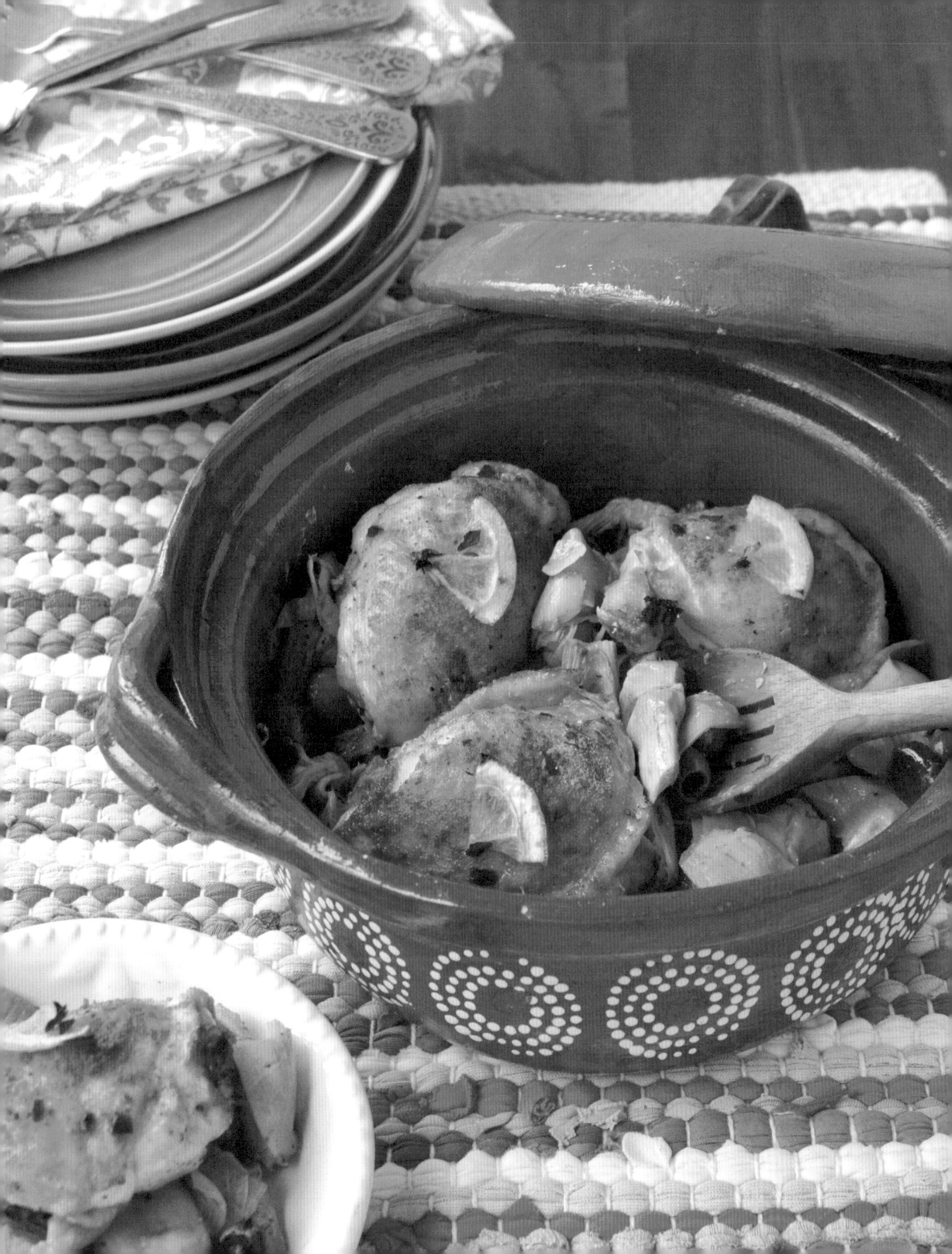

歐洲防風草培根雞肉捲

準備時間 20 分鐘 · 料理時間 60 分鐘 · 4 人份

堅果
蛋
茄屬蔬菜
可發酵性碳水化合物
海鮮

4 片培根
4 杯剁成小塊的歐洲防風草
1 小匙培根油（烹調培根後留下來的油）或椰子油
1 顆紅蔥頭，切碎
2 根青蔥，切碎
900 公克去骨去皮雞腿排（大約 8 片）
海鹽與黑胡椒，適量

不吃可發酵性碳水化合物？
省略青蔥。

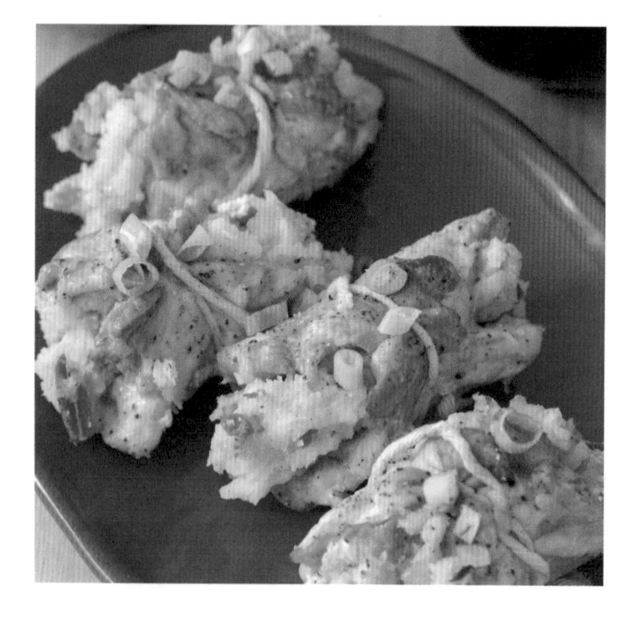

烤箱預熱至 175°C。

把培根放到網架上，再放到有邊框的盤裡，烤 20 到 30 分鐘或直到熟透。把烤好的培根放到一旁，把培根油保留起來。當培根冷卻時，切成 ¼ 寬的條狀。

在烤培根的時候，在蒸籠裡放 1 吋深的水蒸歐洲防風草，直到叉子可戳入的軟度，約 8 到 10 分鐘。把蒸好的歐洲防風草放食物調理機中攪成泥狀，或用叉子或食物搗碎機搗碎。將搗碎的歐洲防風草放在攪拌碗裡，先放到一旁。

把烤箱溫度調到 200°C。

在一只小平底鍋裡以加中火加熱培根，輕炒紅蔥頭直到呈半透明狀，或邊緣開始變成焦黃色。

把紅蔥頭、青蔥和切好的培根拌入搗成泥的歐洲防風草，用海鹽和黑胡椒調味。將餡料放到一旁。

把雞腿排放到砧板上以肉捶拍打——以向下和向外移動的方式拍打來延展肉片的面積——直到肉片厚度小於 ¼ 吋。

雞肉兩面用大量的海鹽和黑胡椒調味，然後在每一片肉下放一條 6 吋長的棉線。舀 2 到 4 小匙蘿蔔泥放到片肉片中央，將雞肉折起，包住餡料，以棉線綁牢。把雞肉捲放到深烤盤或鐵製平底鍋裡，然後放入烤箱。烤 30 分鐘，或直到內部溫度達到 75°C。

將剩餘的蘿蔔泥搭配綠葉沙拉放在盤緣一起出餐。

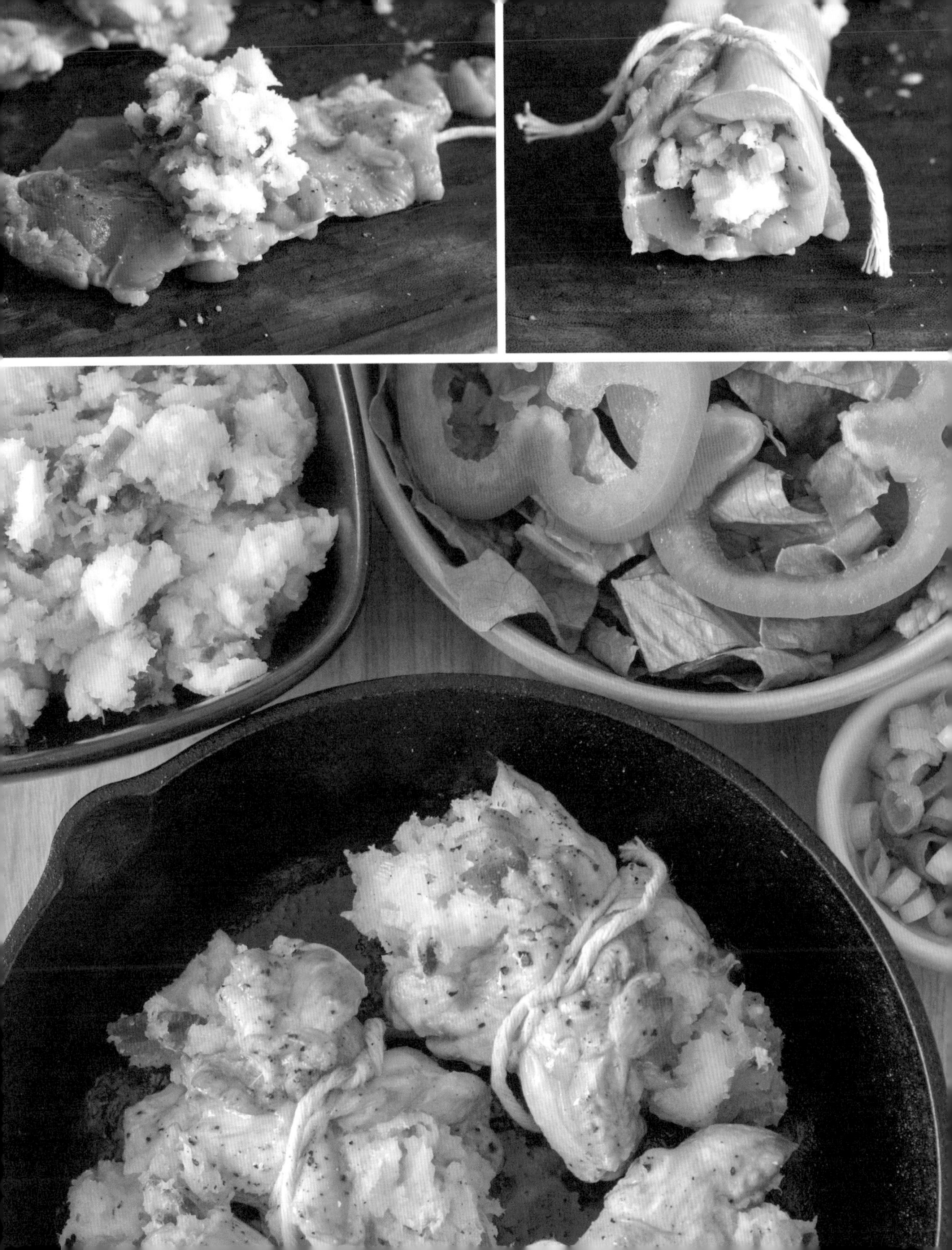

芥末雞腿

準備時間 25 分鐘 · 料理時間 45 分鐘 · 4 人份

堅果
蛋
茄屬蔬菜
可發酵性碳水化合物
海鮮

¼ 杯融化的無鹽黃油或椰子油
2 大匙無麩質芥末 *
½ 小匙乾鼠尾草
½ 小匙海鹽
黑胡椒，適量
8 隻帶骨帶皮雞腿排

烤箱預熱至 220ºC。

將融化的奶油或椰子油、芥末、鼠尾草、海鹽和黑胡椒放入一只小攪拌碗中拌勻。把雞腿放到有邊框的烤盤裡或一個大烘焙盤中，把剛拌好的芥末醬均勻地刷在每一隻雞腿上。

烤 45 分鐘，或直到雞腿中央溫度到達 75ºC(以溫度計戳入其中一隻雞腿測量）。

挑選食材的秘訣

* 查閱 224 頁的品牌推薦清單。

料理訣竅

如果你買不到雞腿排，可以用帶骨帶皮的雞胸肉取代。出餐時可搭配滑嫩香草白花椰泥（178 頁）和一份綠葉沙拉。這道菜餚用烤箱再熱過之後滋味更美妙，當成早餐也很可口。

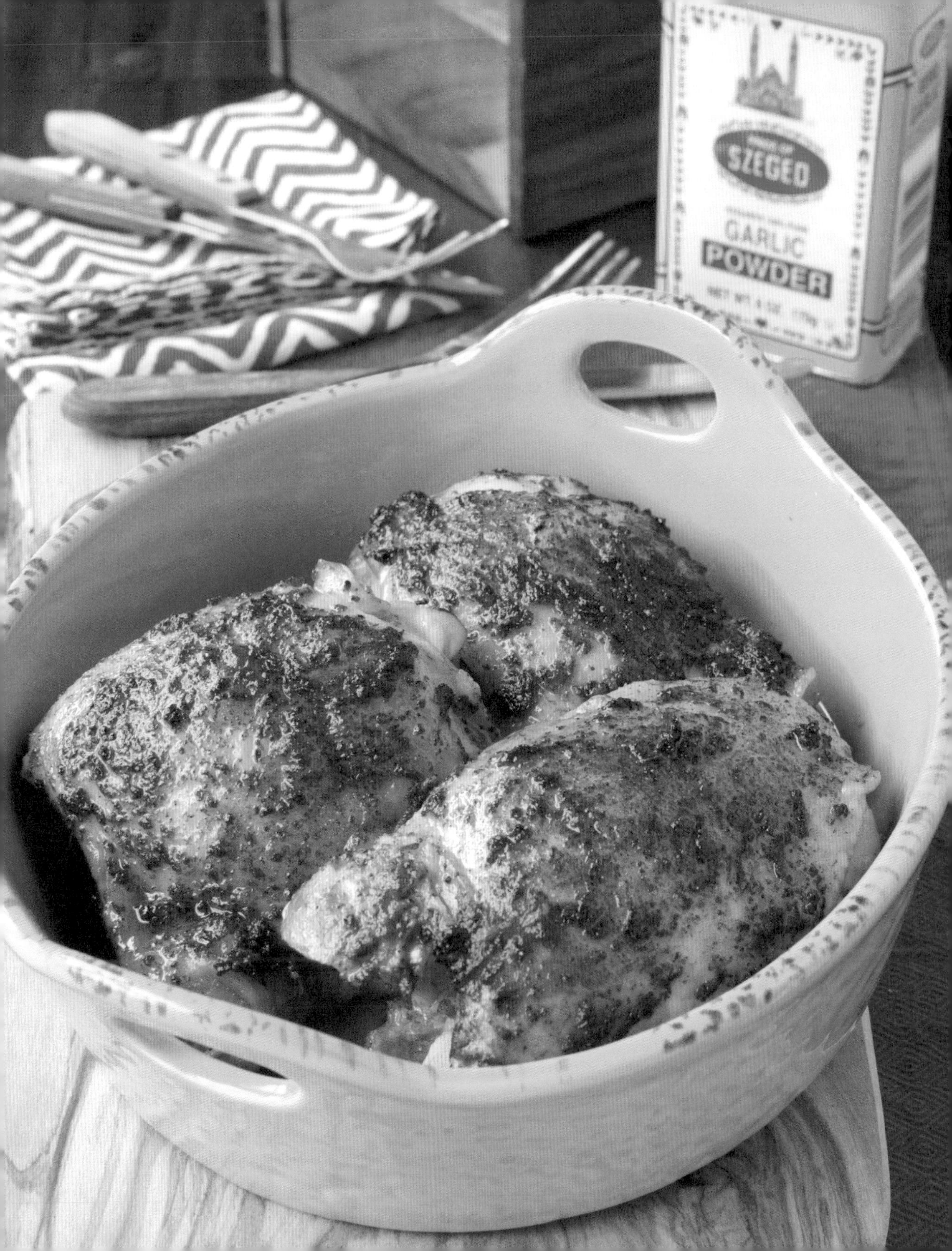
SZEGED
GARLIC
POWDER

甜辣薑蒜雞

準備時間 5 分鐘 ・ 料理時間 30-35 分鐘 ・ 4 人份

堅果
蛋
茄屬蔬菜
可發酵性碳水化合物
海鮮

1 大匙酥油或椰子油
8 隻帶骨帶皮雞腿排，或 4 片帶骨帶皮雞胸
海鹽和黑胡椒，適量
1 顆中型洋蔥，切成薄片
2 片蒜瓣，切成碎末
1 小匙薑粉，或新鮮的薑，切成碎末
2 小匙白芝麻
1 小匙紅椒片，或適量
⅓ 杯椰子胺基酸 *

挑選食材的秘訣
* 查閱 224 頁的品牌推薦清單。

不吃茄屬蔬菜？
省略紅椒片。

烤箱預熱至 220ºC。

用一只可放入烤箱的鑄鐵鍋或不鏽鋼平底鍋融化酥油或椰子油。雞肉兩面都用海鹽與黑胡椒調味，然後有皮的那面朝下放入鍋中。烤 5 到 6 分鐘，或直到雞皮呈焦黃色，且容易從鍋中拿起、不沾黏。

在烤雞的時候，把洋蔥、大蒜、薑、芝麻、紅椒片、椰子胺基酸，以及一些海鹽與胡椒放入小攪拌碗中混勻。

將雞腿翻面，使雞皮面朝上。把拌好的醬汁均勻的倒在雞腿上，烤 30 分鐘，或直到雞腿內部溫度達到 75ºC。

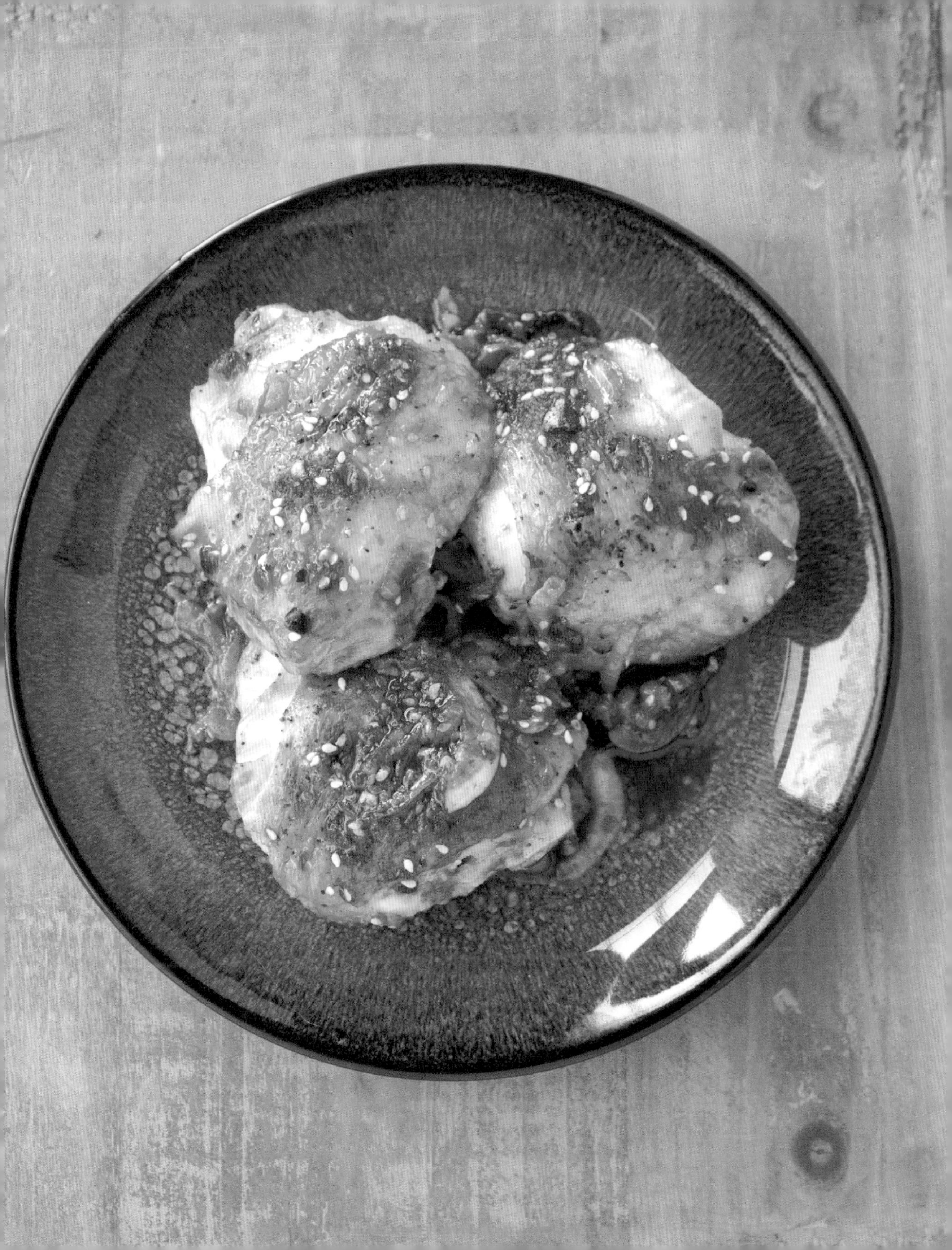

主菜

迷你墨式肉餡捲

準備時間 25 分鐘 · 料理時間 40-50 分鐘 · 4-6 人份

堅果
蛋
茄屬蔬菜
可發酵性碳水化合物
海鮮

準備醬汁

200 公克番茄糊
½ 杯水
¼ 杯切碎的紅椒
1 大匙新鮮的芫荽葉，切碎
½ 小匙辣椒粉
¼ 小匙海鹽
黑胡椒，適量

準備肉餡捲

1 大匙椰子油、鴨油或培根油
1 小顆洋蔥，切碎（約 ½ 杯）
2 瓣蒜頭，切成末或磨碎
1 小匙孜然粉
1 小匙芫荽籽粉
1 小匙黑胡椒
2 根胡蘿蔔，刨絲
1 顆任何顏色的甜椒，刨絲或切得非常細
¼ 杯新鮮芫荽葉，切碎
2 顆蛋，打散
900 公克牛絞肉

烤箱預熱至 190ºC。使用兩個迷你肉餡捲烤模或一個一般大小的肉餡捲烤模，裡頭舖上烤盤紙。

做醬汁：拿一只小平底鍋，以中小火加熱，放入番茄糊、水、甜椒、芫荽、辣椒粉、海鹽和胡椒。慢煮 5 到 10 分鐘，要偶爾攪拌才不會燒焦。如果醬汁似乎變得太少，而且看起來可能會燒焦的樣子，就加些水。一次 2 小匙，把醬汁攪勻。醬汁應該要很濃稠，差不多跟番茄醬一樣，而不是像義大利麵醬稀稀的樣子。

趁煮醬汁的時候準備肉餡捲的內餡：拿一只中型平底鍋以中低火加熱，在鍋中融化椰子油或鴨油或培根油。放入洋蔥輕炒，直到呈半透明狀且邊緣開始焦黃，然後放入蒜末，攪拌約 1 分鐘。

在一只大攪拌碗中放入炒好的洋蔥、蒜末、孜然、芫荽籽粉、辣椒粉、海鹽、黑胡椒、胡蘿蔔、甜椒和芫荽，混合均勻。加入蛋液和牛絞肉，然後用手攪拌，把所有東西混合均勻。

把餡料分成兩份，分別放入兩個舖好烤盤紙的迷你烤模中，或把一整團餡料放到舖好烤盤紙的一般烤模中，放滿後可稍微超出上緣，在烘烤過程中餡料會縮小一些。

每個迷你肉餡捲用 ¼ 杯醬汁，均勻淋在上層，或 1 個大肉餡捲用 ½ 杯醬汁。保留剩下的醬汁，待肉餡捲烤好後可做沾醬。

不加蓋烤 40 到 50 分鐘（大肉餡捲需 60 到 70 分鐘），或直到內部溫度達 70ºC。

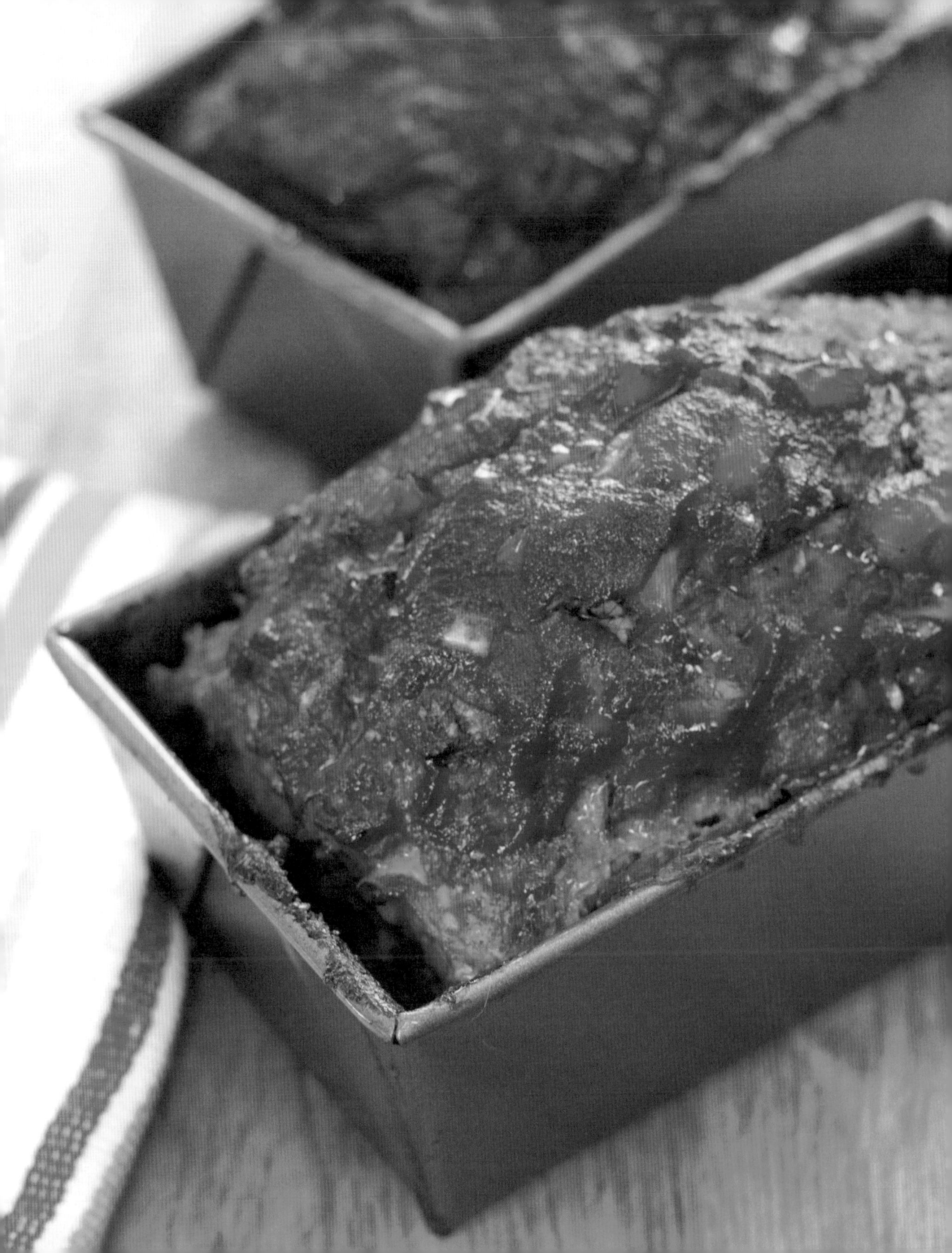

主菜

辣椒培根堡

準備時間 15 分鐘 · 料理時間 8-12 分鐘 · 4 人份

堅果
蛋
茄屬蔬菜
可發酵性碳水化合物
海鮮

8 片培根，分開使用
1 顆墨西哥辣椒
450 公克牛絞肉，或野牛、火雞絞肉
1 大匙煙燻香料粉（208 頁）
一些切片的紫洋蔥

準備麵包

1 份食譜的蔬菜鬆餅（97 頁）或大萵苣葉，用來當做「麵包」（選擇性的）

拿一只烤架或烤盤，以中高火預熱。

把 6 片培根切成 寬的方形片（剩下的 2 片會用來蓋在上頭）。

將墨西哥辣椒縱切成兩半，拿掉籽和白色膜。如果你喜歡吃得很辣，你可以保留白膜甚至辣椒籽。把辣椒切成碎末。

把絞肉、培根片、煙燻香料粉和墨西哥辣椒放入一只攪拌碗中混勻。做成四個大小一致的肉餅，然後放到熱烤架或烤盤中。每一面烤 5 到 6 分鐘，視你想要的熟度而定。

趁烤肉餅的時候，用一只小平底鍋以中火煎其餘的那 2 片培根，直到焦黃。

用蔬菜鬆餅當「麵包」，或以萵苣捲起來出餐。上頭放上紫洋蔥和煎好的培根片。

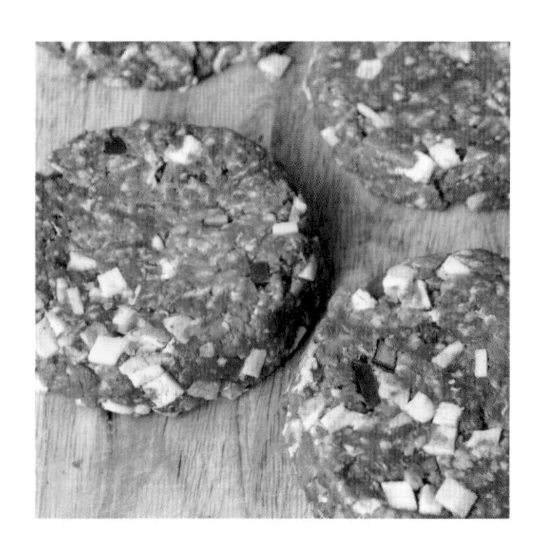

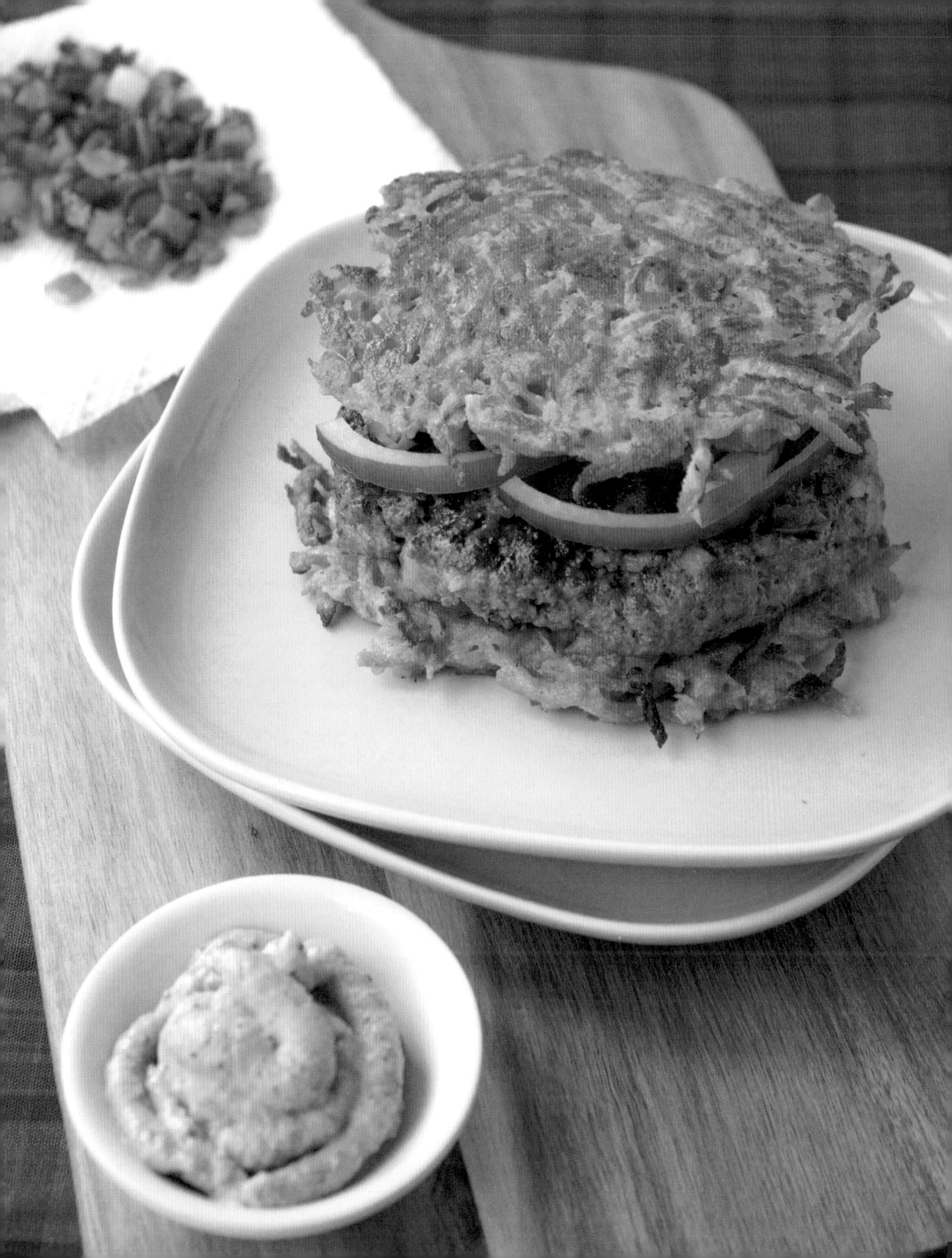

主菜

茄汁肉醬金線瓜麵

準備時間 15 分鐘 · 料理時間 45 分鐘 · 4 人份

堅果
蛋
茄屬蔬菜
可發酵性碳水化合物
海鮮

1 顆金線瓜（1.5 到 2 公斤，或稱魚翅瓜）
海鹽與黑胡椒，適量

準備醬汁
2 大匙培根油或無鹽奶油
1 顆洋蔥，切丁
1 根胡蘿蔔，切丁
1 根芹菜莖，切成芹菜末
1 瓣蒜頭，切碎或磨碎
225 公克小牛絞肉或牛絞肉
225 公克豬絞肉
4 片培根，切碎
½ 杯全脂椰奶 *
85 公克番茄糊
海鹽與黑胡椒，適量

挑選食材的秘訣
* 查閱 224 頁的品牌推薦清單。

不吃茄屬蔬菜？
試試用罐頭南瓜取代番茄糊來做這道菜！

烤箱預熱至 190ºC。

把金線瓜縱切成兩半。挖出中央的籽和內膜，然後撒上充分的海鹽與黑胡椒。把兩半金線瓜面朝下放在有邊框的烤盤裡，烤 35 到 45 分鐘，或直到瓜肉呈半透明狀，且瓜皮開始軟化、與內部呈麵條狀的瓜肉分離。將烤好的瓜放涼，直到不燙手為止，然後把瓜肉挖到大餐碗裡。

趁烤金線瓜時準備醬汁：拿一只大平底鍋以中高火加熱，融化培根油或奶油。輕炒洋蔥、胡蘿蔔和芹菜，直到呈半透明狀，然後放入大蒜，再煮 1 分鐘。

放入小牛絞肉或牛絞肉、豬絞肉與培根，炒到肉呈焦黃色且熟透，大約 10 到 12 分鐘。放入椰奶和番茄糊，然後以中小火燉 20 到 30 分鐘。

在關掉爐火前撒上海鹽與黑胡椒。

蓋在烤好的金線瓜上即可出餐。

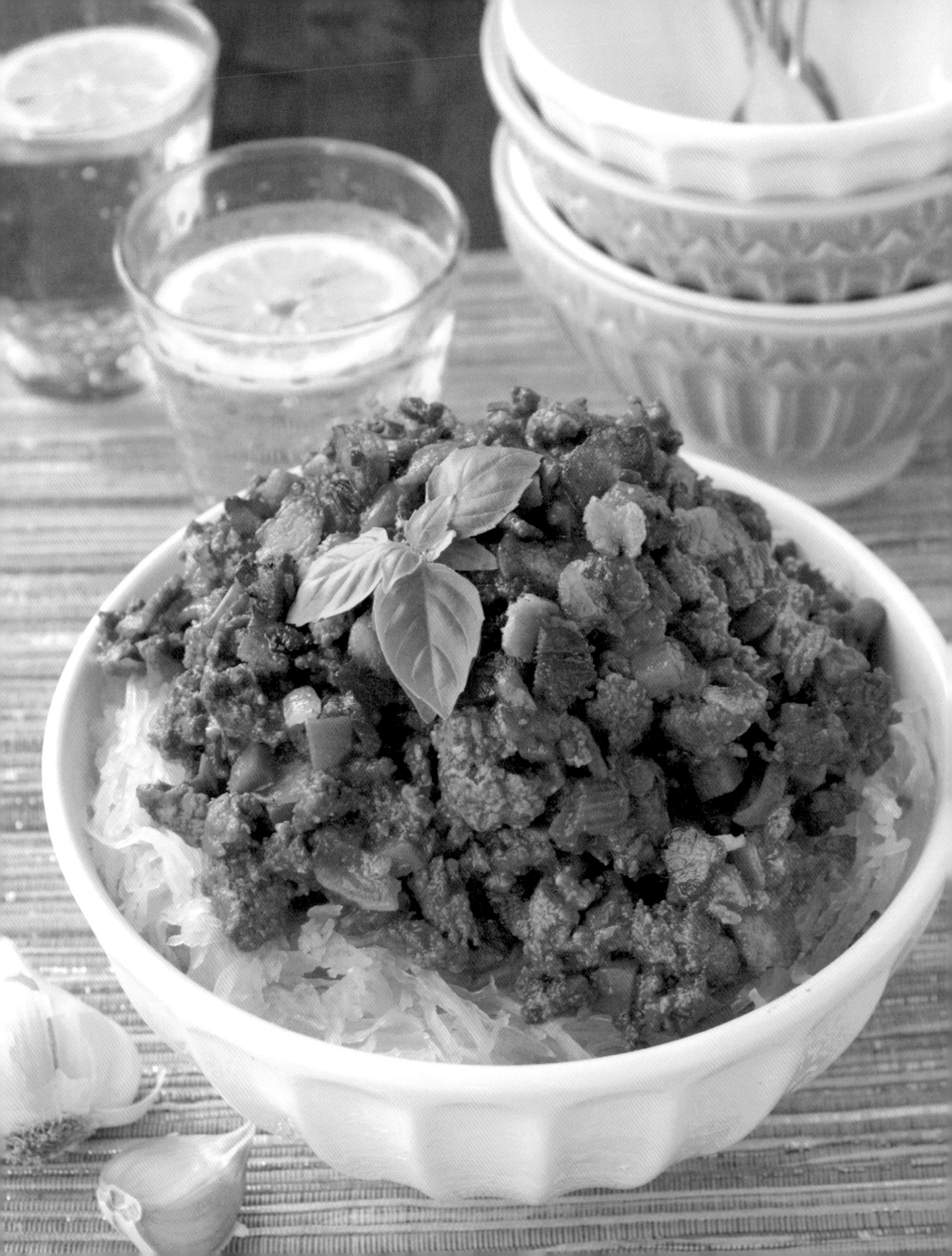

主菜

義式鑲肉甜椒

準備時間 20 分鐘 ・ 料理時間 25-35 分鐘 ・ 4 人份

堅果
蛋
茄屬蔬菜
可發酵性碳水化合物
海鮮

2 顆甜椒，切半，去核、去籽
1 大匙培根油或椰子油
½ 顆大洋蔥，切丁
4 瓣蒜頭，切碎或磨碎
½ 杯切丁番茄，新鮮的或罐頭的皆可
450 公克牛絞肉，或野牛、火雞、雞絞肉
6 片新鮮的羅勒葉，切碎，並留一點做裝飾用

料理訣竅
最好不要在鑄鐵廚具中使用酸性食材（例如番茄或醋），因為酸會與鐵產生化學作用。這時最好用搪瓷鑄鐵鍋、不鏽鋼平底鍋或陶製烤盤。

變化一下
在絞肉裡加入 2 杯切碎的嫩菠菜。

不吃茄屬蔬菜？
用夏季南瓜（櫛瓜）或波特貝勒菇（Portobello Mushroom）取代甜椒，省略番茄。

不吃可發酵性碳水化合物？
省略洋蔥和大蒜，以南瓜取代甜椒。

烤箱預熱至 190ºC。

把切半的甜椒面朝下的放入烤盤或可用於烤箱的平底鍋裡，烤 10 到 15 分鐘。（如果你希望甜椒硬／生一點，可以省略這個步驟）

趁烤甜椒的時候拿一只大型平底鍋，放入培根油或椰子油以中高火加熱。輕炒洋蔥，放入適量的海鹽與黑胡椒，直到洋蔥呈半透明狀且邊緣微焦。把爐火調至中火，放入大蒜和番茄，再煮 2 分鐘。

放入絞肉，煮到全熟。嚐一下味道，若有需要可加入更多海鹽和黑胡椒。拌入羅勒葉。

從烤箱中取出甜椒——現在應該有點軟化——然後翻面，把煮好的絞肉舀到每一個甜椒裡。你可以在這個時候享用，或把它們放回烤箱中烤 15 到 20 分鐘，讓甜椒與絞肉的風味相互融合。以羅勒葉裝飾，然後出餐。

你可以把這道菜放到冰箱或冷凍庫中保存，之後再加熱食用。

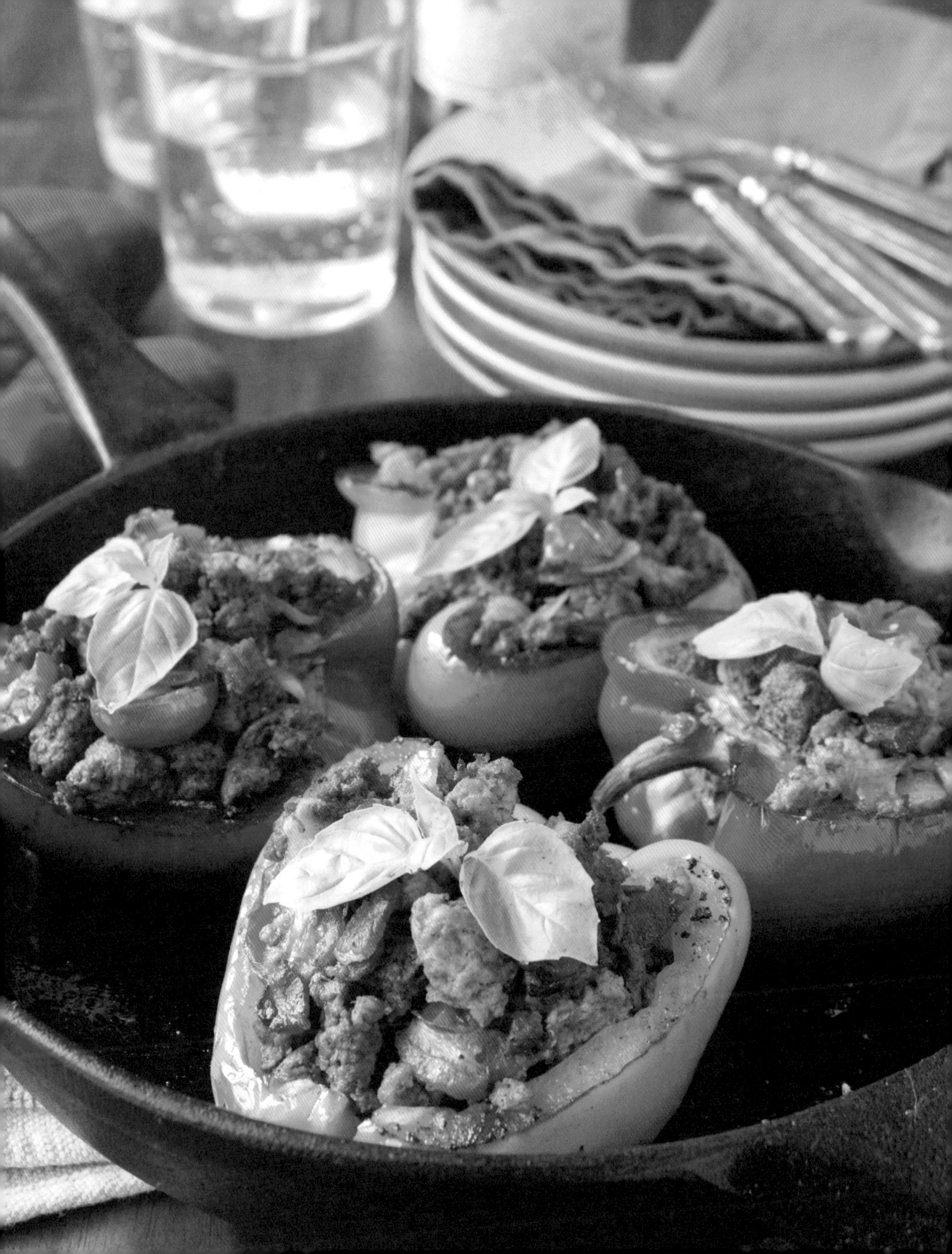

主菜

肉披薩兩吃

準備時間 30 分鐘 · 料理時間 40 分鐘 · 4-6 人份

堅果
蛋
茄屬蔬菜
可發酵性碳水化合物
海鮮

準備餅皮

450 公克牛絞肉
450 公克豬絞肉
2 顆蛋，打散（選擇性的）
2 大匙杏仁奶，商店販售 * 或自製（213 頁）皆可（選擇性的）
2 小匙大蒜粗粒
2 小匙洋蔥粉
2 小匙乾奧勒岡葉
1 小匙茴香籽，壓碎（選擇性的）
2 小匙海鹽
1 小匙黑胡椒

準備餡料

（或使用任何你喜歡的食材！）
1 整顆大蒜，烤過並壓碎（見「料理訣竅」）
1 顆大番茄，切成薄片
¼ 杯切片朝鮮薊心
¼ 杯去籽並切片的卡拉瑪塔橄欖
2 大匙椰子油或酥油
1 條小櫛瓜，切片
1 條小茄子，切片
1 顆小甜椒，切片
1 大匙乾奧勒岡葉，裝飾用
在第一和第二階段的人，如果喜歡的話，可以加上起司。

挑選食材的秘訣

* 查閱 224 頁的品牌推薦清單。

料理訣竅

做烤大蒜時，拿整顆大蒜球切掉頂端和底部，然後上頭放上 2 小匙烹飪油，用鋁箔紙緊密的包好，以 175ºC 火烤大約 40 分鐘。

烤箱預熱至 190ºC。

如果你的餡料裡打算用烤大蒜，趁這個時候把大蒜放入烤箱裡，因為要花 40 分鐘的時間（見「料理訣竅」）。

做餅皮：在一只攪拌碗中放入牛肉、豬肉、蛋、杏仁粉（如果有用到的話）、大蒜顆粒、洋蔥粉、奧勒岡葉、茴香、海鹽和黑胡椒，徹底混合均勻。

將混合好的肉團分成四個 225 公克重的肉餅，然後壓成大約直徑 6 吋、厚 ¼ 吋的餅皮。用有邊框的烤盤烤 15 到 20 分鐘，或直到熟透。從烤箱裡取出餅皮，放置一旁待用。

在烤餅皮的時候準備餡料。如果你選擇烤蔬菜餡（櫛瓜、茄子和甜椒），就在烤架上或烤盤中刷一點椰子油，然後以中高火預熱。蔬菜每面烤 3 分鐘。

把烤箱溫度調到 220ºC。

在肉製餅皮上放上你選擇的餡料，然後放回烤箱中烤 5 到 10 分鐘，或直到餡料稍微變軟。

餡料圖示：

切片的番茄、烤茄子和烤甜椒（圖上）。

烤大蒜、烤櫛瓜、切片朝鮮薊心和切片卡拉瑪塔橄欖（圖下，無茄屬蔬菜）。

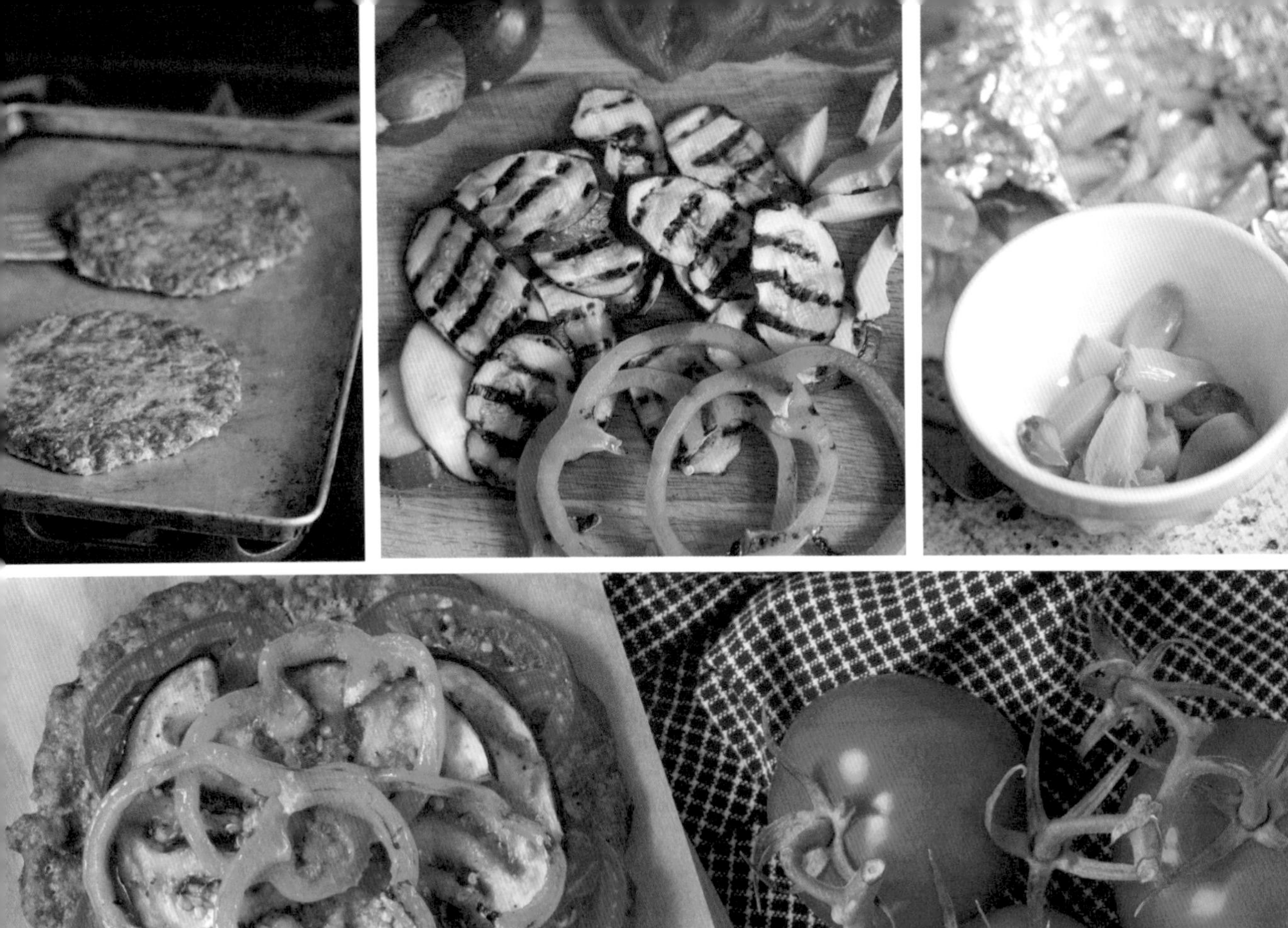

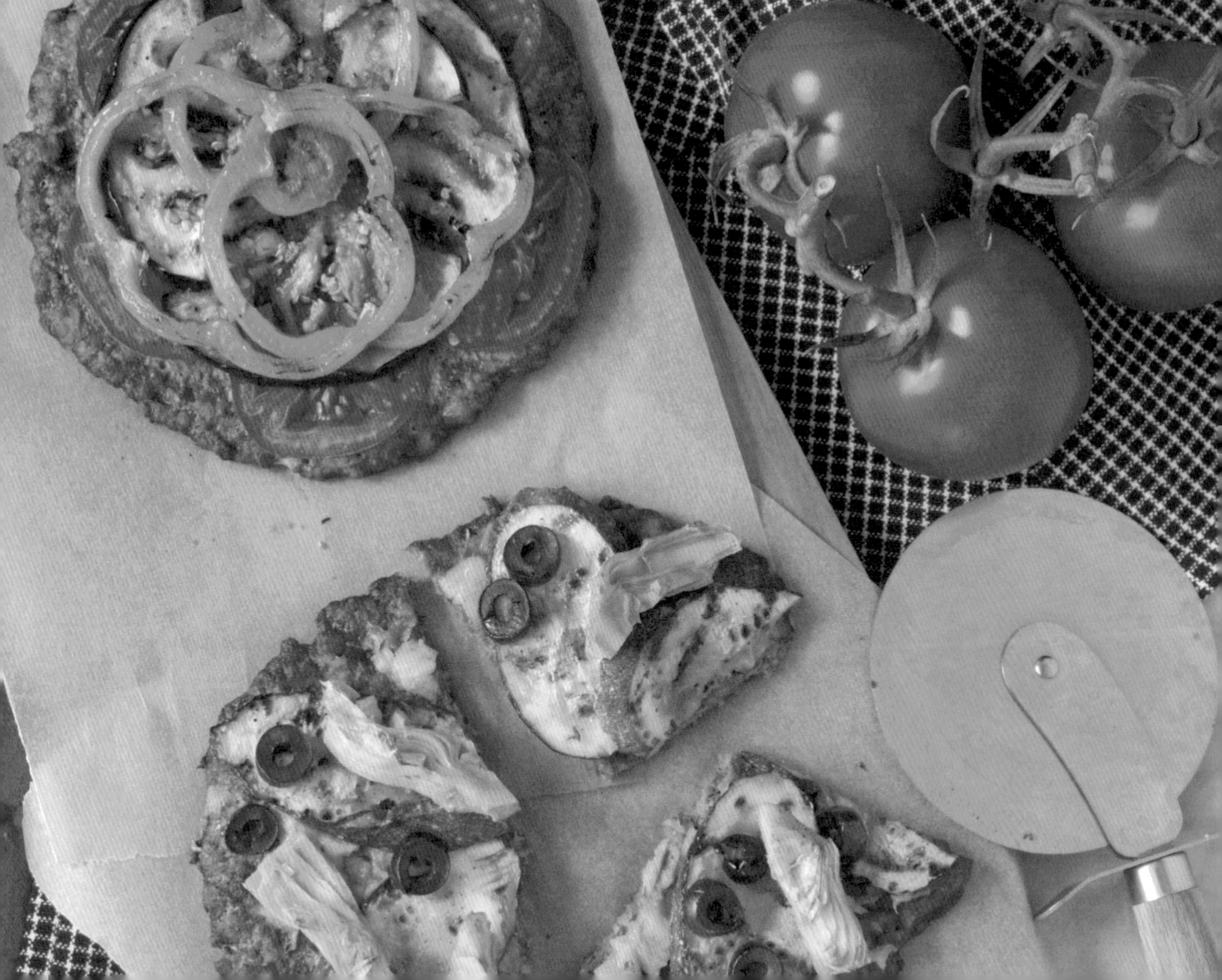

香醋燉牛肉

準備時間 5 分鐘 ・ 料理時間 8 分鐘 ・ 4 人份

堅果
蛋
茄屬蔬菜
可發酵性碳水化合物
海鮮

- 1.5 到 2 公斤牛小排，或 900 公克用來燉或烤的無骨牛肉
- 5 到 6 瓣大蒜，去皮或壓碎
- 1 顆中型洋蔥，切成碎塊
- 4 根大胡蘿蔔，去皮，切成碎塊
- 1 罐（410 公克）切丁番茄
- ¼ 杯水
- ½ 杯巴薩米克醋（balsamic vinegar）
- ½ 小匙海鹽，可再加一些以增添風味
- ½ 小匙黑胡椒，可再加一些以增添風味

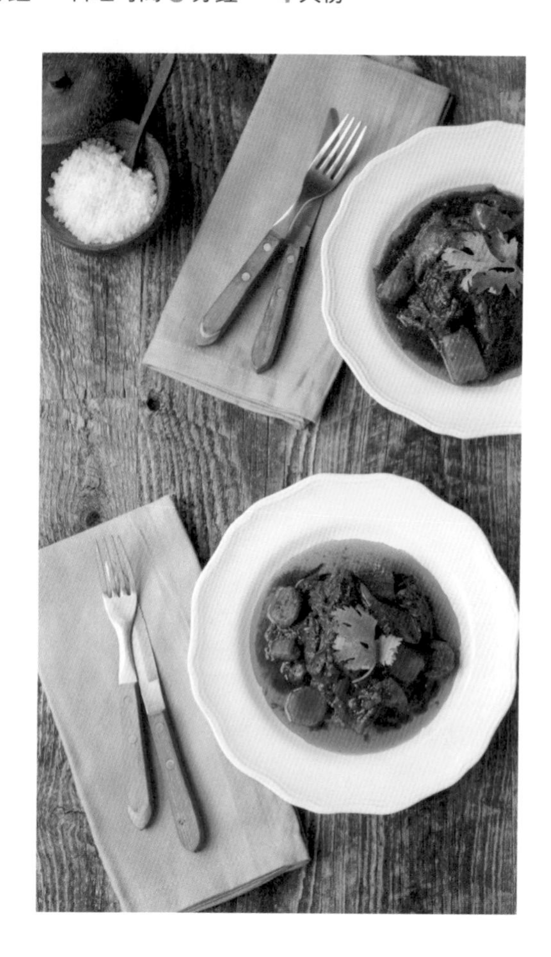

搭配

這道菜餚與滑嫩香草白花椰泥（178 頁）是絕配。

把所有食材放到一只燉鍋中，以文火燉 8 小時或 8 小時以上，直到叉子可以輕易把肉分開的程度。嚐一下味道，若有需要可再加些海鹽和黑胡椒。

另一種方式：如果你沒有燉鍋，把烤箱預熱至 90°C，將所有食材放入一只大搪瓷鑄鐵荷蘭鍋裡，然後烤 6 小時或直到叉子可以輕易把肉分開的程度。

希臘風味肉丸與沙拉

準備時間 15 分鐘 · 料理時間 25 分鐘 · 3-4 人份

主菜

450 公克小羊、牛或火雞絞肉
1 瓣大蒜，剁碎或磨碎
1 顆檸檬皮
½ 小匙乾奧勒岡葉
¼ 小匙大蒜粗粒
½ 小匙海鹽
¼ 小匙黑胡椒
1 顆檸檬，切成薄圓片
1 到 2 大匙特級初榨橄欖油

準備沙拉
1 到 2 顆蘿蔓萵苣，切碎
1 杯冷凍或罐頭朝鮮薊心，解凍並瀝乾
1 顆大番茄，切片
¼ 杯去籽並剖半的卡拉瑪塔橄欖
1 顆檸檬汁（與以上取皮使用的檸檬同一顆）
¼ 杯特級初榨橄欖油
1 小匙乾奧勒岡葉

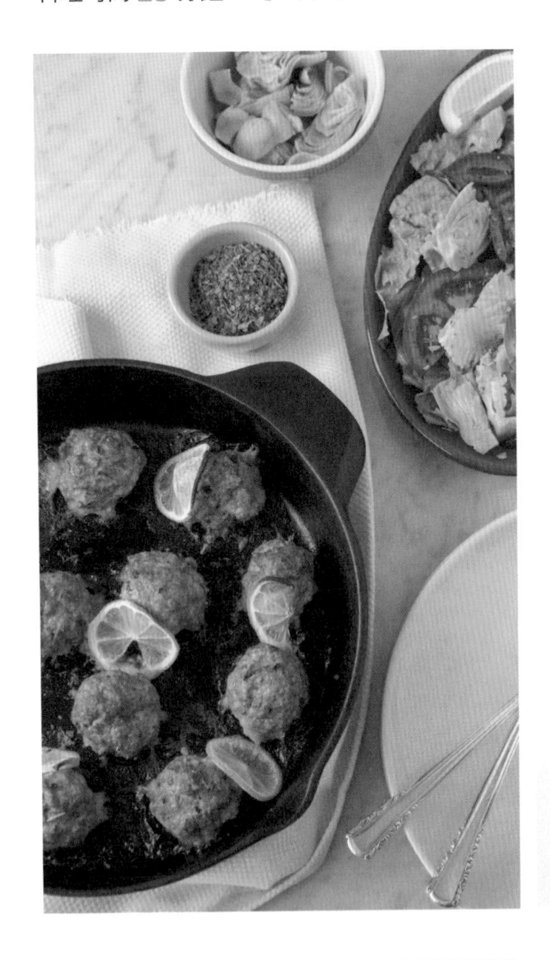

堅果
蛋
茄屬蔬菜
可發酵性碳水化合物
海鮮

不吃茄屬蔬菜？
省略番茄。

烤箱預熱至 200°C。

把絞肉、大蒜、檸檬皮、奧勒岡葉、大蒜顆粒、海鹽和黑胡椒放入一只攪拌碗中，將辛香料和海鹽徹底拌入絞肉中。

把肉團做成 9 到 12 個肉丸，然後放到烤盤裡，再把檸檬片放到其中幾顆肉丸上。

烤 20 到 25 分鐘或直到肉丸完全熟透，或中央剛好呈微粉紅色。

出餐前把特級初榨橄欖油輕輕淋在肉丸上。

製做沙拉：把萵苣放到一只大餐碗裡，上頭放上朝鮮薊心、番茄片和橄欖。將檸檬汁、橄欖油和奧勒岡葉放到一只小碗裡打散，然後淋到沙拉上。

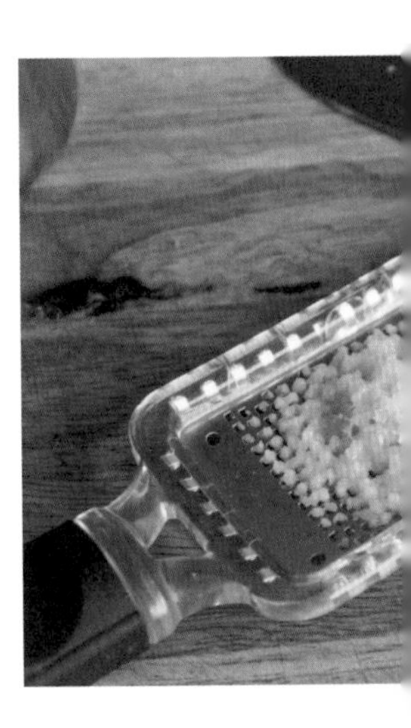

主菜

綠花椰薑蒜牛肉

準備時間 15 分鐘 · 料理時間 10 分鐘 · 3-4 人份

堅果
蛋
茄屬蔬菜
可發酵性碳水化合物
海鮮

準備滷汁
¼ 杯椰子胺基酸 *
2 到 3 滴魚露 *
2 大匙切碎紅蔥頭
2 大匙青蔥花
½ 小匙新鮮薑末
1 小匙蒜末
½ 小匙海鹽
½ 小匙黑胡椒

450 公克側腹牛排（skirt steak）
1 顆大綠花椰，切成 1 到 2 吋的塊狀
1 小匙椰子油或酥油

選擇性的裝飾
1 大匙白芝麻
¼ 杯切細絲的紫高麗菜
¼ 杯青蔥花

把做滷汁的食材放入攪拌碗中打散。

將側腹牛排放到砧板上，順著紋理切成大約 4 吋的長條，然後逆紋將肉切成 ¼ 吋寬的片狀。

把切好的肉排到一只大平底鍋裡，從上頭倒入滷汁，將肉片翻面以裹上滷汁，然後在滷汁中浸泡 10 分鐘。

將肉浸在滷汁中的時候，拿一只鍋子放到加水 1 吋深的蒸籠裡。把綠花椰蒸 8 到 10 分鐘，或直到呈亮綠色但仍稍硬。改放到濾盆中，瀝掉任何多餘的水分。

拿一只大平底鍋以中大火加熱，把椰子油或酥油放到鍋裡融化。放入肉排和滷汁，然後每一面煮大約 1 分鐘，或直到熟透。當肉快煮好時放入綠花椰，輕拋混勻，然後煮至熟透。

以白芝麻、紫高麗菜和／或青蔥做裝飾（如果有用到的話）。

挑選食材的秘訣
* 查閱 224 頁的品牌推薦清單。

搭配
香菜白花椰飯（172 頁）是這道菜餚的絕佳搭檔。

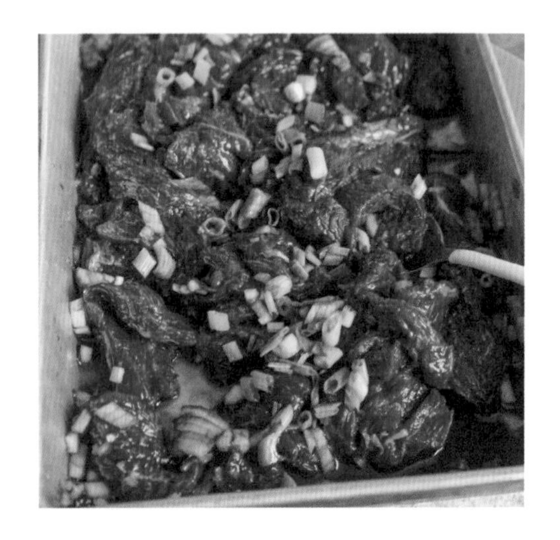

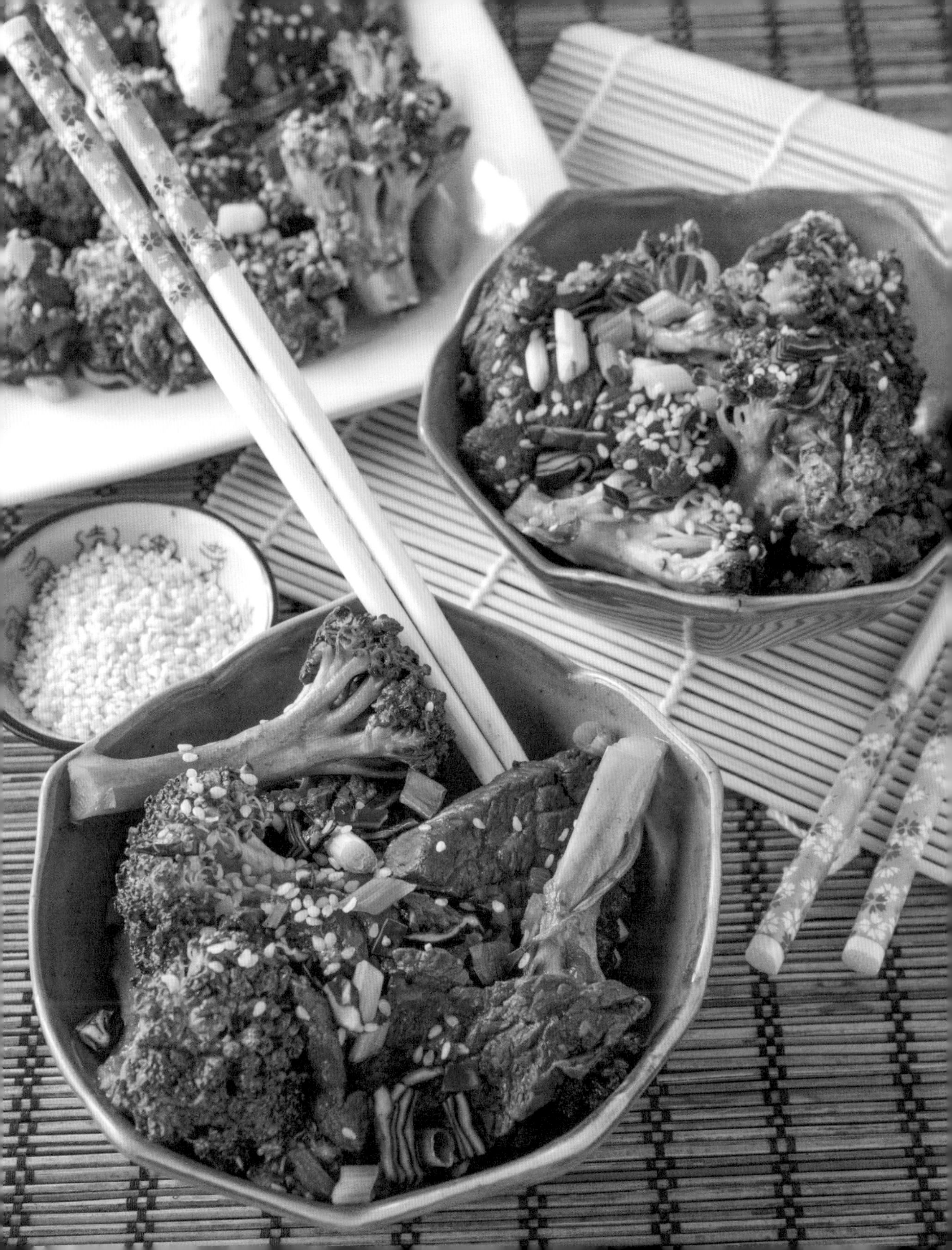

咖哩牛肉萵苣脆杯

準備時間 15 分鐘 · 料理時間 25 分鐘 · 3-4 人份

堅果
蛋
茄屬蔬菜
可發酵性碳水化合物
海鮮

1 大匙酥油或椰子油
1 杯切碎的豆薯
½ 杯切碎的甜椒
2 大匙切碎的紅蔥頭
海鹽與黑胡椒，適量
2 大匙咖哩粉
¼ 小匙薑粉，或 ½ 小匙新鮮薑末
½ 小匙洋蔥粉
1 小匙肉桂粉
1 瓣大蒜，切碎或磨碎
¼ 杯全脂椰奶 *
450 公克牛絞肉
1 顆萊姆汁
¼ 杯新鮮芫荽葉，切碎
1 顆奶油萵苣或貝比萵苣，拆下葉片
1 顆萊姆，切成數瓣，裝飾用

選擇性裝裝飾物
¼ 杯切絲紫高麗菜
¼ 杯青蔥花
新鮮羅勒葉

用一只大平底鍋以中大火融化酥油或椰子油，放入豆薯、甜椒和紅蔥頭，以海鹽與黑胡椒調味。當蔬菜開始變軟時（大約 5 到 10 分鐘）放入咖哩粉、薑、洋蔥粉、肉桂和大蒜。充分攪拌混合，使蔬菜裹上辛香料。

繼續煮 5 分鐘，然後拌入椰奶。放入牛絞肉，繼續煮，把肉攪散，使絞肉與蔬菜和辛香料混合，直到肉熟透呈焦黃色，大約 5 到 8 分鐘。嚐一下味道，若有需要則加入更多海鹽與黑胡椒。

在關掉爐火前加入萊姆汁和芫荽，然後攪拌混勻。

出餐時與萊姆瓣和其他你所選擇的裝飾物一起放到萵苣「杯」裡。

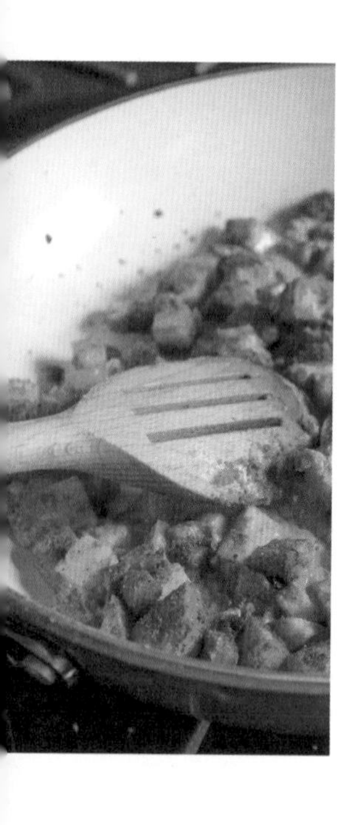

挑選食材的秘訣

* 查閱 224 頁的品牌推薦清單。

剩菜大變身

隔天早上把剩下的牛絞肉用在義式烘蛋裡。只要把肉放到一只可用於烤箱的平底鍋裡，然後打入幾顆蛋混勻。放入烤箱中以 175°C 烤 20 到 30 分鐘，或直到蛋變熟。

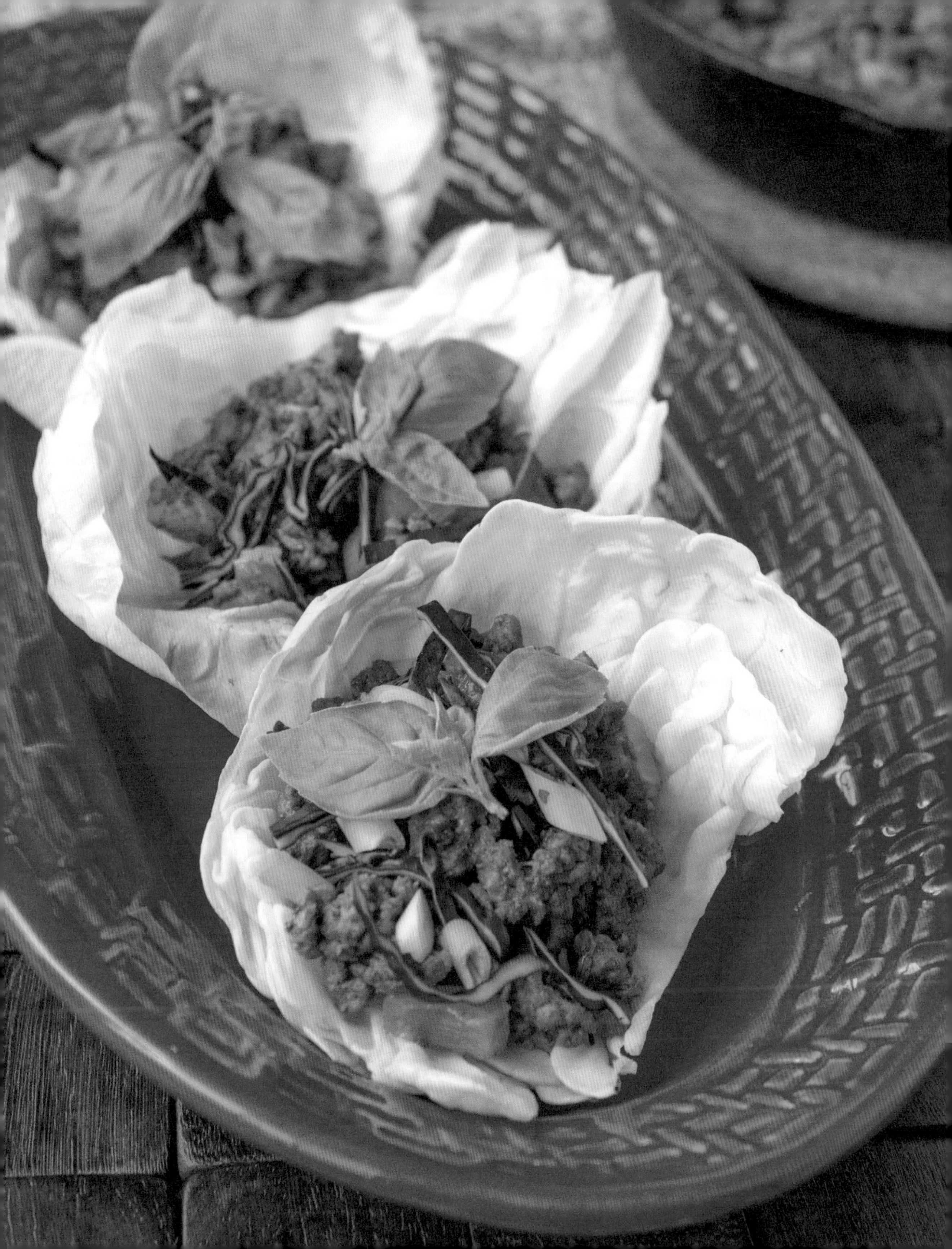

主菜

牧羊人派

準備時間 10 分鐘 ・ 料理時間 50 分鐘 ・ 4-6 人份

堅果
蛋
茄屬蔬菜
可發酵性碳水化合物
海鮮

1 顆中型白花椰
2 大匙無鹽奶油、酥油或其他烹飪油
海鹽與黑胡椒，適量
6 片培根，切成 ½ 吋的片狀
¾ 杯胡蘿蔔丁（大約 2 條大的）
2 到 3 瓣大蒜，切碎或磨碎
900 公克小羊或牛絞肉
1 到 2 片新鮮的鼠尾草葉，切碎
¼ 小匙肉桂粉
1 杯豌豆（如果是冷凍的，要先解凍）

需要更多碳水化合物？
烤 2、3 顆地瓜然後壓碎，取代覆蓋在菜餚上層的白花椰。

烤箱預熱至 190°C。

把白花椰粗切成 2 吋的塊狀。拿一只鍋子放到加水 1 吋深的蒸籠裡，將白花椰蒸到叉子可戳入的軟度，大約 10 分鐘。趁熱把白花椰和奶油（或酥油或其他烹飪油）放到食物調理機打成菜泥，並以海鹽和黑胡椒調味。

在一只大平底鍋裡以中火煎培根，當培根快半熟時（大約 5 分鐘），放入胡蘿蔔丁和 1 小撮海鹽與黑胡椒。再煮幾分鐘，然後放入大蒜和絞肉。

當肉呈焦黃色、胡蘿蔔也熟透時，放入鼠尾草和肉桂，混合均勻。

把絞肉混合料放到烤盤裡（餡餅盤或 9×9 吋的烤盤也可）。在絞肉上先蓋上一層豌豆，然後再一層白花椰泥。烤 20 分鐘。

如果你希望烤好後再把頂部烤成焦黃色，就把烤架放到最上層，調至高溫，把烤盤放到盡量接近發熱源的位置，烤 5 到 10 分鐘，要留意別烤焦了。

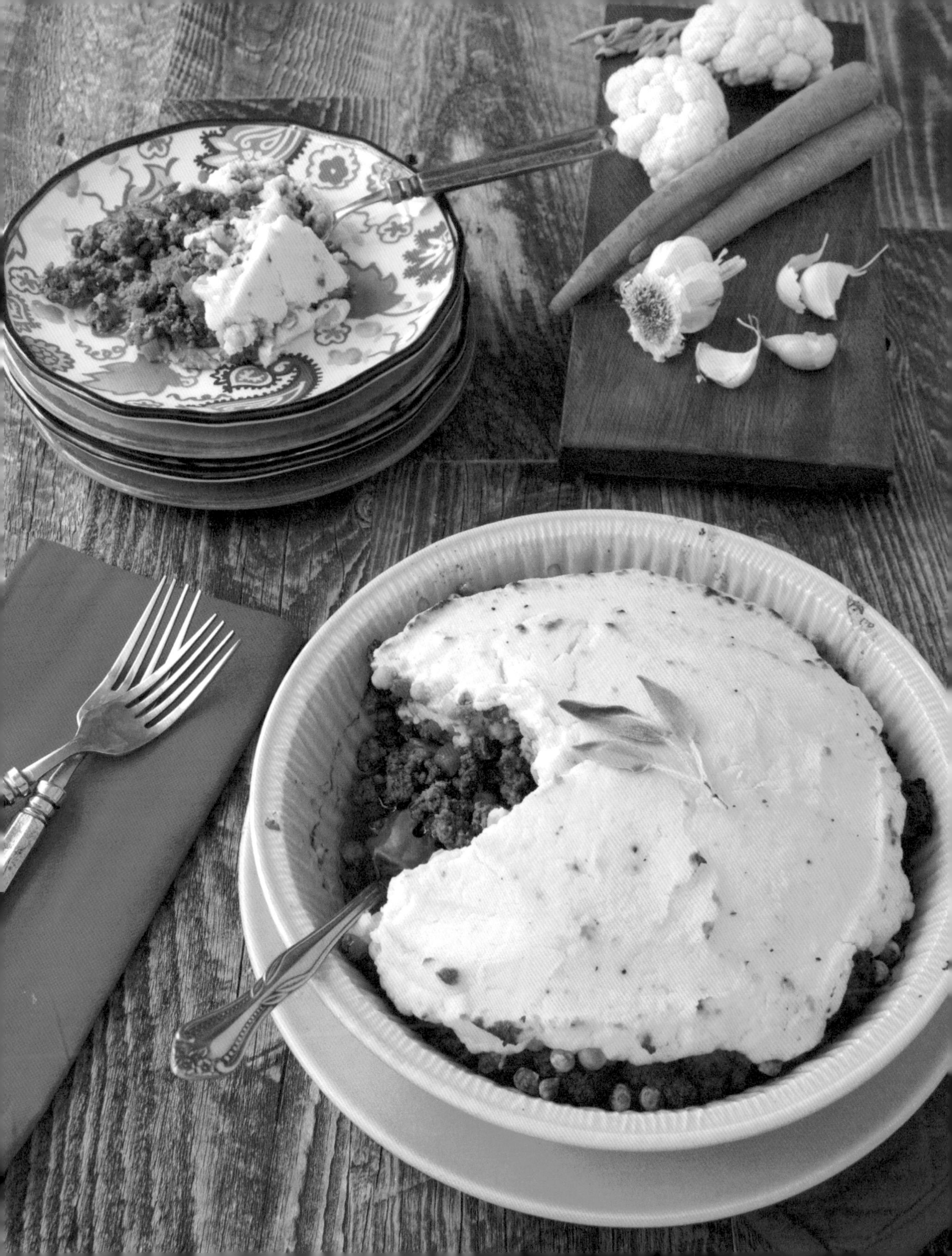

羊肉辣醬燉辣腸

準備時間 **20** 分鐘 · 料理時間 **2-3** 分鐘 · **3-4** 人份

堅果
蛋
茄屬蔬菜
可發酵性碳水化合物
海鮮

準備辣腸

450 公克豬絞肉或火雞絞肉
2 大匙辣腸香料粉（208 頁）
1½ 大匙蘋果醋

準備辣醬

1 大匙培根油、酥油或椰子油
1 顆中型黃洋蔥，剁碎
2 顆甜椒，剁碎
2 根大胡蘿蔔，剁碎
海鹽和黑胡椒，適量
1 條大櫛瓜，剁碎
2 小匙切碎或磨碎的大蒜
1 罐（410 公克）番茄丁
450 公克小羊絞肉
2 小匙安喬辣椒粉
1 小匙煙燻辣椒粉（選擇性的）
3 大匙辣椒粉
1 小匙芫荽籽粉
2 小匙孜然粉
四味酪梨沙拉醬（185 頁），佐餐用

使用燉鍋的料理方式

先製做辣腸，然後把所有食材放到燉鍋裡混合，以小火燉煮大約 8 小時。

烤箱預熱至 220°C。

製做辣腸：把絞肉放入攪拌碗裡，在上頭均勻撒上香料粉，用手慢慢混拌，直到香料粉與肉完全混合。加入醋，然後充分混合。把四分之一的絞肉合料放到一張大玻璃紙中央，緊密的捲起來形成長條狀——就像你做餅乾時捲麵糰或跟做壽司捲一樣。當辣腸捲緊並成形之後，拿掉玻璃紙，把辣腸放到一只有邊框的烤盤裡。以相同的步驟處理其餘的絞肉，再做出 3 條辣腸（總共 4 條）。烤 25 到 30 分鐘，待辣腸冷卻後切成 ¼ 吋厚的圓片。

製做辣醬：使用一只大型搪瓷鑄鐵鍋、或其他不與食材起化學反應的湯鍋或燉鍋，以中火加熱，融化培根油、酥油或椰子油。放入洋蔥、甜椒、胡蘿蔔，用海鹽和黑胡椒調味，然後煮大約 10 分鐘，期間偶爾攪拌，直到蔬菜變軟。

放入櫛瓜和大蒜，攪拌均勻。再燉 5 分鐘，然後放入番茄丁、小羊絞肉、辣椒粉、芫荽籽和孜然，充分拌勻，然後把絞肉分成數個小塊。等到絞肉熟透之後，拌入辣腸。

以小火燉辣醬，大約再煮 1 到 2 小時（看你有多少時間或想等多久），讓香味溢出來。

出餐時蓋上一整大匙的四味酪梨沙拉醬。

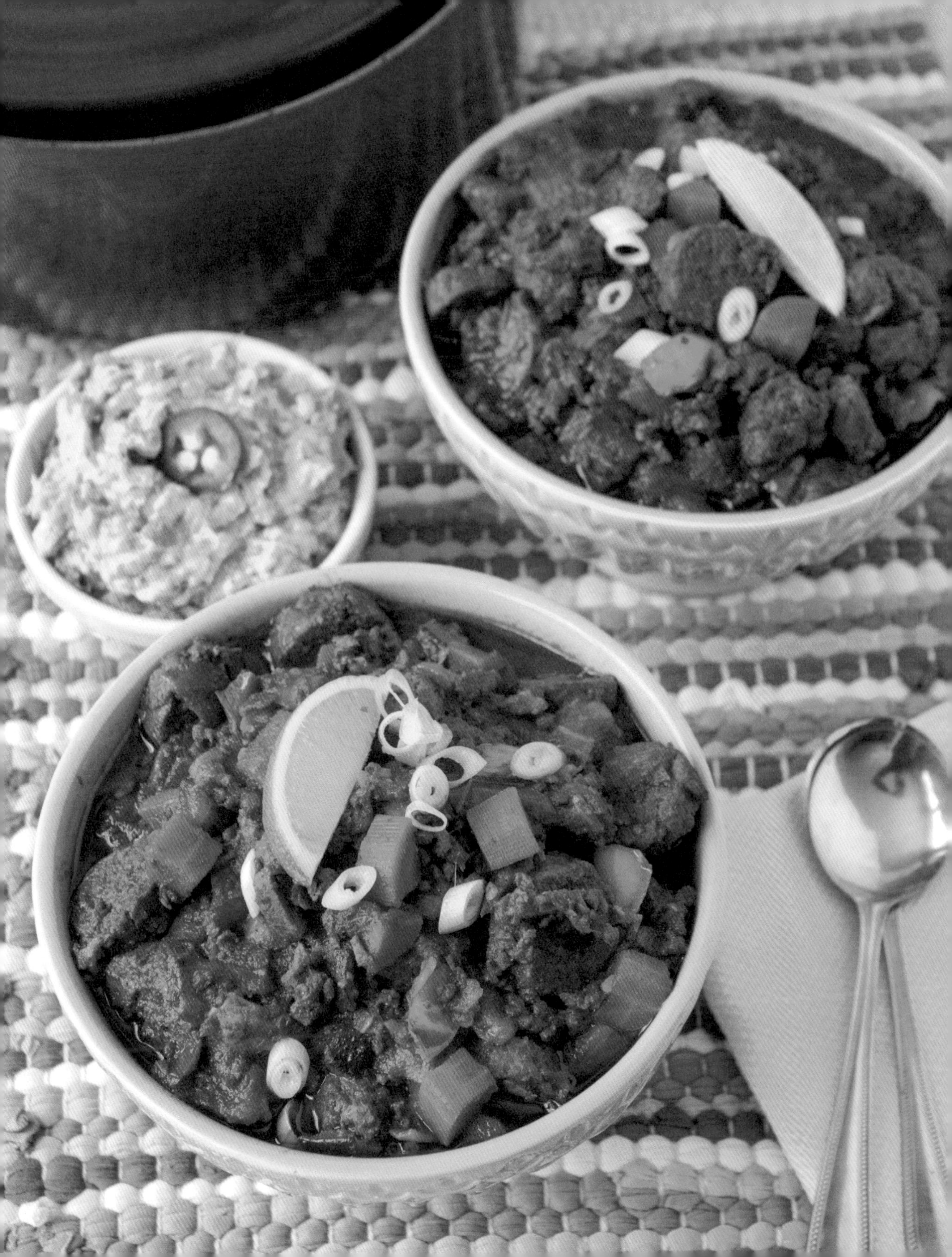

亞州風味肉丸

準備時間 15 分鐘 · 料理時間 25 分鐘 · 4 人份

堅果
蛋
茄屬蔬菜
可發酵性碳水化合物
海鮮

3 大匙椰子胺基酸 *
2 到 3 滴魚露（選擇性的）*
¼ 杯青蔥花
1 小匙切碎或磨碎的大蒜
½ 小匙新鮮薑末
½ 小匙海鹽
½ 小匙黑胡椒
450 公克豬或火雞絞肉
1 大匙白芝麻，裝飾用
1 顆萊姆，切成數瓣，裝飾用

挑選食材的秘訣
* 查閱 224 頁的品牌推薦清單。

烤箱預熱至 220°C。

把椰子胺基酸、魚露（如果有用到的話）、青蔥、大蒜、薑、鹽和黑胡椒放到一只攪拌碗中混勻。然後放入絞肉，與辛香料徹底混合。做成 16 個分別 28 公克重的肉丸。

放到有邊框的烤盤裡烤 25 分鐘。從烤箱中取出，出餐前以白芝麻和萊姆瓣做裝飾。

與「新鮮高麗菜與白菜捲」（171 頁）合照。

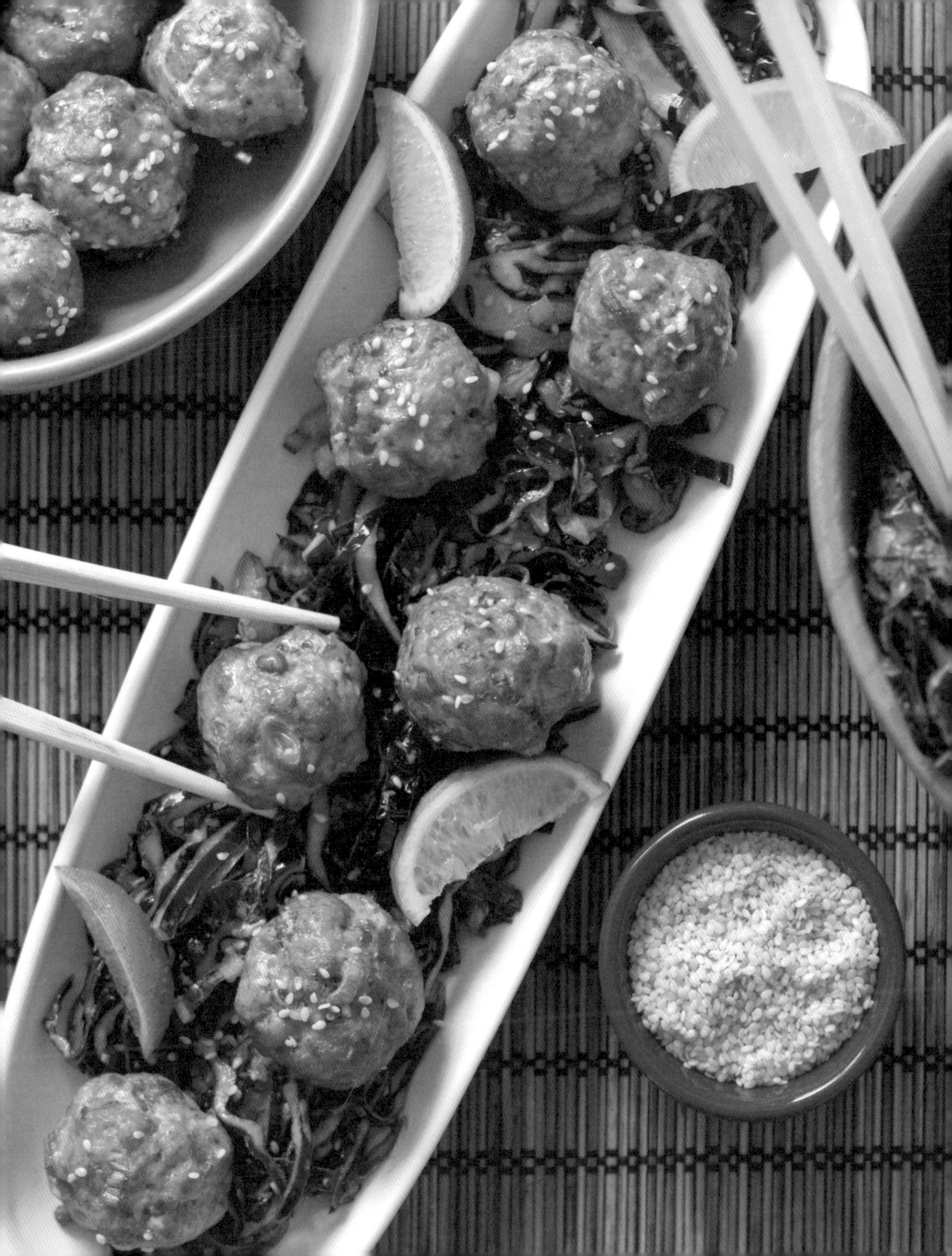

主菜

培根里脊捲

準備時間 15 分鐘 ・ 料理時間 10-15 分鐘 ・ 4 人份

堅果
蛋
茄屬蔬菜
可發酵性碳水化合物
海鮮

2 大匙義式香腸香料粉
680 公克豬里脊（大約 2 條）
10 到 12 片培根

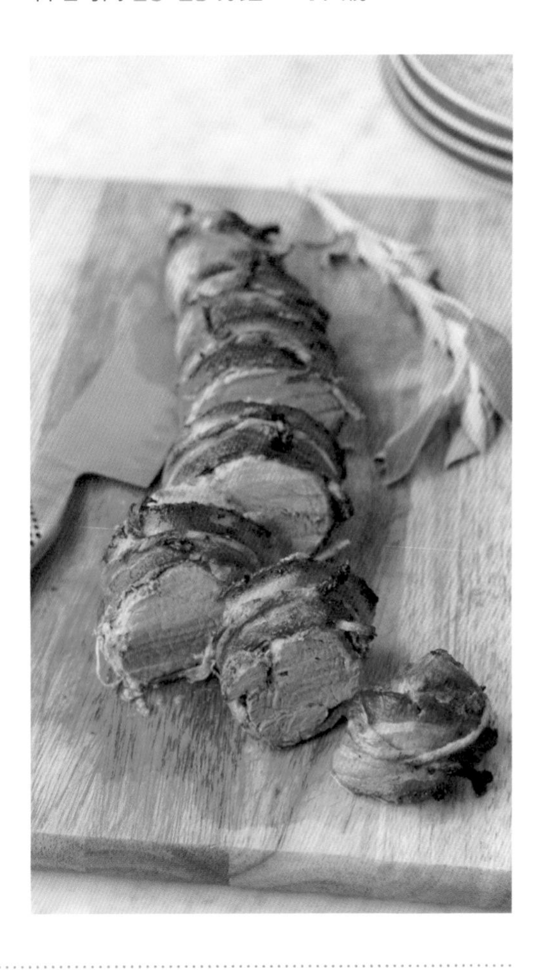

不吃可發酵性碳水化合物？
以鼠尾草、茴香、海鹽和胡椒取代義式香腸香料粉，來為里脊調味。

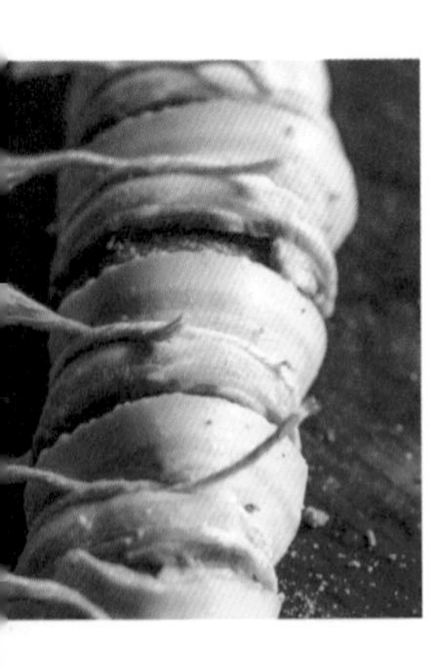

烤箱預熱至 190°C。

把香料粉揉到豬里脊上，確定每一面都均勻沾到。用培根包住里脊肉捲起來，培根末端要包在最外面。

剪幾條和培根數量一樣多的 6 吋長烹飪用棉線，將每一個培根捲綁好。

用一只大鑄鐵鍋或其他可用於烤箱的平底鍋，放在爐子上以中高火加熱。鍋子熱了之後，放入里脊捲，把每一面都煎過，直到培根呈焦黃色，每一面大約 2 分鐘。

把鍋子放到烤箱中，烤 10 到 15 分鐘，或直到豬肉內部溫度至少達到 62°C。

肉桂烤豬排

準備時間 5 分鐘 · 料理時間 10-15 分鐘 · 4 人份

主菜

½ 小匙肉桂粉
½ 小匙大蒜粗粒
½ 小匙海鹽
½ 小匙黑胡椒
900 公克帶骨豬排，或 680 公克無骨豬排
2 大匙融化的培根油或椰子油

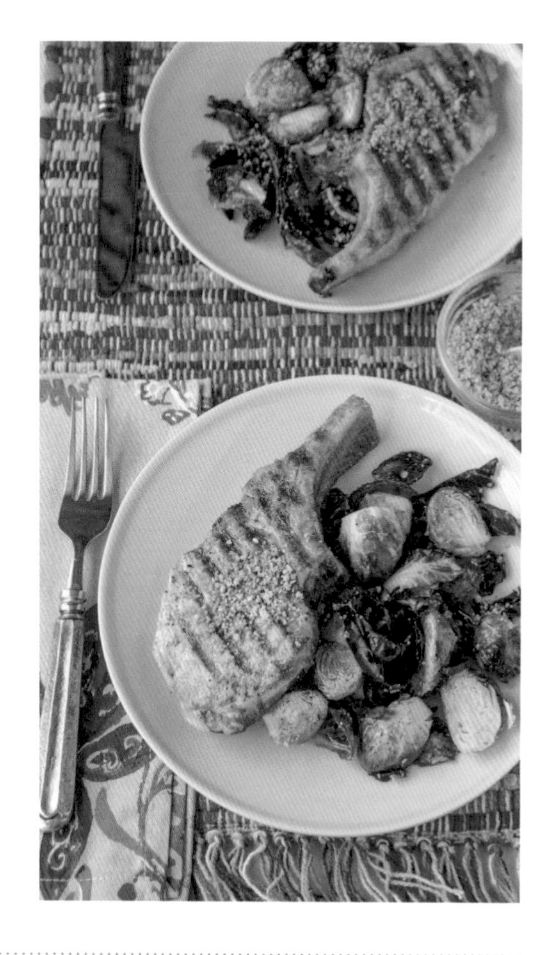

堅果
蛋
茄屬蔬菜
可發酵性碳水化合物
海鮮

烤箱預熱至 200°C。

拿一只大型鑄鐵鍋或其他可用於烤箱的平底鍋，以中高火加熱。

趁熱鍋子的時候準備豬排：將肉桂、大蒜粒、海鹽和黑胡椒放入一只攪拌碗裡混合均勻。

豬排兩面都刷上培根油或椰子油，然後充分撒上剛做好的綜合調味料。

豬排每一面煎大約 2 到 3 分鐘（或 1 到 2 分鐘，如果你的豬排比較薄—— ¾ 吋以下），然後把鍋子放到烤箱裡烤 5 到 10 分鐘，或直到豬排內部溫度至少達到 62°C。烹調時間因豬排厚度而異——留意不要過度烹調較薄的部分。

照片中在豬排上撒了一些脆片（不吃堅果者請省略），與「碎杏仁佐抱子甘藍」（181 頁）拼盤。

主菜

西班牙辣腸海鮮飯

準備時間 20 分鐘 · 料理時間 60 分鐘 · 4 人份

堅果
蛋
茄屬蔬菜
可發酵性碳水化合物
海鮮

準備辣腸

450 公克豬絞肉或火雞絞肉
2 大匙辣腸香料粉（208 頁）
1½ 大匙蘋果醋

準備白花椰「飯」

1 顆中型白花椰（等於 4 到 5 杯白飯）
1 杯骨頭湯（雞骨，212 頁）
幾撮番紅花
1 大匙酥油、培根油、無鹽奶油或椰子油
½ 杯切丁紫洋蔥
½ 杯切丁黃椒
½ 杯切丁紅椒
1 小匙切碎或磨碎的大蒜

12 顆蛤蜊
24 顆淡菜
12 條大蝦，剝殼、去沙腸
¼ 杯熟豌豆，裝飾用（選擇性的）
1 顆檸檬，切成 4 瓣，裝飾用

製做辣腸：把絞肉放入攪拌碗裡，在上頭均勻撒上香料粉，用手慢慢混拌，直到香料粉與肉完全混合。加入醋，然後充分混合。把四分之一的絞肉綜合料放到一張大玻璃紙中央，緊密的捲起來形成長條狀——就像你做餅乾時捲麵糰或跟做壽司捲一樣。當辣腸捲緊並成形之後，拿掉玻璃紙，把辣腸放到一只有邊框的烤盤裡。以相同的步驟處理其餘的絞肉，再做出 3 條辣腸（總共 4 條）。烤 25 到 30 分鐘，待辣腸冷卻後切成 ¼ 吋厚的圓片。

製做白花椰飯：把白花椰剁成小花，然後放到食物調理機裡打碎，放置一旁待用。（如果你沒有食物調理機，你可以用手磨碎白花椰：把白花椰切成 4 份，然後使用食物磨碎器。）

浸泡番紅花：拿一只小平底鍋，以中火加熱雞湯，然後把番紅花放到高湯裡浸泡大約 10 分鐘，使高湯變成大橘紅色。

拿一只特大平底鍋、或搪瓷鑄鐵煎鍋、或海鮮飯鍋，以中火加熱，融化酥油。輕炒紅蔥頭和甜椒，直到紅蔥頭呈半透明狀且開始微焦，大約 5 分鐘。加入大蒜拌勻，然後加入番紅花高湯。

把打碎的白花椰和紫洋蔥、甜椒、大蒜放入鍋中，攪拌均勻。將爐火調至中低火，放入蝦子，然後悶煮約 5 到 6 分鐘，偶爾攪拌，直到整條蝦子變成粉紅色，且白花椰熟透但不軟爛。

趁煮「飯」時準備貝類：在一只大鍋中注入 1 吋深的水，煮滾，冒出蒸汽，蓋上蓋子。把蛤蜊放在下層，淡菜放在蛤蜊的上面。把貝類蒸到開口，然後取出，與煮好的白花椰「飯」一起放到深餐盤裡。（淡菜蒸到開口約需 5 分鐘，蛤蜊需 10 到 12 分鐘）

把切片的辣腸與白花椰「飯」和海鮮一起放到深餐盤裡，然後以豌豆（如果有用到的話）和檸檬瓣做裝飾。把裝不進餐盤裡的貝類另外裝成一盤一起出餐，在食用了餐盤中一部分的菜飯之後，再把這些貝類放到每個人的餐盤裡。

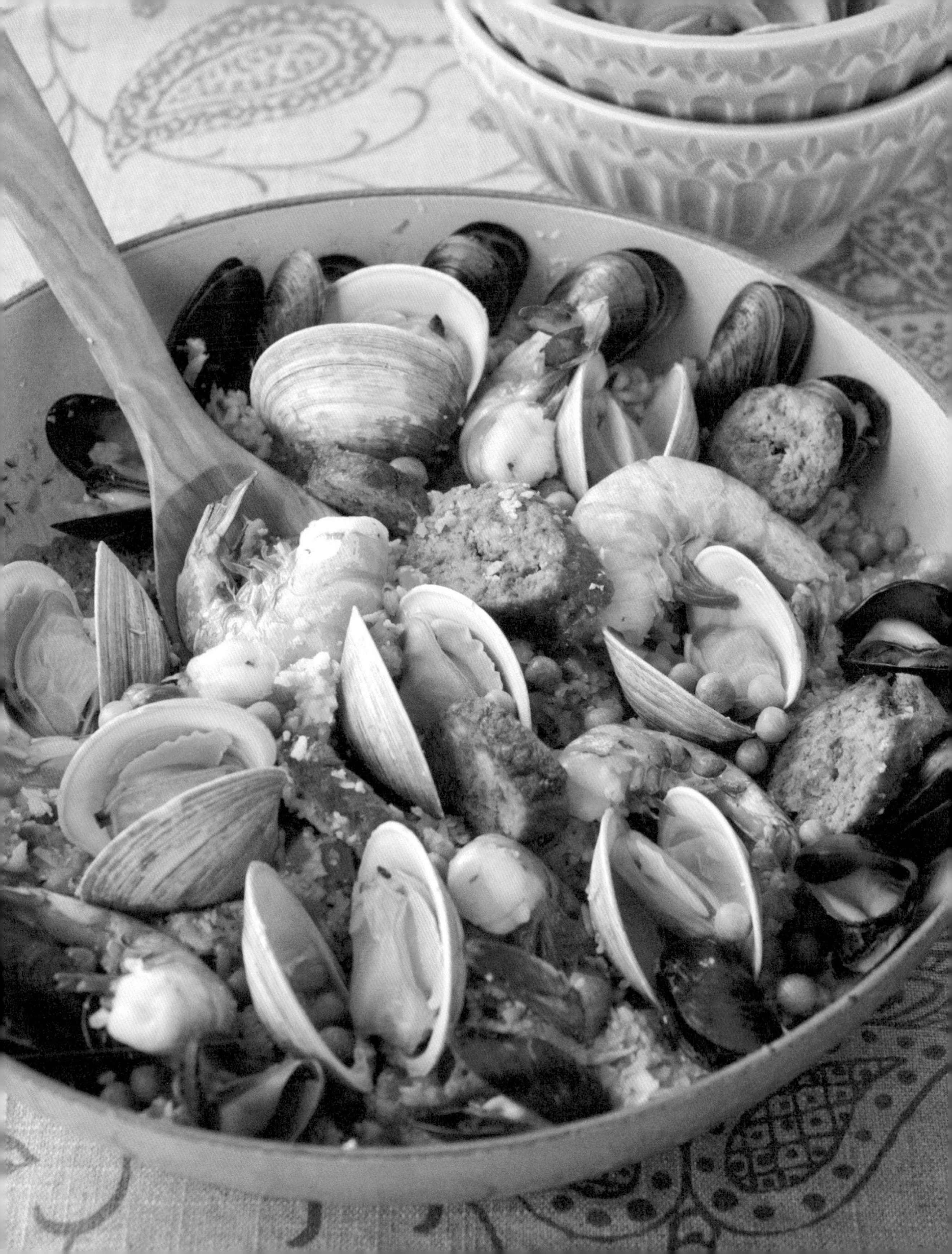

主菜

芝麻萊姆香辣鮭魚

準備時間 5 分鐘 · 料理時間 10-12 分鐘 · 4 人份

堅果
蛋
茄屬蔬菜
可發酵性碳水化合物
海鮮

2 大匙融化的酥油或椰子油
4 片（110 到 170 公克）野生鮭魚片
4 大匙芝麻薑辣淋醬（216 頁）
2 大匙白芝麻
1 顆萊姆，切成數瓣
1 大匙紅椒片（選擇性的）

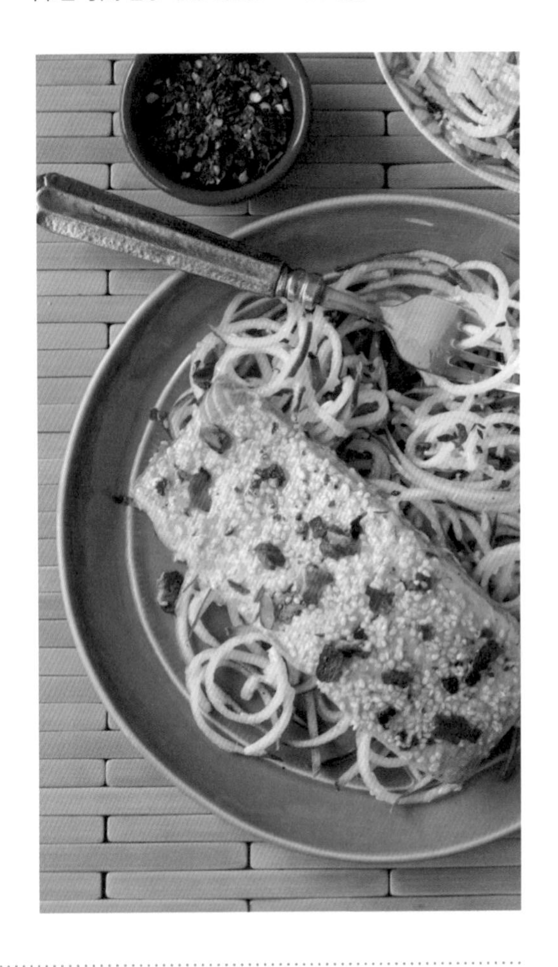

料理訣竅

魚是最容易烹煮的蛋白質，儘管有些人在準備料理時被嚇到驚慌失措！在家做美味的魚料理的秘訣是：

1. 盡量簡單——利用基本的調味料和一點檸檬，通常就能做出最可口的佳餚；
2. 烹調時間比你認為需要的還要短——大部分的魚肉在 15 分鐘內就能熟透，所以它是理想的工作日夜晚蛋白質；
3. 在你可接受的範圍內盡量買新鮮的魚——說不喜歡魚腥味的大多數人，吃的都是冷凍或之前冷凍過的魚。買新鮮、現撈的魚，你當天晚上就立刻烹調，會讓你的魚嚐起來美味極了，而且才不會超有腥味呢！。

烤箱預熱至 175°C。

用酥油或椰子油，在可用於烤箱的平底鍋裡刷出魚的大小和形狀，然後把鮭魚放在鍋裡刷上油的區域。

用 1 大匙芝麻薑辣淋醬刷在每一片魚上，然後每一片再撒上 ½ 大匙的白芝麻。

烤 10 到 12 分鐘，或直到整片魚肉都呈淡粉紅色。

拿一瓣萊姆，把汁擠到每一片魚肉上，再撒上辣椒片（如果有用到的話）。

與小黃瓜涼麵沙拉（170 頁）合照。

杏仁百里香佐檸檬比目魚

準備時間 5 分鐘 · 料理時間 8-10 分鐘 · 4 人份

主菜

2 大匙融化的椰子油或無鹽奶油
900 公克比目魚或其他肉質細緻的白肉魚片
海鹽和黑胡椒，適量
1 顆檸檬，切半
¼ 杯杏仁片
3 到 5 枝新鮮百里香

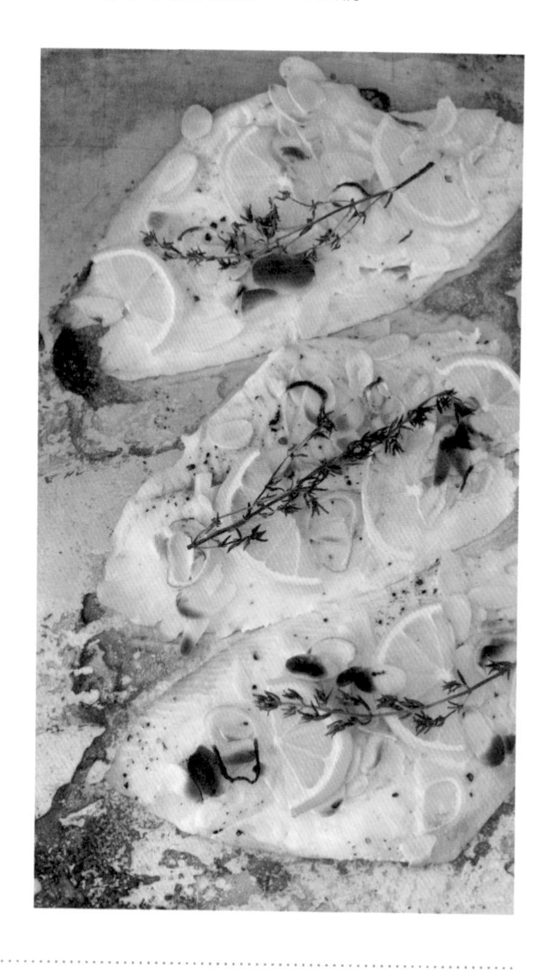

堅果
蛋
茄屬蔬菜
可發酵性碳水化合物
海鮮

把烤架放到最上層，開上、下火，以高溫烤箱預熱。

在一只有邊框的烤盤裡刷上大量的椰子油或奶油，然後將魚放入烤盤，也把魚肉刷上油。

魚的兩面以海鹽和黑胡椒充分的調味，拿一個切半的檸檬在魚肉上擠出汁來，然後均勻撒上杏仁片。將另一半的檸檬切成圓薄片，再把圓片對半切成半月形，然後放到杏仁片上。

將百里香放到魚的上層，然後把烤盤放到烤箱裡。開上、下火烤 8 到 10 分鐘，視魚肉厚度而定，直到整條魚肉都呈不透明狀。

烤鮭魚搭酸豆橄欖醬

準備時間 **10** 分鐘 ・ 料理時間 **10-12** 分鐘 ・ **4** 人份

堅果
蛋
茄屬蔬菜
可發酵性碳水化合物
海鮮

1 大匙融化的酥油或椰子油
4 片（110 到 170 公克）野生鮭魚片
海鹽和黑胡椒，適量
1 顆檸檬，皮與汁，分開使用
½ 杯酸豆，瀝乾
½ 杯去籽卡拉瑪塔橄欖
¼ 杯特級初榨橄欖油
½ 小匙乾奧勒岡葉
½ 杯櫻桃番茄，每顆切成 4 瓣

大廚筆記
如果你的烤箱沒有上層加熱裝置，你可以只用下火以 175°C 烤鮭魚 10 到 12 分鐘。

不吃茄屬蔬菜？
省略番茄。

搭配
這道菜可以搭配蒸四季豆或其他綠色蔬菜，上頭鋪上橄欖片、檸檬皮和幾滴特級初榨橄欖油。

把烤架放到烤箱最上層，開上、下火，以低溫預熱。

在一只大烤盤裡舖上錫箔紙，用酥油或椰子油在錫箔紙上刷出魚的大小和形狀，然後把鮭魚放到刷上油的區域。以充分的海鹽和黑胡椒調味，上頭撒上半顆檸檬的皮和汁。

開上、下火烤 10 到 12 分鐘，或直到整片魚肉都呈淡紛紅色。

趁著烤鮭魚的時候，把酸豆、橄欖、橄欖油、剩下的檸檬皮和汁、奧勒岡葉和幾小撮海鹽與黑胡椒放到一個小的食物調理機裡，以脈衝模式混拌幾下，然後放置一旁待用。

從烤箱裡取出烤好的鮭魚，蓋上剛剛混拌好的香料和櫻桃番茄瓣。

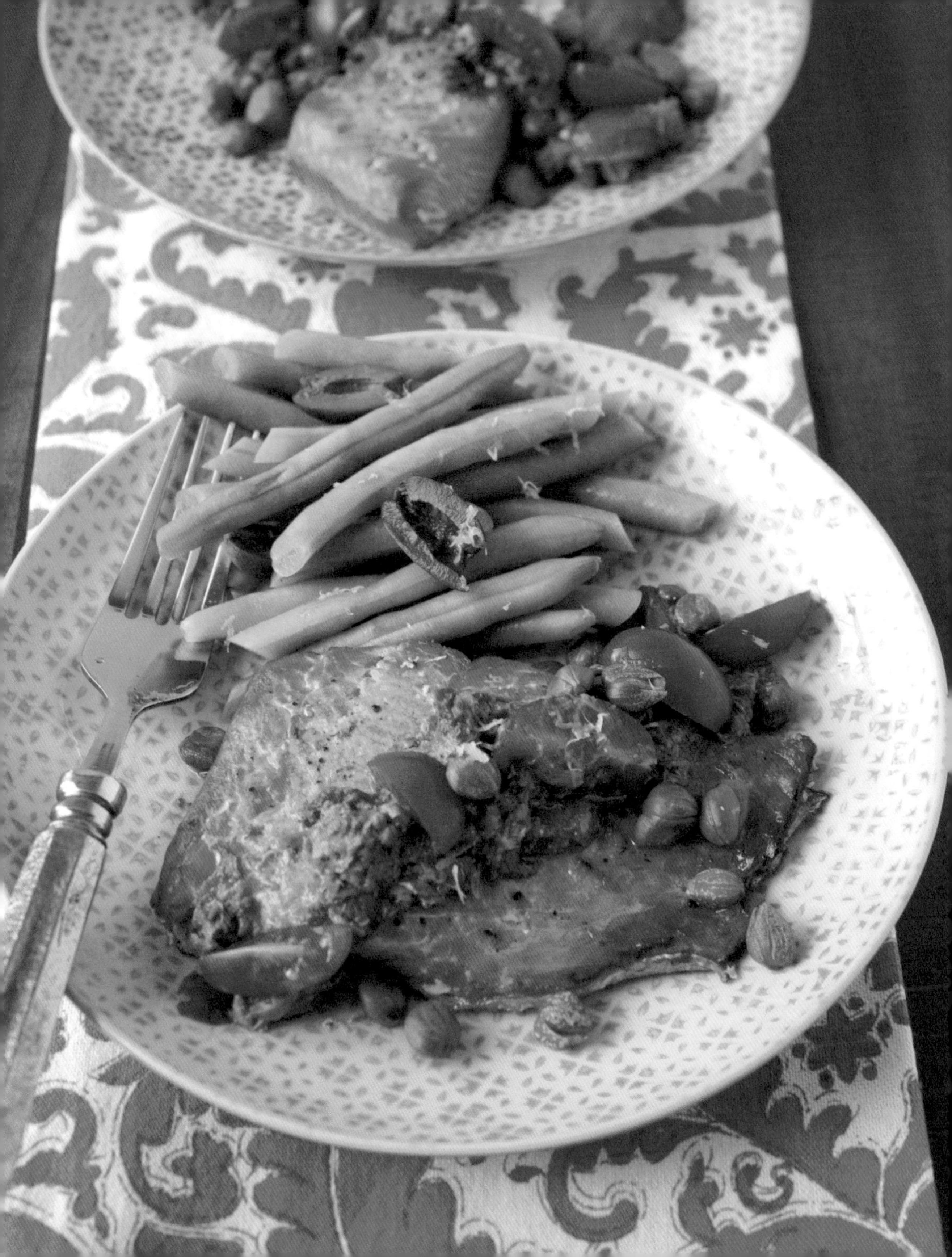

泰式鮮蝦河粉

準備時間 15 分鐘 · 料理時間 10 分鐘 · 4 人份

堅果
蛋
茄屬蔬菜
可發酵性碳水化合物
海鮮

4 條櫛瓜或黃色南瓜
1 杯荷蘭豆，縱切成細長條
4 打特大蝦，剝殼、去沙腸

準備醬汁
½ 杯杏仁奶 *（生的或烘烤過的）
½ 杯椰子胺基酸
4 滴魚露 *
½ 小匙切碎或磨碎的大蒜
¼ 小匙新鮮薑末
海鹽和黑胡椒，適量

準備裝飾物
1 大匙白芝麻
¼ 杯青蔥花
¼ 杯小黃瓜薄片

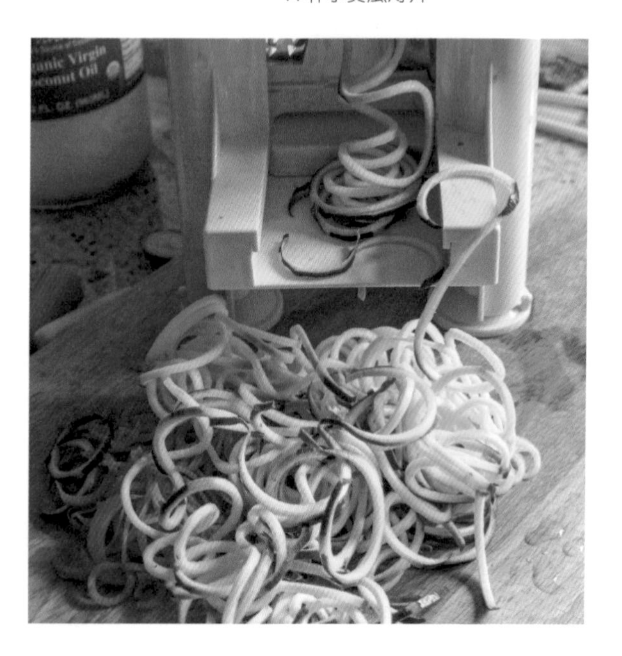

在一只大鍋裡注入 1 吋深的水，蓋上鍋蓋煮滾，冒出蒸汽，然後放入蒸盤。

趁著等水煮滾的時候，用手動削皮機、螺旋刨絲器、甚至一般的蔬果削皮刀把櫛瓜或黃色南瓜削成麵條狀（如果用的是普通的削皮刀，製做出來的麵條會比一般的麵條寬扁），最後你應該會有 4 杯麵條。當水煮滾時，把麵條放到蒸盤裡蒸 3 分鐘，取出待稍涼後放到濾鍋裡，將水分瀝乾。把荷蘭豆放到濾鍋裡的麵條上。

水滾沸後，把蝦子放入蒸盤裡，蒸 4 到 5 分鐘，或直到蝦肉完全變成粉紅色。蒸煮的時間視蝦子大小而異。

把做醬汁的食材全放入一只小攪拌碗中，迅速攪拌，直到充分混合。

以中高火加熱一只大平底鍋，放入麵條、荷蘭豆、醬汁和蝦子，輕拋混勻，並且熱透。

出餐時以芝麻做裝飾，上層放上青蔥和小黃瓜片。

挑選食材的秘訣

* 查閱 224 頁的品牌推薦清單。

料理訣竅

若用對工具，做櫛瓜麵條可以很簡單。查閱 21 天斷糖排毒商店，看看我最愛的選擇：balancedbites.com/21dsd。

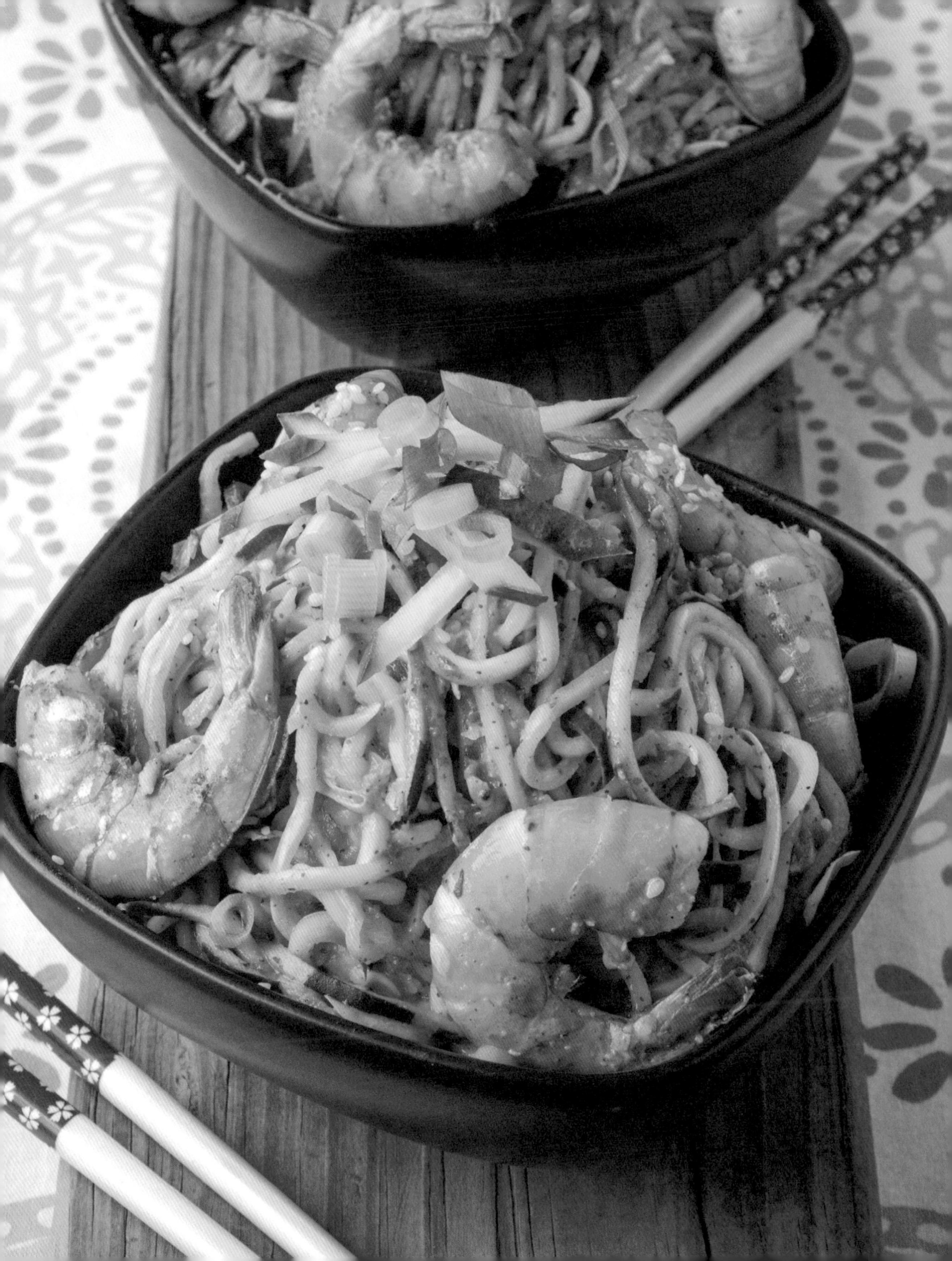

彩虹芥藍菜捲搭香草杏仁「起司」抹醬

準備時間 20 分鐘 · 4 人份

堅果
蛋
茄屬蔬菜
可發酵性碳水化合物
海鮮

1 杯香草杏仁「起司」抹醬（182 頁）
8 片大芥蘭葉
450 公克火雞肉薄切片或雞胸肉薄切片 *
½ 杯切絲紅椒
½ 杯切絲紫高麗菜
½ 杯刨絲甜菜根
½ 杯刨絲胡蘿蔔
¼ 杯青蔥花

若你手邊缺少一杯吃剩的香草杏仁「起司」抹醬，就製做一批新的。杏仁需要浸泡 8 小時，所以在做這道菜餚時要把這個時間計算進來。

將芥蘭葉平舖在砧板上，切掉中間的菜梗，菜葉頂端需相連，不要切斷。

把葉片相互重疊，邊緣才不會留下空隙。在每片菜葉上放 2 到 3 片火雞肉或雞胸肉，然後把香草杏仁「起司」抹醬抹在肉片上，最上層放蔬菜絲和青蔥。

像捲墨西哥捲餅一樣的捲起芥蘭菜葉，先把底部往上折，再把兩邊往內折，然後繼續往上捲，直到所有的餡料都被包起來。

用塑膠袋包好好到冰箱裡，用餐時再取出食用，2 捲相當於 1 人份。

挑選食材的秘訣
* 查閱 224 頁的品牌推薦清單。

不吃茄屬蔬菜？
刪掉蔬菜捲餡料中的所有甜椒。

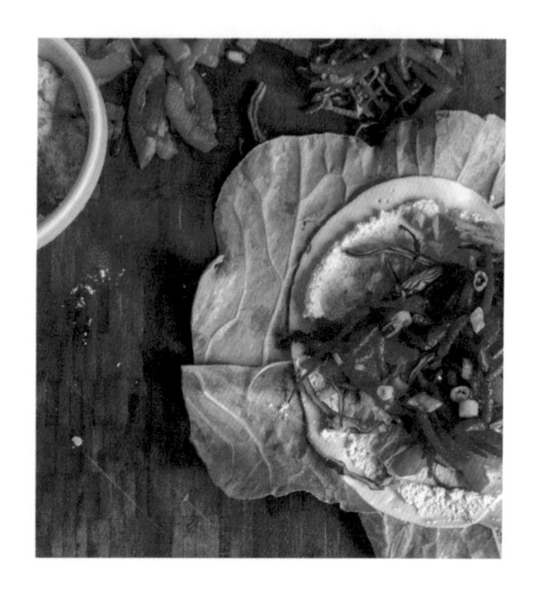

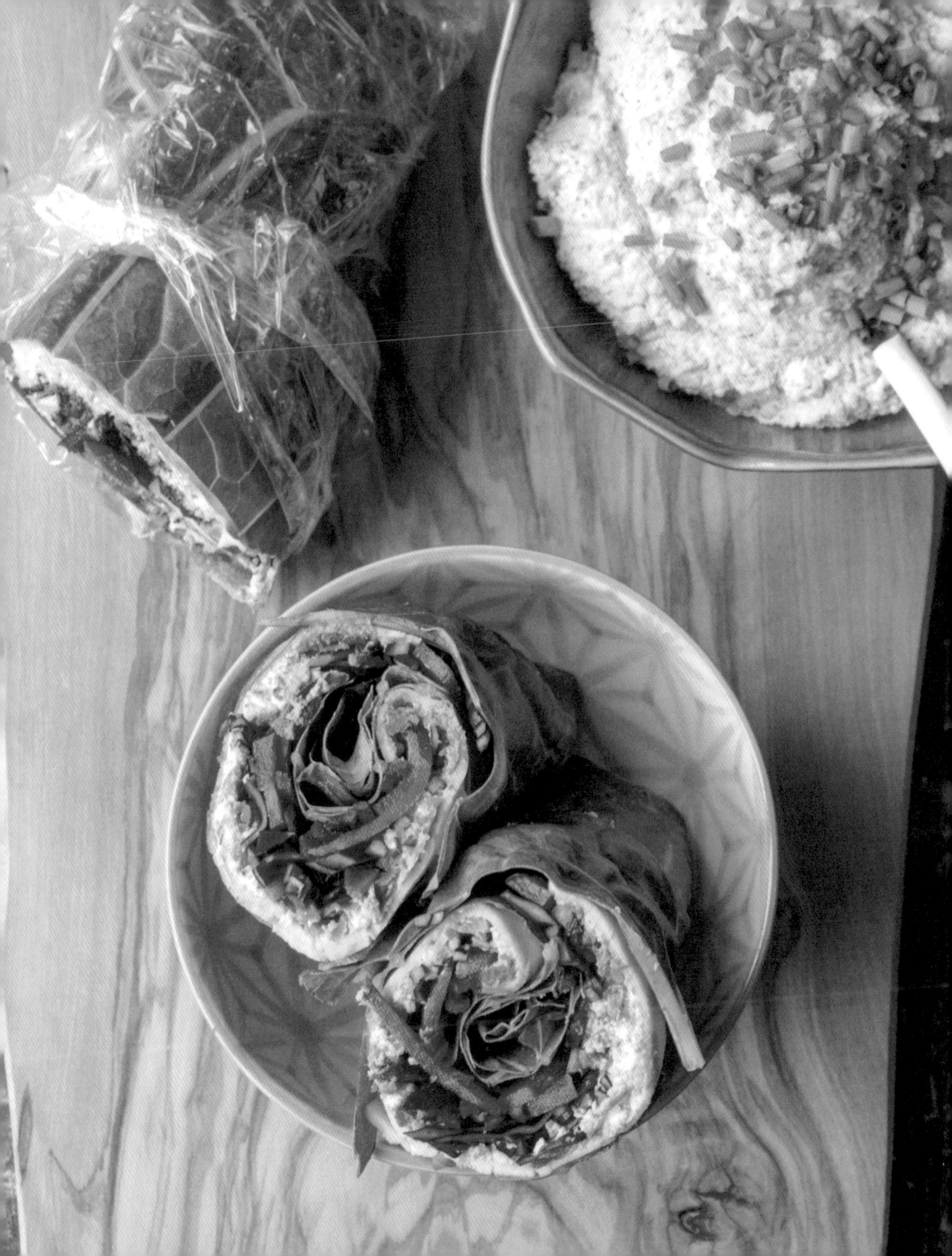

主菜

鮪魚沙拉捲

準備時間 15 分鐘 · 4 人份

堅果
蛋
茄屬蔬菜
可發酵性碳水化合物
海鮮

4 罐（每罐 170 公克）鮪魚罐頭 *
½ 杯健康自製美乃滋（211 頁）
½ 杯芹菜末
1 顆青蘋果，切碎
¼ 杯羽衣甘藍片或海苔碎片 *
海鹽和黑胡椒，適量
12 到 16 片大萵苣葉，或其他生新綠葉，像是芥蘭、羽衣甘藍等，切除菜梗
½ 杯青蔥花，裝飾用（選擇性的）

用食物調理機，以脈衝模式攪拌鮪魚和美乃滋，直到質地滑順。

把攪拌好的鮪魚換到一只攪拌碗裡，放入芹菜、蘋果和羽衣甘藍脆片或海苔。用一隻大大匙或抹刀攪拌食材，直到混合均勻。以海鹽和黑胡椒調味。

在每一片萵苣葉或你選擇的菜葉上放置等量的鮪魚沙拉，並以青蔥花裝飾（如果有用到的話）。

挑選食材的秘訣

* 查閱 224 頁的品牌推薦清單。

不吃蛋？

以特級初榨橄欖油取代美乃滋來為魚肉添加脂肪。先用 ¼ 杯的量慢慢淋到運轉中的食物調理機裡。嚐一下味道，若有需要就再多加一點。

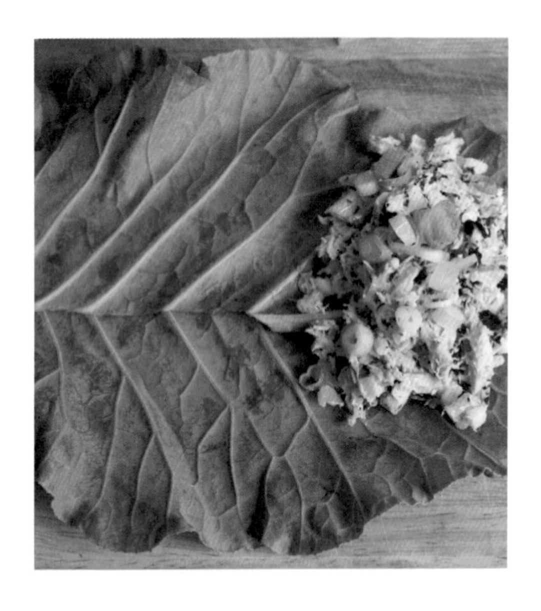

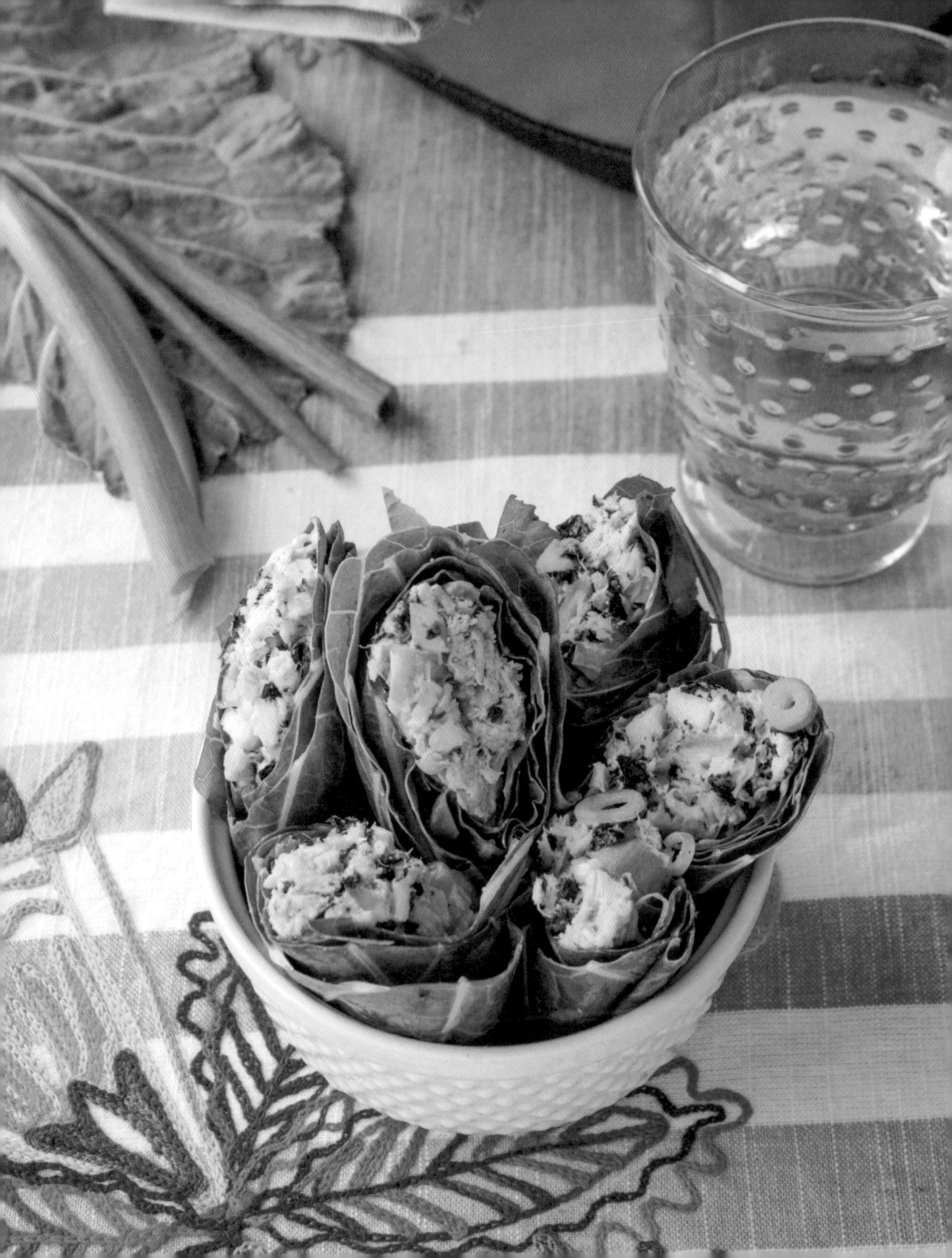

主菜

酸豆番茄佐鮭魚沙拉

準備時間 **15** 分鐘 · **6** 人份

堅果
蛋
茄屬蔬菜
可發酵性碳水化合物
海鮮

4 罐（每罐 170 公克）鮭魚罐頭 *
½ 杯健康自製美乃滋（211 頁）
1 杯番茄丁
¼ 杯酸豆，瀝乾
1 顆檸檬汁
海鹽和黑胡椒，適量
萵苣葉，出餐時使用（選擇性的）

挑選食材的秘訣

* 查閱 224 頁的品牌推薦清單。

不吃蛋？

以特級初榨橄欖油取代美乃滋來為魚肉添加脂肪。先用 ¼ 杯的量慢慢淋到運轉中的食物調理機裡。嚐一下味道，若有需要就再多加一點。

用食物調理機，以脈衝模式攪拌鮭魚和美乃滋，直到質地滑順。

把攪拌好的鮭魚換到一只攪拌碗裡，放入番茄、酸豆和檸檬汁，混合均勻，然後以海鹽和黑胡椒調味。

捲到萵苣葉裡享用這道沙拉，或放在葉菜上享用——或直接用叉子吃。

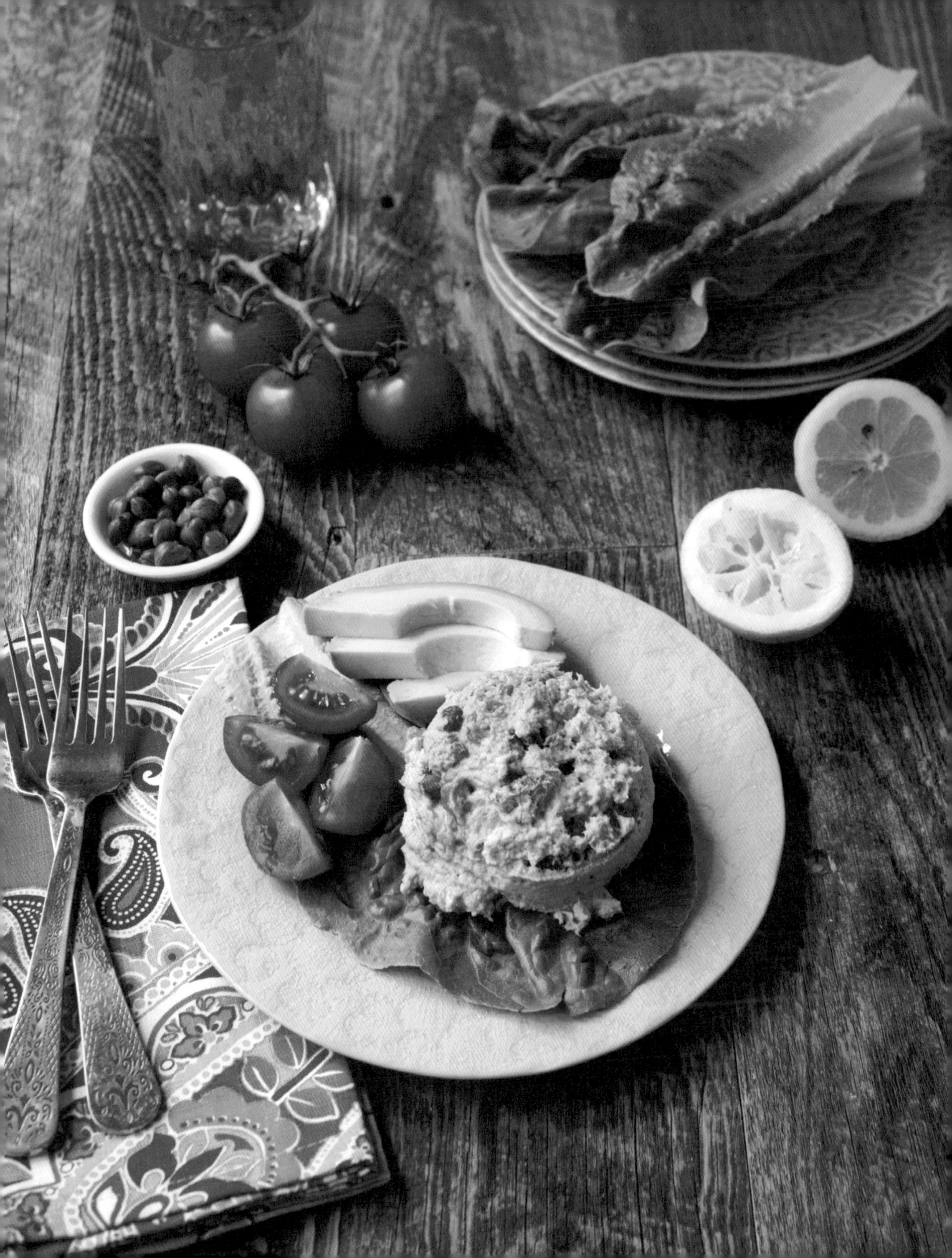

辣蝦萵苣杯

準備時間 20 分鐘 · 料理時間 10 分鐘 · 4 人份

堅果
蛋
茄屬蔬菜
可發酵性碳水化合物
海鮮

4 打中型蝦子，剝殼、去沙腸
¼ 杯辣醬 *
¼ 杯融化的椰子油或無鹽奶油
2 大匙新鮮檸檬汁
海鹽和黑胡椒，適量
1 到 2 顆萵苣，選擇你喜歡的種類，拆下葉片
1 到 2 顆酪梨，切片

挑選食材的秘訣
* 查閱 224 頁的品牌推薦清單。

在蒸鍋裡注入 1 吋深的水，放入蒸盤。把水煮滾，冒出蒸汽，蓋上蓋子，蝦子約需蒸 5 分鐘，直到完全呈現出粉紅色和白色。你需要分成兩批處理，以免蒸盤太擠。

趁熱將蝦子剁成一口的大小。

在一只攪拌碗裡放入辣醬、椰子油或奶油和檸檬汁，速迅攪拌。

把蝦肉放到剛調製好的辣醬中輕拋混勻，以海鹽和黑胡椒調味。出餐時放到萵苣杯裡，最上層擺上酪梨片。

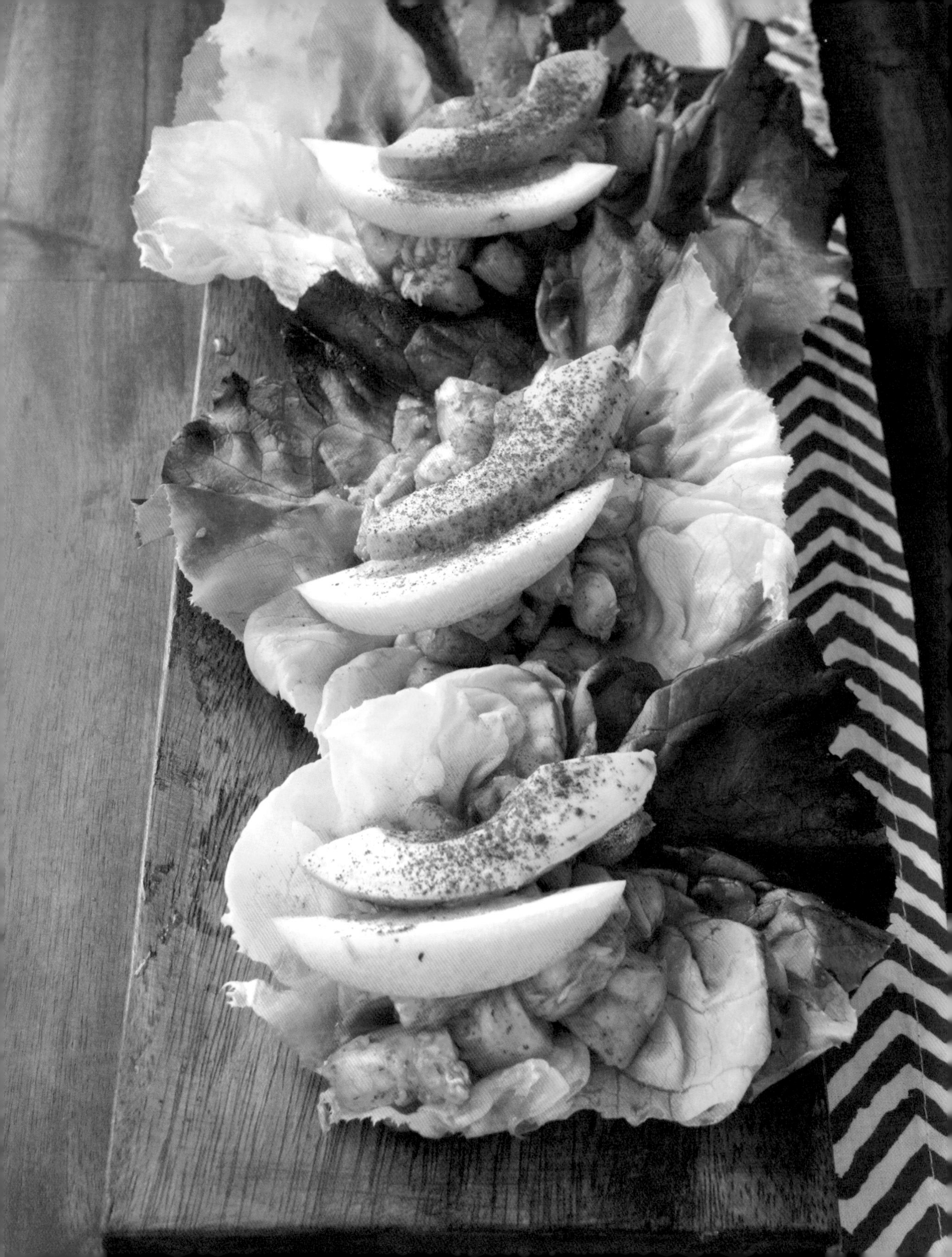

煙燻雞肉無玉米餅湯

準備時間 30 分鐘 · 料理時間 45 分鐘 · 4 人份

堅果
蛋
茄屬蔬菜
可發酵性碳水化合物
海鮮

2 大匙椰子油或培根油
1 顆小洋蔥，切丁
1 顆紅甜椒，切丁
2 根胡蘿蔔，切丁
2 根芹菜，切丁
1 根墨西哥波布拉諾（poblano）辣椒，烤過、去皮，切丁（見「料理訣竅」）
海鹽和黑胡椒，適量
2 小匙孜然粉
2 小匙芫荽籽粉
½ 小匙哈瓦那辣椒粉
200 公克番茄糊
900CC 骨頭湯（雞骨或牛骨，212 頁）
225 公克去骨、去皮雞肉，煮熟、弄成絲

選擇性的裝飾物
¼ 杯新鮮芫荽葉，切碎
1 顆酪梨，切片

把椰子油或培根油放到一只大湯鍋裡，以中火加熱融化。放入洋蔥，炒到呈半透明狀且邊緣開始呈焦黃色。放入甜椒、胡蘿蔔、芹菜、烤波布拉諾辣椒、海鹽和黑胡椒調味。再放入孜然、芫荽籽和哈瓦那辣椒粉，攪拌直到混合均勻。再煮幾分鐘，直到蔬菜變軟。

拌入番茄糊和骨頭湯，若有需要，再加點海鹽與黑胡椒調味。將爐火調低，悶煮 20 分鐘，或直到風味充分融合。當湯快煮好時，把雞肉絲放到鍋裡熱透。再嚐一次味道，若有需要就再調味一下。

出餐時以芫荽葉和酪梨做裝飾——如果你希望的話。

料理訣竅

烤波布拉諾辣椒，只要把整隻辣椒直接放在瓦斯烤爐的架上，以小火烘烤即可。以烤肉夾翻面，直到整面外皮都呈焦黑色。把烤好的椒辣放到碗裡，蓋上蓋子，靜置數分鐘待涼，然後用手輕輕拂去焦黑的表皮。如果辣椒仍然燙手，你可以在拂去它焦黑的表皮時用一點溫水沖。但這可能稍微減弱它的風味，所以最好等它涼到手可以接受的溫度再處理。如果你喜歡的話，可以留下辣椒籽，波布拉諾辣椒並不會特別辣。

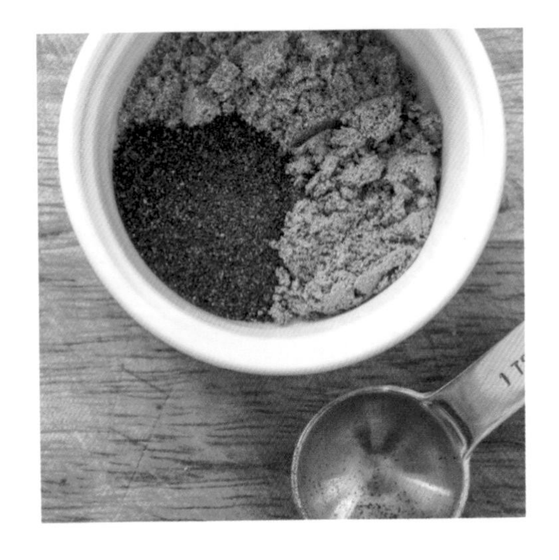

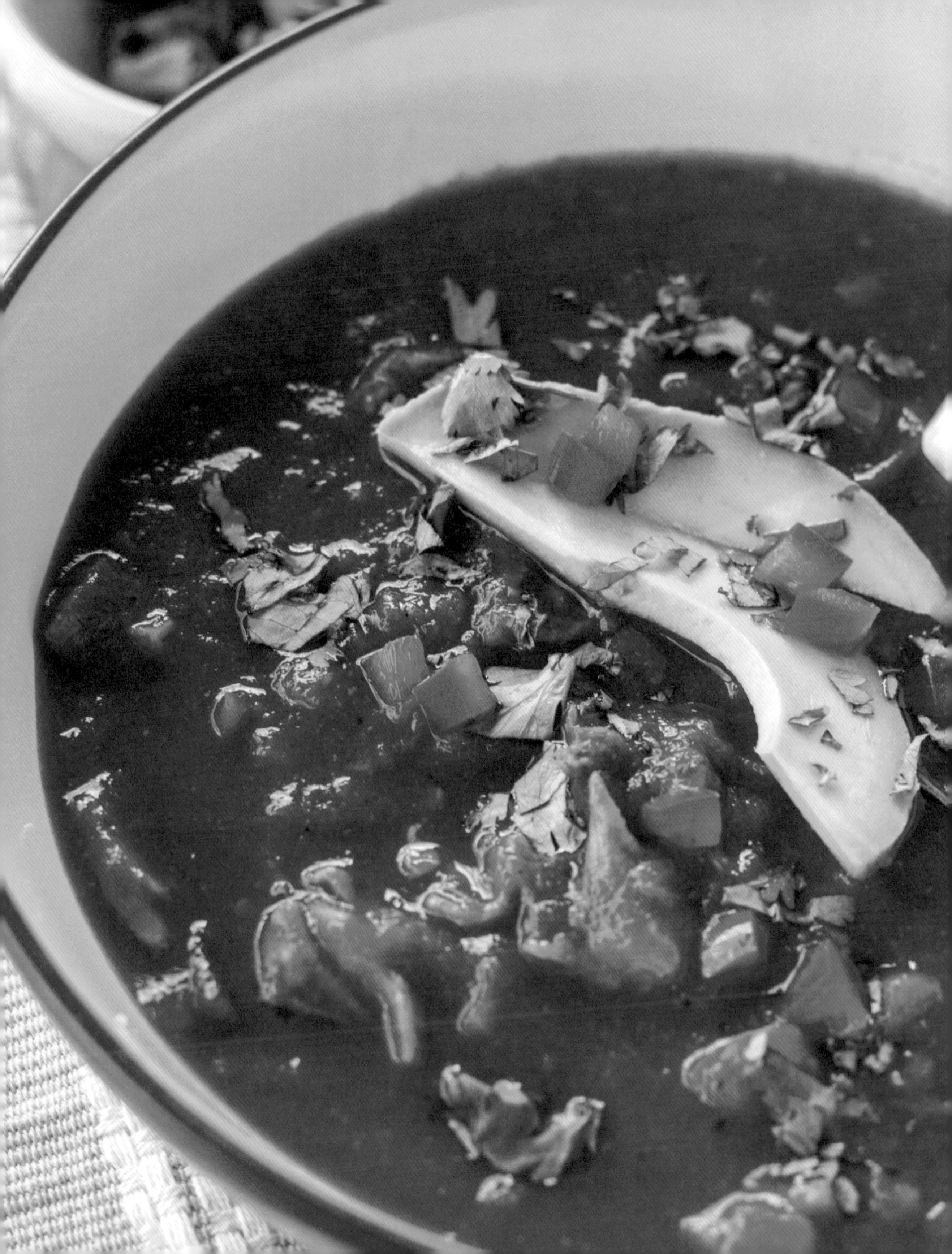

烤白花椰湯

準備時間 15 分鐘 · 料理時間 45 分鐘 · 4 人份

堅果
蛋
茄屬蔬菜
可發酵性碳水化合物
海鮮

1 顆中型白花椰
3 大匙酥油、培根油或椰子油，分開使用
海鹽和黑胡椒，適量
½ 杯切丁洋蔥
½ 杯切丁胡蘿蔔
1 小匙新鮮迷迭香或其他你選擇的新鮮香草
3 杯骨頭湯（雞骨，212 頁）

選擇性的裝飾物
4 小匙特級初榨橄欖油或松露油
2 片培根，煎過、切丁

料理訣竅
白花椰不是你的最愛？在這份食譜裡可以用胡蘿蔔取代白花椰。

需要更多碳水化合物？
以奶油南瓜取代白花椰。

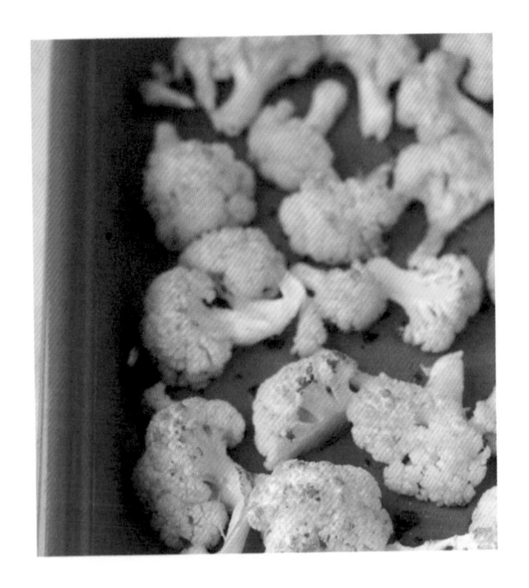

烤箱預熱至 190ºC。

把白花椰切成 1 到 2 吋大的塊狀，然後放到一只大烤盤裡。把酥油、培根油或椰子油融化，淋到白花椰上。輕拋白花椰，使油脂均勻裹覆，再以充分的海鹽和黑胡椒調味。烤 30 到 40 分鐘，或直到邊緣開始呈現焦黃色。

趁著烤白花椰的時候準備其他的食材。把剩下的 1 大匙酥油、培根油或椰子油放到湯鍋裡，以中火加熱融化，輕炒洋蔥、胡蘿蔔和迷迭香，再加上少許海鹽與黑胡椒，直到洋蔥呈半透明狀且胡蘿蔔變軟，大約 8 分鐘。倒入骨頭湯，將爐火調至小火，然後悶煮 10 分鐘。

保留 ½ 杯到 1 杯的白花椰做裝飾。把 2 杯烤好的白花椰和 2 杯骨頭湯放到果汁機裡混勻，小心別放太滿，因為熱的液體容易在果汁機裡膨脹。把果汁機的蓋子蓋緊，但拿掉蓋子中央的「氣孔蓋」。用一條厚廚布放在蓋子上，遮住氣孔的位置。先以低速攪拌，再以高速稍微攪拌一下，這會讓你的湯產生滑順的質地。你可以選擇把所有的花椰菜和高湯都拿來攪拌在一起，但如果要這樣做的話需分批進行，以免食材擠爆你的果汁機。

把攪拌好的湯倒回湯鍋裡，再攪拌一下。出餐時以保留下來的烤白花椰塊做裝飾，再撒上一些優質的特級初榨橄欖油或松露油，和／或切丁培根——如果有用到的話。

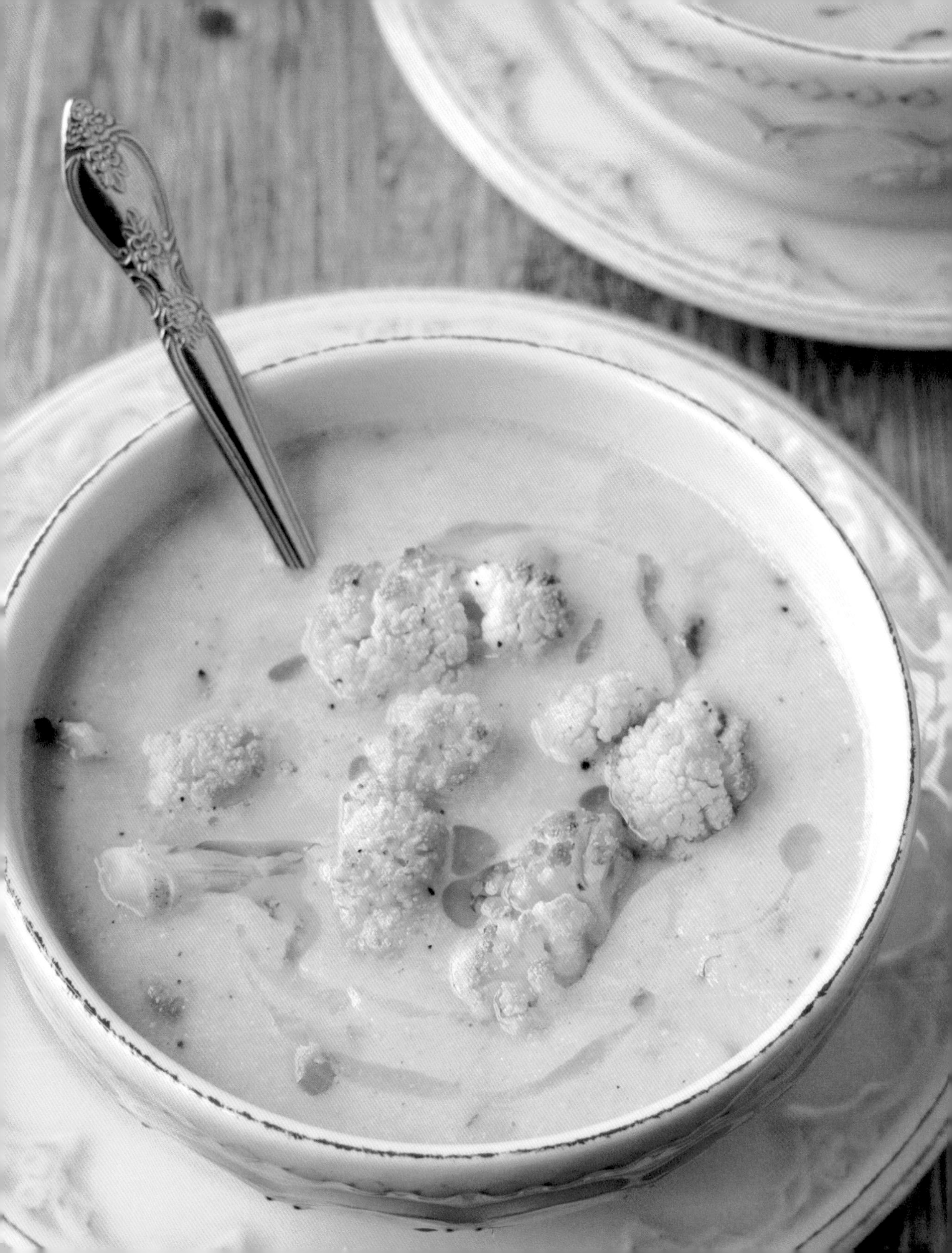

簡易菠菜蒜頭湯

準備時間 5 分鐘 · 料理時間 10 分鐘 · 4 人份

堅果
蛋
茄屬蔬菜
可發酵性碳水化合物
海鮮

1 大匙酥油或椰子油
2 到 3 瓣蒜頭，壓碎
3 杯骨頭湯（雞骨，212 頁）
1 把菠菜
1 顆酪梨，切半
海鹽和黑胡椒，適量

選擇性的裝飾物
¼ 杯全脂椰奶 *
2 大匙切成細末的細香蔥

挑選食材的秘訣

*** 查閱 224 頁的品牌推薦清單。**

把酥油或椰子油放到湯鍋裡，以中火加熱融化。放入壓碎的大蒜，當蒜頭剛開始呈焦黃色時，倒入骨頭湯，然後慢慢煮滾。把菠菜放到鍋裡悶煮，直到變軟，大約 1 分鐘。

把湯分兩批放到果汁機裡，每次用一半的湯和半顆酪梨。把果汁機的蓋子蓋緊，但拿掉蓋子中央的「氣孔蓋」。用一條厚廚布放在蓋子上，遮住氣孔的位置。分別攪拌一半的湯和酪梨，然後倒回原來的鍋裡混合在一起。以海鹽和黑胡椒調味。

1 杯湯等於 1 人份，出餐時以 1 大匙的椰奶和 ½ 大匙的細香蔥做裝飾——如果有用到的話。

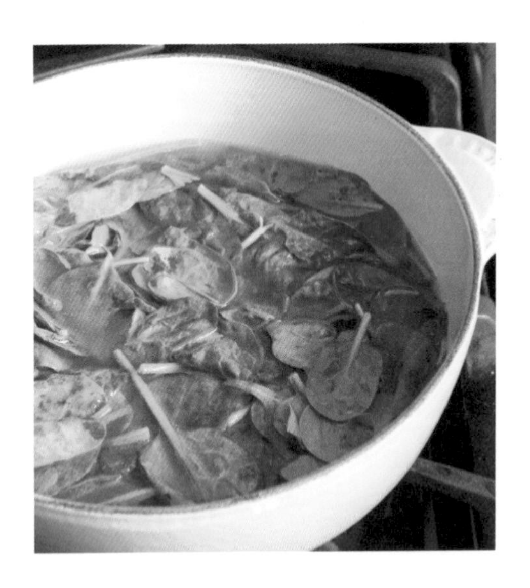

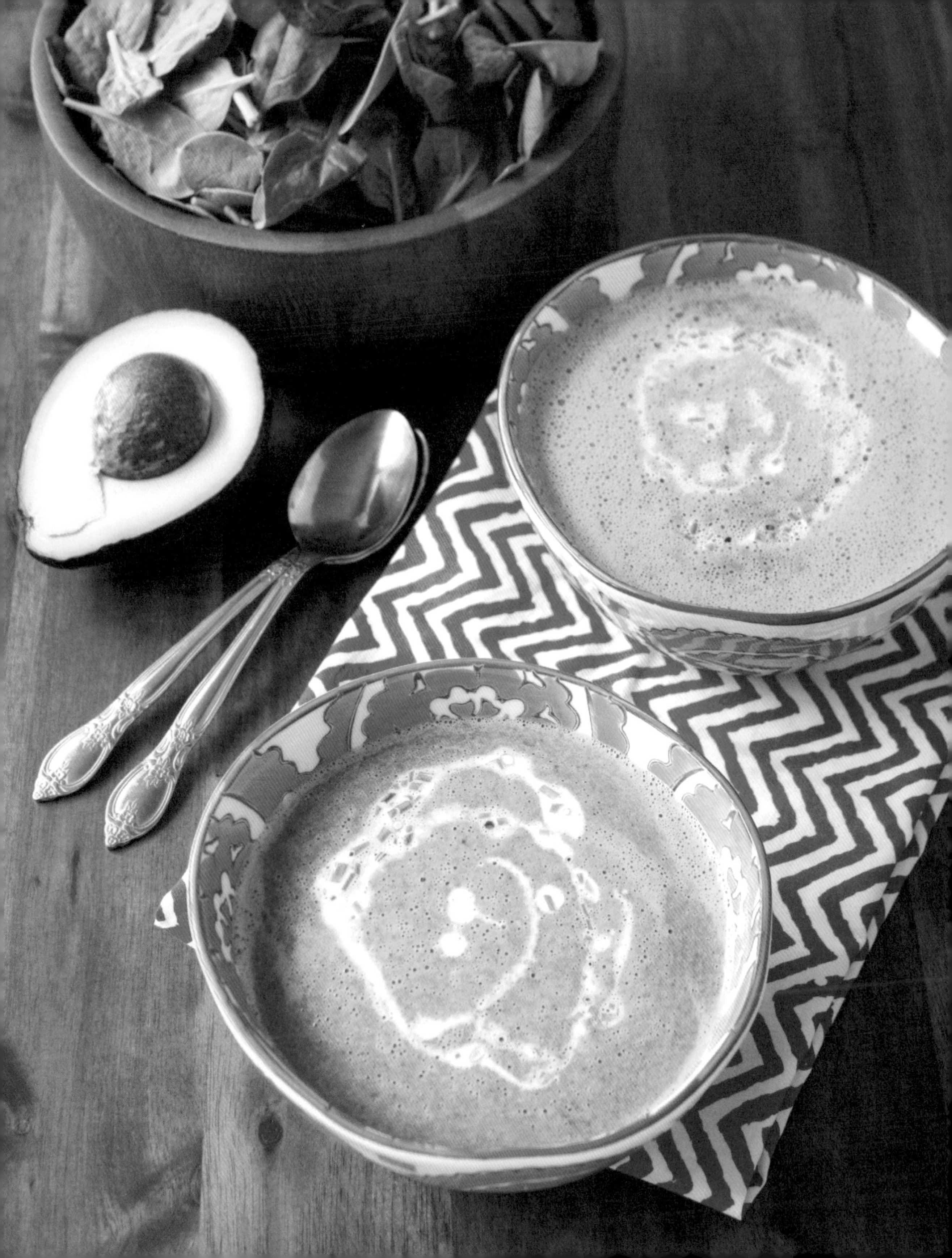

無味噌湯

準備時間 10 分鐘 · 料理時間 10 分鐘 · 4 人份

堅果
蛋
茄屬蔬菜
可發酵性碳水化合物
海鮮

900CC 骨頭湯（雞骨，212 頁）
2 大匙椰子胺基酸 *
3 滴魚露 *
1 杯嫩白菜切片（大約 2 顆）
225 公克煮熟蝦仁，切碎（選擇性的，照片中未呈現）
2 根青蔥，切成青蔥花
海鹽和黑胡椒，適量
¼ 杯新鮮芫荽葉，切碎，裝飾用

把骨頭湯、椰子胺基酸和魚露放到一只小平底鍋裡，以中低火加熱，慢慢煮滾，大約 10 分鐘。

放入白菜和青蔥，大約再悶煮 2 到 3 分鐘，直到白菜呈亮綠色且變軟。如果你要在這道湯裡使用蝦子，等白菜熟透之後再放進去。以適量的海鹽和黑胡椒調味。

用芫荽葉做裝飾。

挑選食材的秘訣

* 查閱 224 頁的品牌推薦清單。

不吃海鮮？

省略魚露。

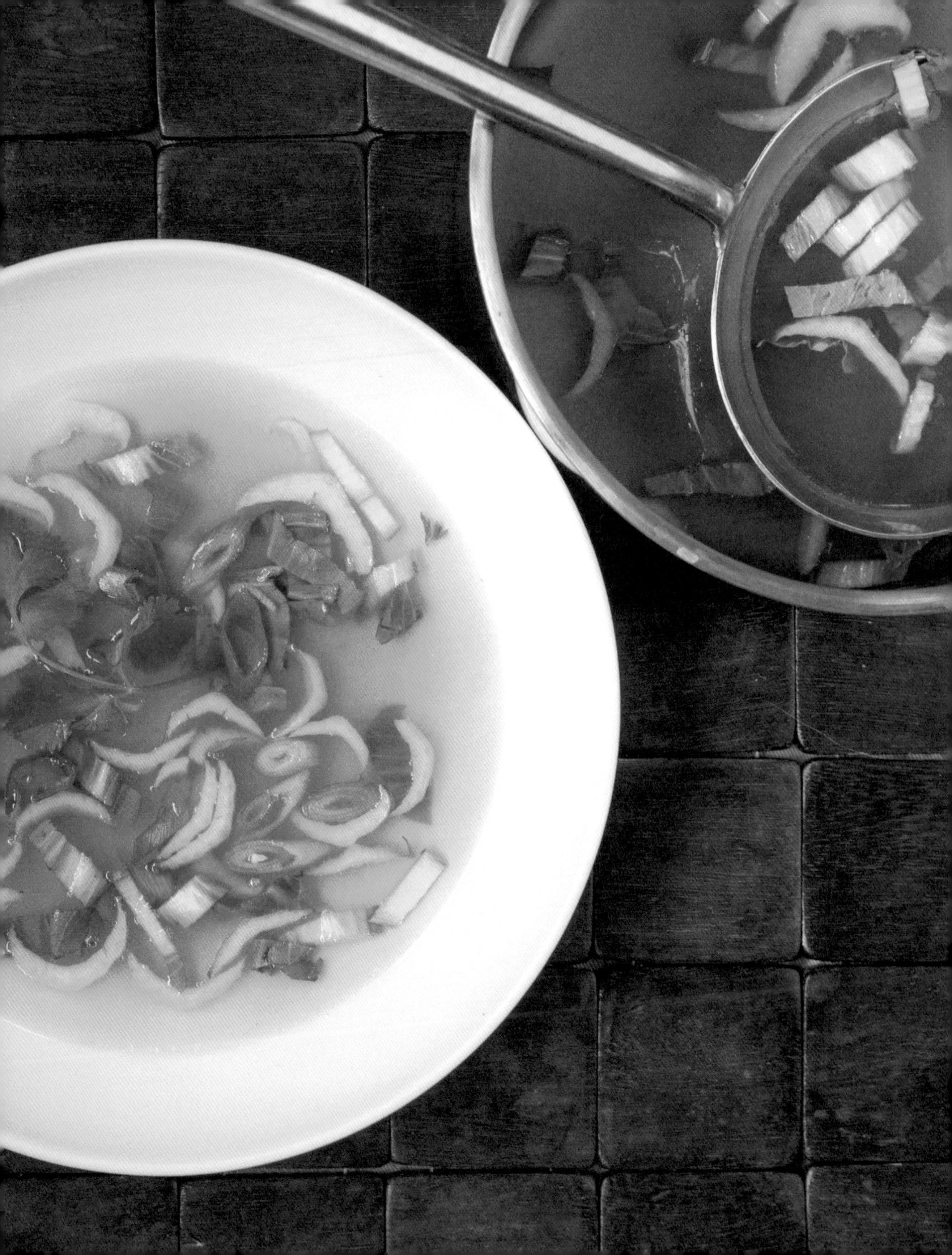

香煎鮪魚、葡萄柚與蘆筍沙拉

準備時間 15 分鐘 ・ 料理時間 5 分鐘 ・ 5 人份

堅果
蛋
茄屬蔬菜
可發酵性碳水化合物
海鮮

準備鮪魚

450 到 675 公克鮪魚片
海鹽和黑胡椒，適量
1 顆萊姆，切半
2 大匙白芝麻
1 大匙椰子油

準備淋醬

¼ 杯澳洲堅果油（夏威夷豆油）或冷壓芝麻油
1 顆萊姆汁
2 大匙蔥花
2 大匙芫荽葉，切碎
海鹽和黑胡椒，適量

準備沙拉

1 大把細蘆筍
2 顆酪梨，切片
1 紅肉葡萄柚果肉瓣（見料理訣竅）
1 小匙白芝麻，裝飾用

拿一只琺瑯鑄鐵鍋或不鏽鋼平底鍋，以中高火加熱。用海鹽和黑胡椒在魚片的兩面調味，然後將兩面都擠上萊姆汁。接著，在魚片兩面撒上芝麻，使表面形成一層薄片。當鍋子熱好時，放入椰子油融化，再放入鮪魚，每面煎 1 分鐘。

在一只小攪拌碗中，把做淋醬的食材打散。

把每一根蘆筍切成 3 段，去掉末端 1½ 吋硬質的部分，將切好的蘆筍分成 5 份放在 5 個餐盤裡。

逆著紋理將鮪魚切成 ¼ 吋的厚片，把鮪魚片放到蘆筍上頭，然後最上層再放上酪梨片和葡萄柚果肉瓣。

在每個盤子裡撒上淋醬，再以芝麻做裝飾。

料理訣竅

從柑橘類水果中取出果肉瓣：用一柄鋒利的水果刀，順著水果的圓弧外圍下刀，小心的切除外皮和白色襯皮。接著，小心的以對角方式由外向內切到水果中央，從每一個薄瓣膜旁下刀，以取出兩個瓣膜間的新鮮果肉。果肉瓣會完整的滑出來，不用再處理就可食用！

大廚筆記

是的，蘆筍可以生吃！如果你試過一次之後覺得不喜歡生吃，你可以在把它用於沙拉前先蒸過或烤過。你也可以把這道沙拉蓋在綜合綠色葉菜上，以綠色葉菜取代蘆筍。

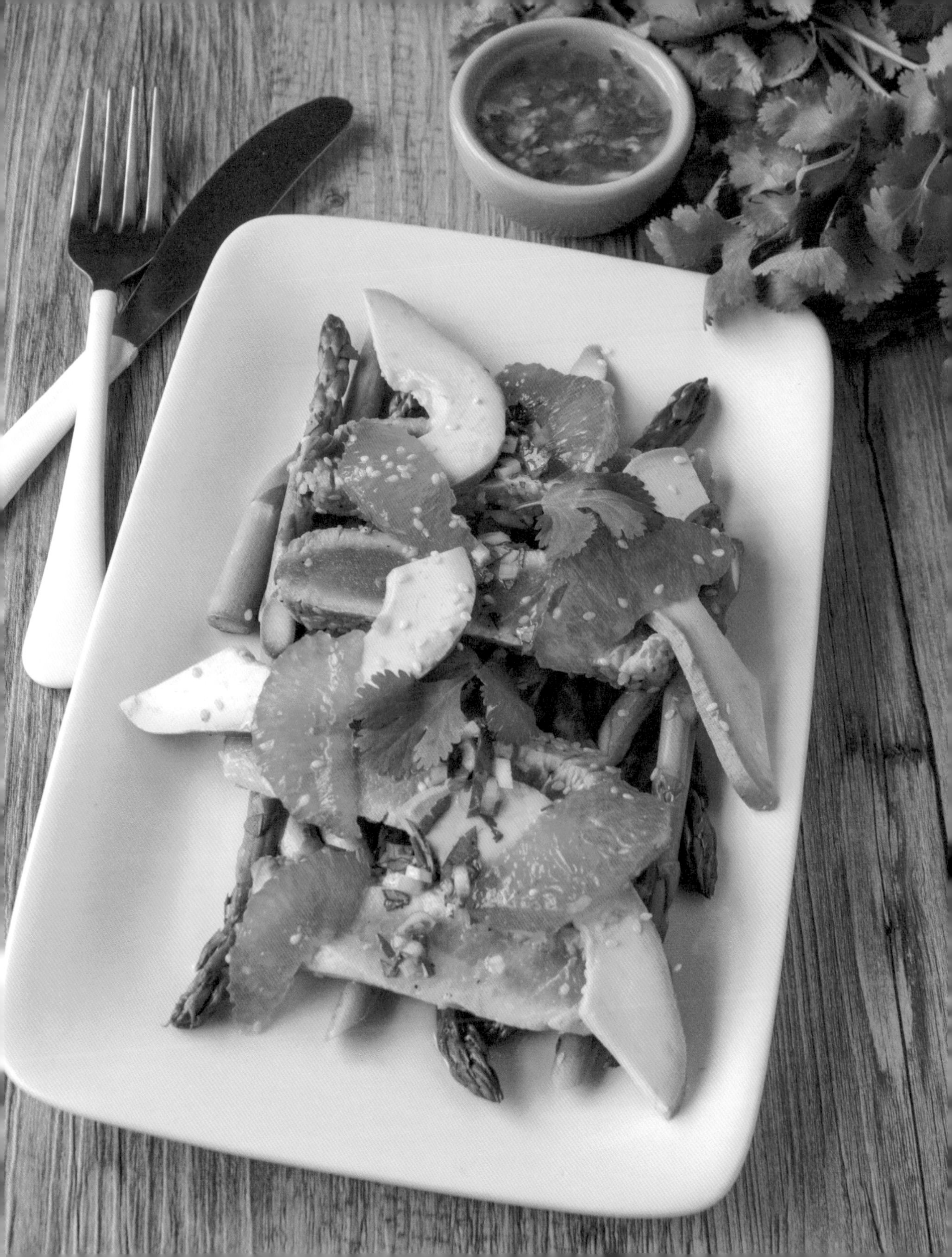

青蘋果茴香沙拉

準備時間 10 分鐘 · 4 人份

堅果
蛋
茄屬蔬菜
可發酵性碳水化合物
海鮮

準備淋醬

½ 杯特級初榨橄欖油或澳洲堅果油（夏威夷豆油）
2 大匙蘋果醋
2 大匙新鮮檸檬汁
½ 小匙茴香籽粉
½ 小匙肉桂粉
¼ 小匙洋蔥粉
海鹽和黑胡椒，適量

2 顆青蘋果，切成長條狀
1 杯細切茴香（1 到 2 球）
¼ 小匙肉桂粉，裝飾用
綠葉蔬菜或嫩菠菜，出餐時使用（選擇性的，未出現於照片中）

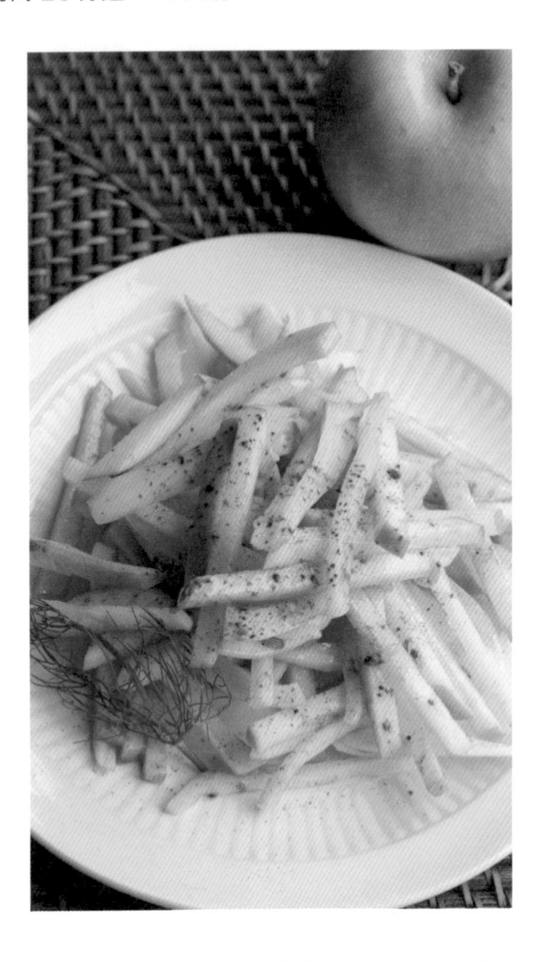

在一只小攪拌碗中，把做淋醬的食材打散。

把蘋果、茴香和淋醬放到一只中型攪拌碗裡輕拋混勻，然後撒上肉桂粉做裝飾。

直接食用，或放到綠葉蔬菜或嫩菠菜上食用。

綠花椰培根沙拉搭配滑順香醋醬

準備時間 15 分鐘 · 料理時間 15 分鐘 · 4 人份

4 片培根
1 顆大綠花椰
¼ 杯健康自製美乃滋（211 頁）
3 大匙巴薩米克醋
2 大匙切碎的紅蔥頭
海鹽和黑胡椒，適量

堅果
蛋
茄屬蔬菜
可發酵性碳水化合物
海鮮

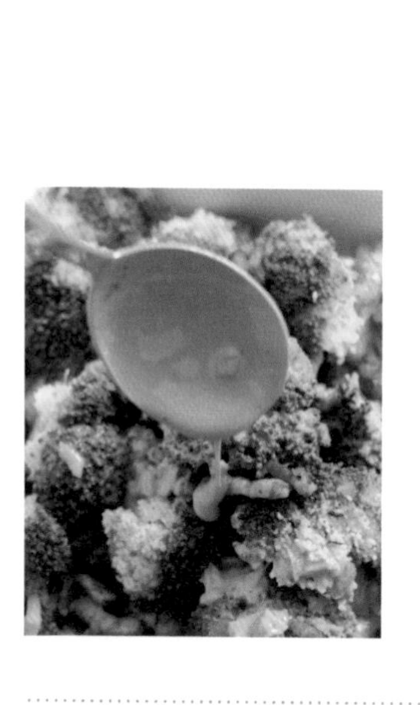

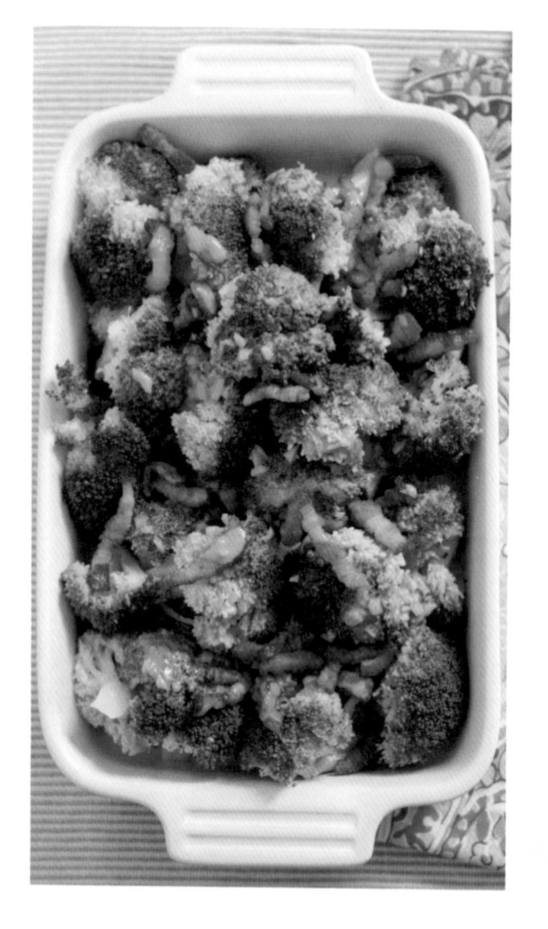

不吃蛋？
以 ¼ 杯特級初榨橄欖油和 1 小匙無麩質第戎芥末醬代替美乃滋。

將培根斜切成 ¼ 寬的條狀，然後放到平底鍋裡以中火煎到香脆。從鍋裡取出培根，放到紙巾上把油瀝乾。保留鍋裡的培根油，另有用途。

把綠花椰切成大塊，以蒸盤放到滾水的蒸鍋裡（注入 1 吋深的水），直到呈現亮綠色，但不要過熟，大約 5 分鐘。把蒸好的綠花椰放到盛冰水的大碗裡，這會使它避免繼續熟透，保持外表的亮綠色。放到濾鍋中瀝乾。

把美乃滋、醋、紅蔥頭、海鹽與黑胡椒放到一只小攪拌碗中打散。

將綠花椰和淋醬放到餐碗裡輕拋混勻，然後撒上培根條做裝飾。以室溫食用。

小黃瓜涼麵沙拉

準備時間 15 分鐘 · 4 人份

堅果
蛋
茄屬蔬菜
可發酵性碳水化合物
海鮮

2 條大型小黃瓜
2 大匙薑芝麻辣淋醬（216 頁）
2 大匙冷壓芝麻油
1 大匙米酒醋 *
1 大匙芝麻，裝飾用

用刨絲削皮器、一般的蔬菜削皮刀或螺旋刨絲器，把小黃瓜削成細長的「麵條」，去掉中間有籽的部分。

把小黃瓜麵、薑芝麻辣淋醬、芝麻油和醋放到一只攪拌碗裡，輕拋混勻。

撒上芝麻做裝飾，冰涼或室溫食用皆宜。

挑選食材的秘訣

* 檢查成分，避免含有添加糖的品牌。

特殊工具

你可以在網路上或一些本地商店裡很容易的找到刨絲削皮器和螺旋刨絲器，到這個網址查看推薦的品牌：balancedbites.com/21DSD。

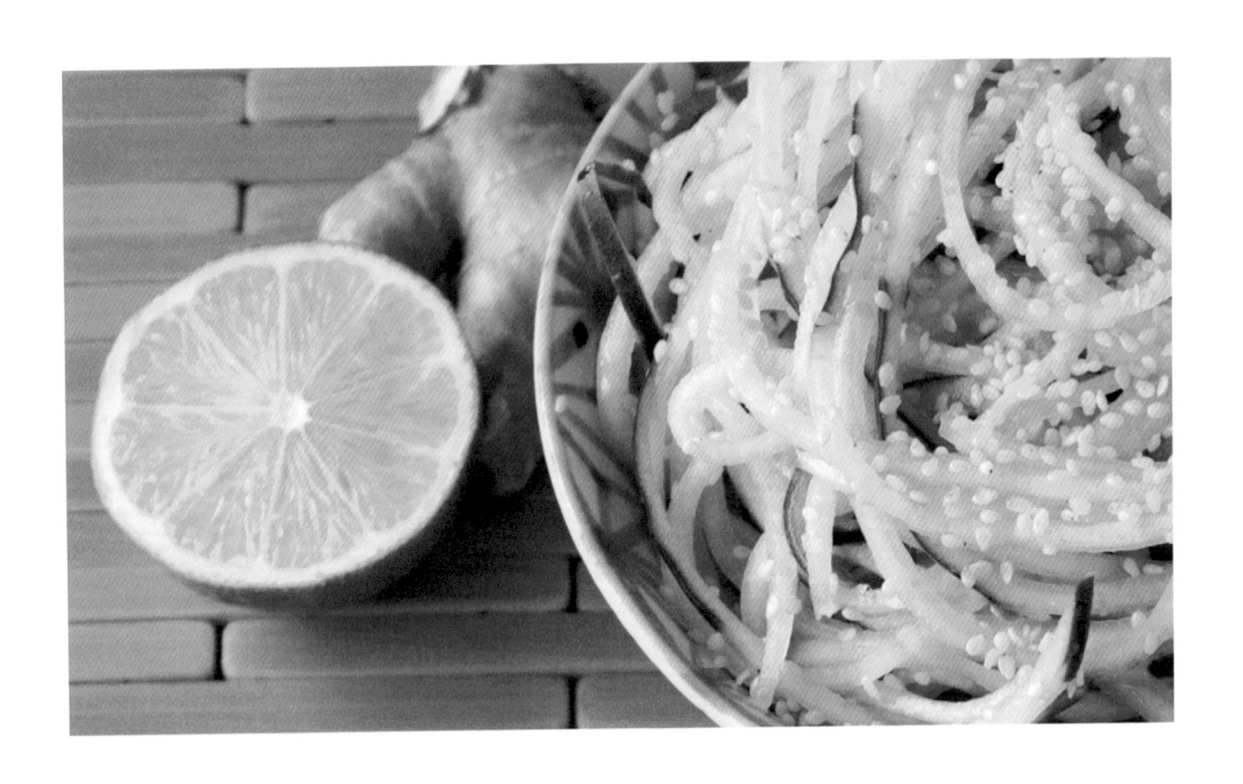

涼拌高麗菜與白菜

準備時間 15 分鐘 · 4 人份

2 大匙生的中東式芝麻醬（tahini，芝麻粉做的芝麻糊）
2 顆萊姆汁
¼ 杯冷壓芝麻油
¼ 小匙大蒜末
4 杯切成細絲的高麗菜（1 顆中型高麗菜）
1 杯切成細絲的白菜
海鹽和黑胡椒，適量
¼ 杯青蔥花，裝飾用
1 大匙白芝麻，裝飾用

把芝麻醬、萊姆汁、芝麻油和蒜末放到一只大型攪拌碗中打散。放入高麗菜絲和白菜絲，輕拋混勻，以海鹽和黑胡椒調味，最後撒上青蔥花和芝麻做裝飾。

冰涼或室溫食用皆宜。

堅果
蛋
茄屬蔬菜
可發酵性碳水化合物
海鮮

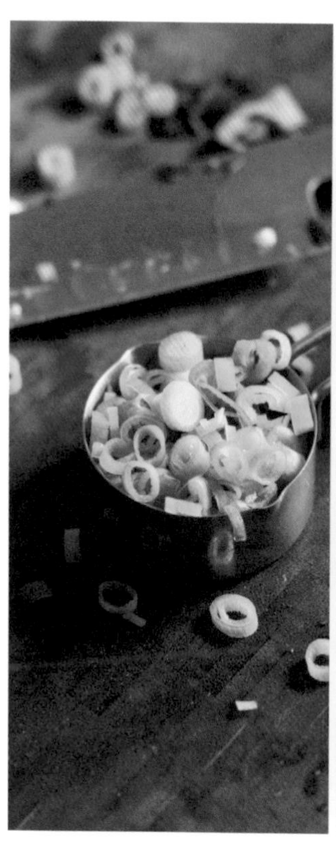
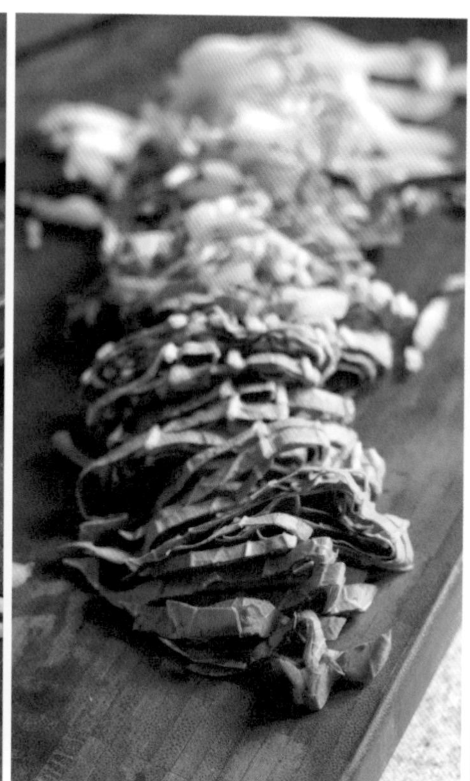
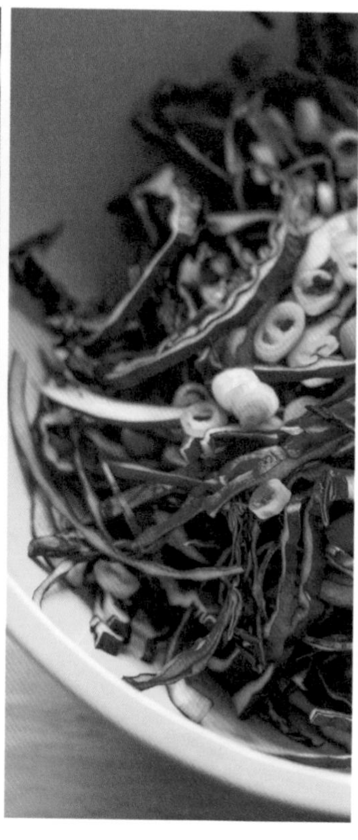

香菜白花椰飯

準備時間 15 分鐘 · 料理時間 5 分鐘 · 4 人份

堅果
蛋
茄屬蔬菜
可發酵性碳水化合物
海鮮

1 顆白花椰
1 大匙椰子油或培根油
海鹽和黑胡椒，適量
¼ 杯新鮮芫荽葉，切碎

色彩及變化上的選擇性添加
如圖所示
¼ 杯切碎的紫洋蔥
¼ 杯切碎的黃椒
1 大匙椰子油或培根油

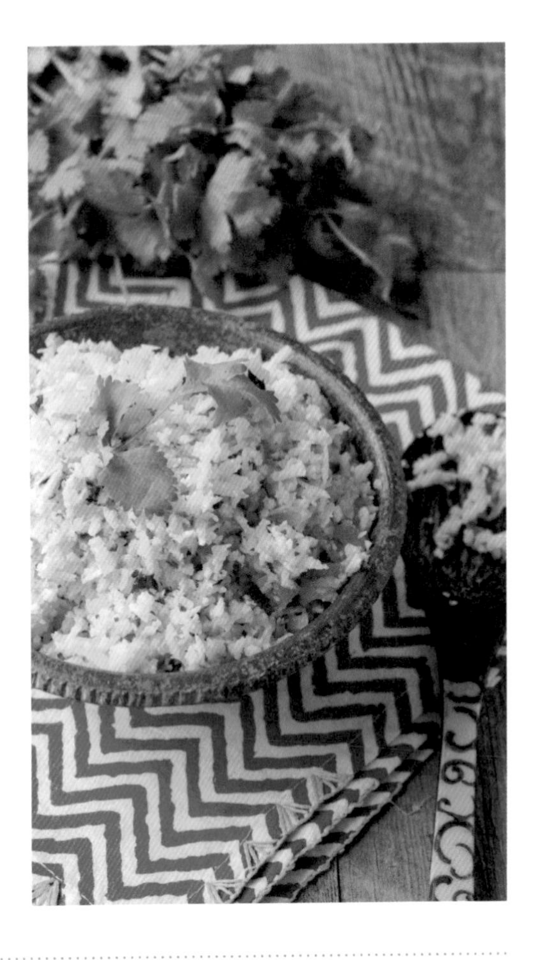

切掉白花椰的外葉和莖，剁成大塊，再以刨絲器或食物調理機將白花椰菜切碎。

如果要加入紫洋蔥和黃椒，先以 1 大匙椰子油或培根油在小平底鍋裡以中火輕炒約 5 分鐘，或直到菜變軟且邊緣呈焦黃色。

拿一只大型平底鍋以中火加熱，融化椰子油或培根油，再放入白花椰絲。添加適量的海鹽與黑胡椒。輕炒約 5 分鐘，或直到白花椰開始呈半透明狀，輕輕攪拌，使菜煮到熟透。

拌入選擇性的添加食材（如果有用到的話），出餐前把煮好的白花椰放到一只餐碗裡，與切碎的芫荽葉輕拋混勻。

香醋冬南瓜圈

準備時間 5 分鐘 · 料理時間 35 分鐘 · 4 人份

2 顆栗子南瓜（不去皮），或 1 顆奶油南瓜，去皮
¼ 杯融化的培根油或椰子油
海鹽和黑胡椒，適量
½ 杯巴薩米克醋

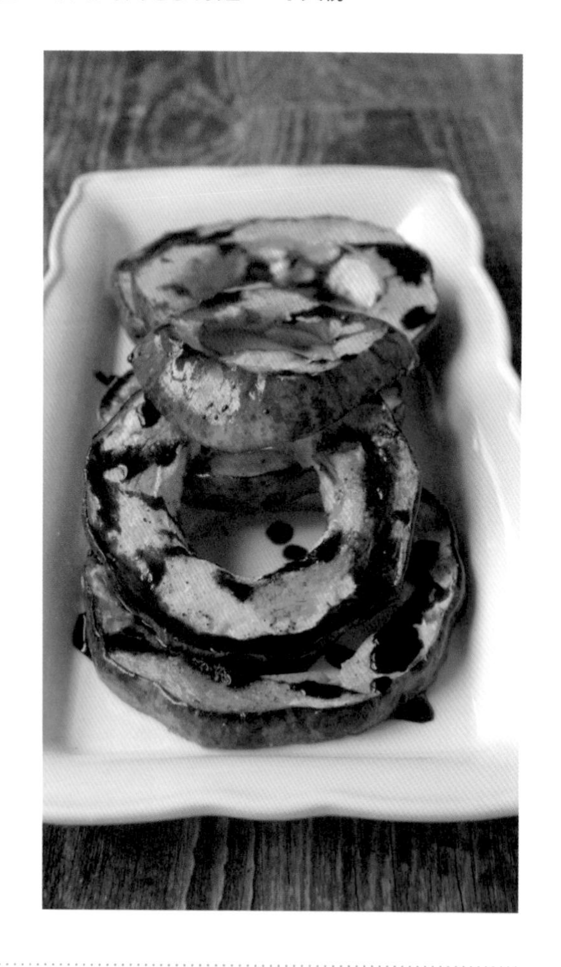

堅果
蛋
茄屬蔬菜
可發酵性碳水化合物
海鮮

想要香脆的口感？
撒上烤過的碎杏仁、澳洲堅果（夏威夷豆）、核桃或胡桃。

烤箱預熱至 190°C。

將南瓜切成 ¾ 吋厚的圈圈，以湯匙挖掉中間的籽。

把南瓜圈放在 2 只有邊框的大烤盤上，均勻裹上培根油或椰子油。兩面都用海鹽與黑胡椒調味。烤 20 分鐘，然後翻面，放回烤箱裡再烤 15 分鐘。

趁著烤南瓜圈時，把巴薩米克醋放入一只很小的平底鍋裡以中低火加熱，然後放涼，直到呈微稠狀，且縮水至原本的一半左右。

把稠狀巴薩米克醋舀到烤好的南瓜圈上，趁熱食用。

注意：雖然在烤栗子南瓜時保留了外皮，但在食用時可用湯匙刮下皮內的柔軟果肉。

涼拌豆薯條

準備時間 5 分鐘 · 4 人份

堅果
蛋
茄屬蔬菜
可發酵性碳水化合物
海鮮

1 顆豆薯（大約 450 公克）
1 顆萊姆或檸檬，切半
½ 到 1 小匙的辣椒粉，或適量的卡宴辣椒粉、哈瓦那辣椒粉
海鹽，適量

不吃茄屬蔬菜？
省略辣椒粉（或任何種類的辣椒粉），只使用萊姆汁或檸檬汁和海鹽。

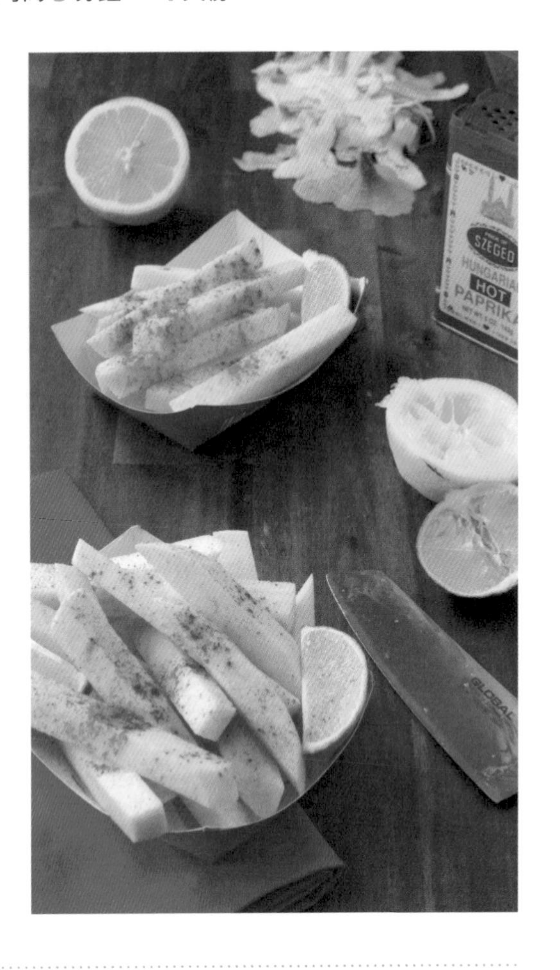

用削皮刀削去豆薯的外皮，然後切成法式薯條的大小，大約 ¼ 到 ½ 吋厚。

把豆薯放到餐碗裡，擠上萊姆汁或檸檬汁。

撒上辣椒粉或卡宴辣椒粉和海鹽，用輕拋的方式使辣粉均勻的裹住豆薯條。

立即食用，因為如果放太久豆薯會變潮濕。如果你想提前做這道菜，就先不要撒上萊姆汁、辣椒粉和海鹽，等到食用或出餐前再處理。

希臘番茄與小黃瓜沙拉

準備時間 10 分鐘 · 4 人份

2 杯切成大塊的番茄（原生種番茄、羅馬番茄、櫻桃番茄等，任何品種都可以！）
2 杯切成大塊的小黃瓜
½ 杯特級初榨橄欖油
1 顆檸檬汁或 2 大匙巴薩米克醋
1½ 小匙乾奧勒岡葉
海鹽與黑胡椒，適量

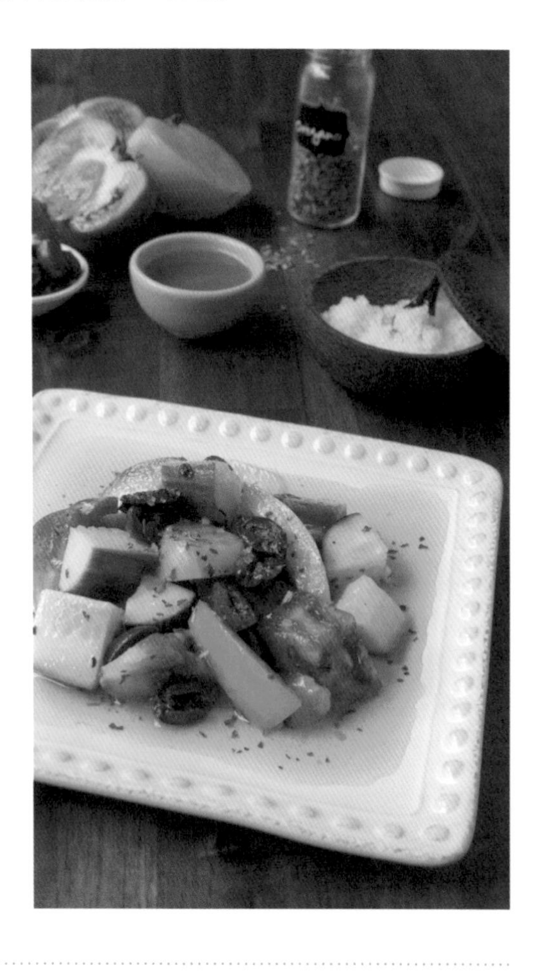

堅果
蛋
茄屬蔬菜
可發酵性碳水化合物
海鮮

不吃茄屬蔬菜？
只用小黃瓜做這道沙拉，或以生的胡蘿蔔薄片取代番茄。

把所有的食材放到一只大攪拌碗中輕拋混勻，冰涼或室溫食用皆宜。

若希望風味更佳，把混合好的沙拉放置至少 1 小時後再食用。

檸檬橄欖蒜香麵

準備時間 15 分鐘 · 料理時間 5 分鐘 · 4 人份

堅果
蛋
茄屬蔬菜
可發酵性碳水化合物
海鮮

4 條大櫛瓜或黃櫛瓜
海鹽與黑胡椒，適量
2 大匙水
1 顆檸檬皮
¼ 杯特級初榨橄欖油
1 片蒜瓣，切碎或磨碎
½ 杯去籽的卡拉瑪塔橄欖，剖半

不吃可發酵性碳水化合物？
省略大蒜。

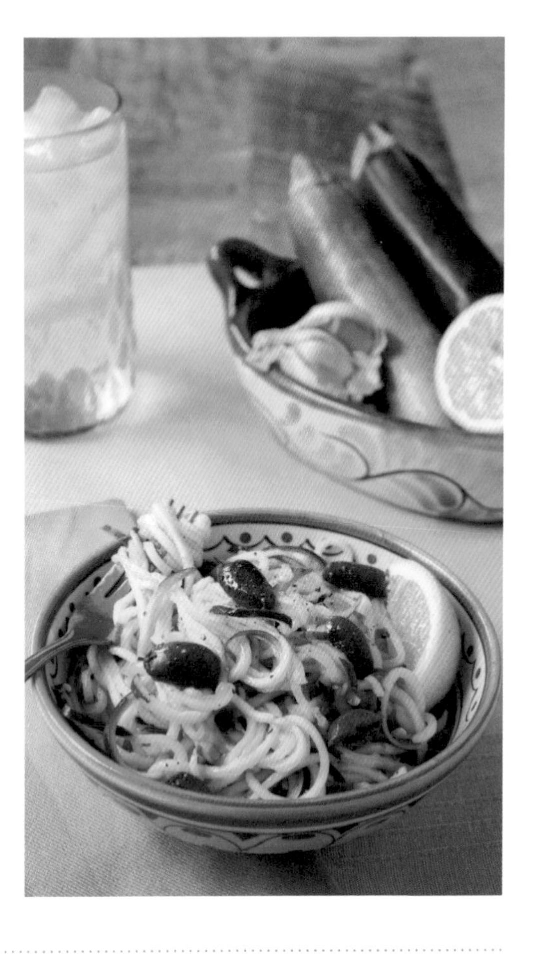

用刨絲削皮器或螺旋刨絲器把櫛瓜削成麵條狀，外皮不用先削掉。

用海鹽和黑胡椒幫蔬菜麵調味，然後放到一只大平底鍋裡。倒入水，以中火煮到櫛瓜麵剛好微軟的程度。把麵放到濾鍋裡大約 5 分鐘，瀝掉多餘的水分。

把擰檬皮和檸檬汁放入一只攪拌碗中，倒入橄欖油和蒜末，迅速攪拌，然後以適量的海鹽與黑胡椒調味。

把瀝乾的麵與檸檬淋醬和橄欖倒在一起輕拋混勻。

溫熱或冰涼食用皆宜。

青醬金線瓜麵

準備時間 15 分鐘 · 料理時間 40-50 分鐘 · 4 人份

1 顆金線瓜（1.75 到 2.25 公斤）
海鹽與黑胡椒，適量

準備青醬

½ 杯去殼開心果、澳洲堅果（夏威夷豆）、胡桃、核桃或松子
1 瓣蒜頭
½ 杯特級初榨橄欖油
海鹽與黑胡椒，適量
1 把新鮮的九層塔或羅勒葉

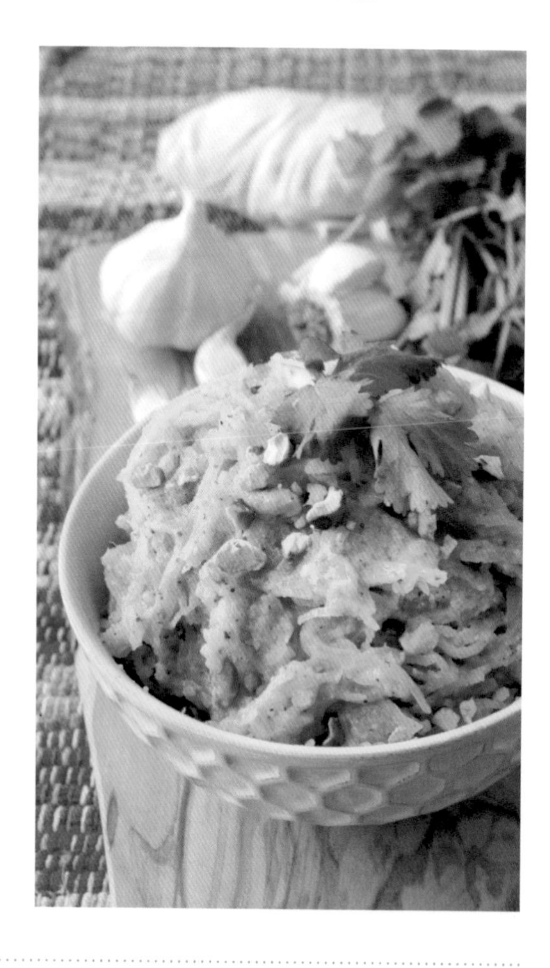

堅果
蛋
茄屬蔬菜
可發酵性碳水化合物
海鮮

烤箱預熱至 190°C。

把金線瓜縱切剖半，拿掉籽和內膜，然後撒上充分的海鹽與黑胡椒。把切半的金線瓜面朝下的放到烤盤上，大約烤 40 分鐘或直到按壓外皮時容易塌陷，而且裡頭的「麵條」容易與外皮分開。

把堅果、大蒜、橄欖油、海鹽和黑胡椒放到食物調理機中，攪拌直到呈滑順質地。再加入九層塔或羅勒葉，充分攪拌。嚐一下味道，若有需要就再添加些海鹽與黑胡椒。

趁著南瓜還溫熱時，用叉子取出麵條，然後與青醬輕拋混勻。

滑嫩香草白花椰泥

準備時間 5 分鐘 · 料理時間 15 分鐘 · 4 人份

堅果
蛋
茄屬蔬菜
可發酵性碳水化合物
海鮮

1 顆大白花椰
2 大匙無鹽奶油或椰子油
2 大匙特級初榨橄欖油
½ 小匙新鮮迷迭香，或最多 1 小匙你所選擇的其他新鮮香草
海鹽與黑胡椒，適量

把白花椰切成 2 到 3 吋大的塊狀。準備一只鍋子，注入 1 吋深的水，放入蒸盤。將水煮滾，冒出蒸汽，把花椰菜蒸到叉子可戳入的軟度，然後與奶油或椰子油、迷迭香或其他香草、海鹽和黑胡椒一起放到食物調理機裡，攪拌到呈泥狀和呈現滑順的質地。

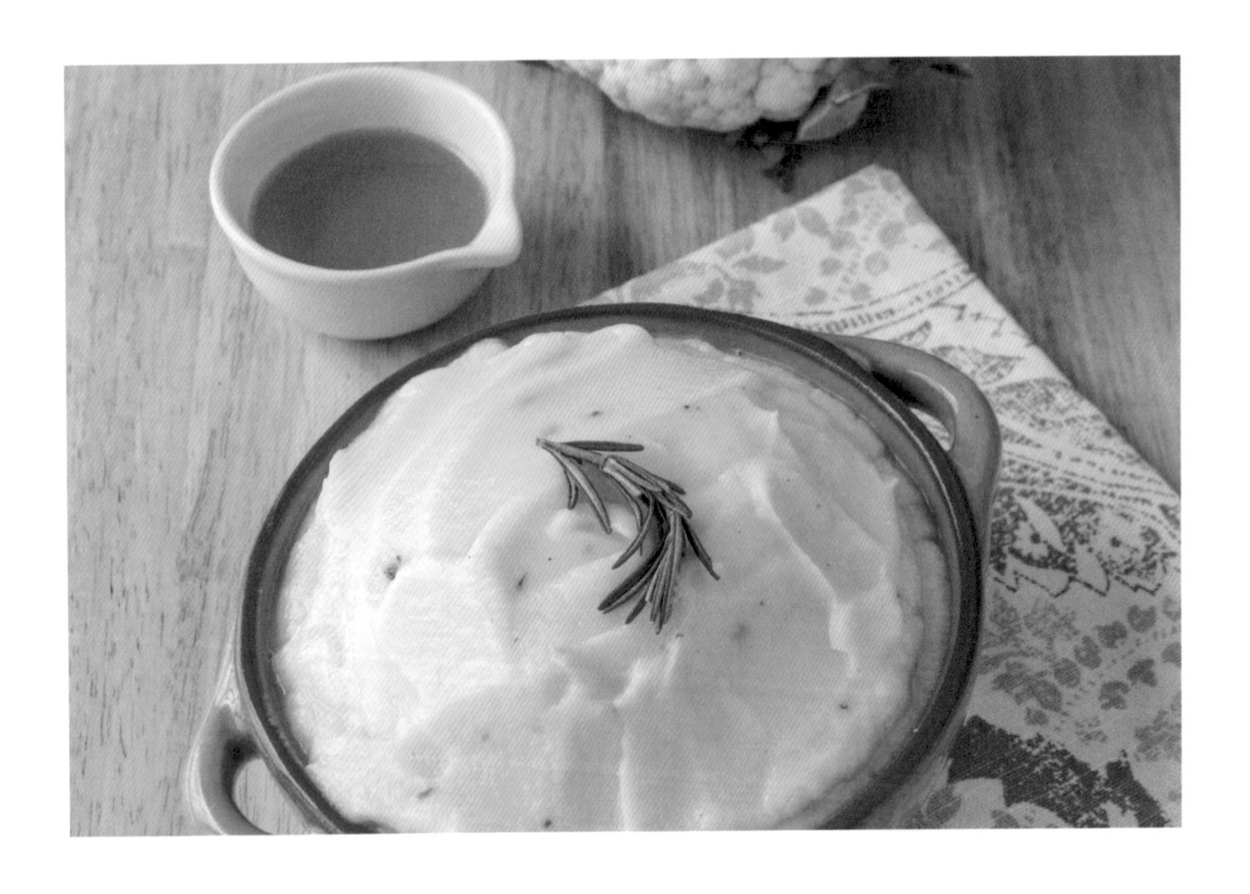

辣烤可可白花椰

準備時間 10 分鐘 · 料理時間 30 分鐘 · 4 人份

2 顆中型白花椰
¼ 杯融化的椰子油
½ 小匙無糖可可粉 *
½ 小匙辣椒粉
½ 小匙肉桂粉
½ 小匙洋蔥粉
½ 小匙海鹽
½ 小匙黑胡椒

挑選食材的秘訣

*** 查閱 224 頁的品牌推薦清單。**

烤箱預熱至 220ºC。

把白花椰切成 ¼ 到 ½ 吋大的塊狀，放到一只大攪拌碗裡，與椰子油輕拋混勻。

把可可粉、辣椒粉、肉桂粉、洋蔥粉、海鹽和黑胡椒放到一只小攪拌碗中混勻，然後均勻的撒在白花椰上，再以手輕拌，把油和辛香料揉入白花椰裡。

將白花椰均勻的舖在有邊框的烤盤上，不要重疊，烤 30 分鐘，直到變軟且開始呈焦糖色。

堅果
蛋
茄屬蔬菜
可發酵性碳水化合物
海鮮

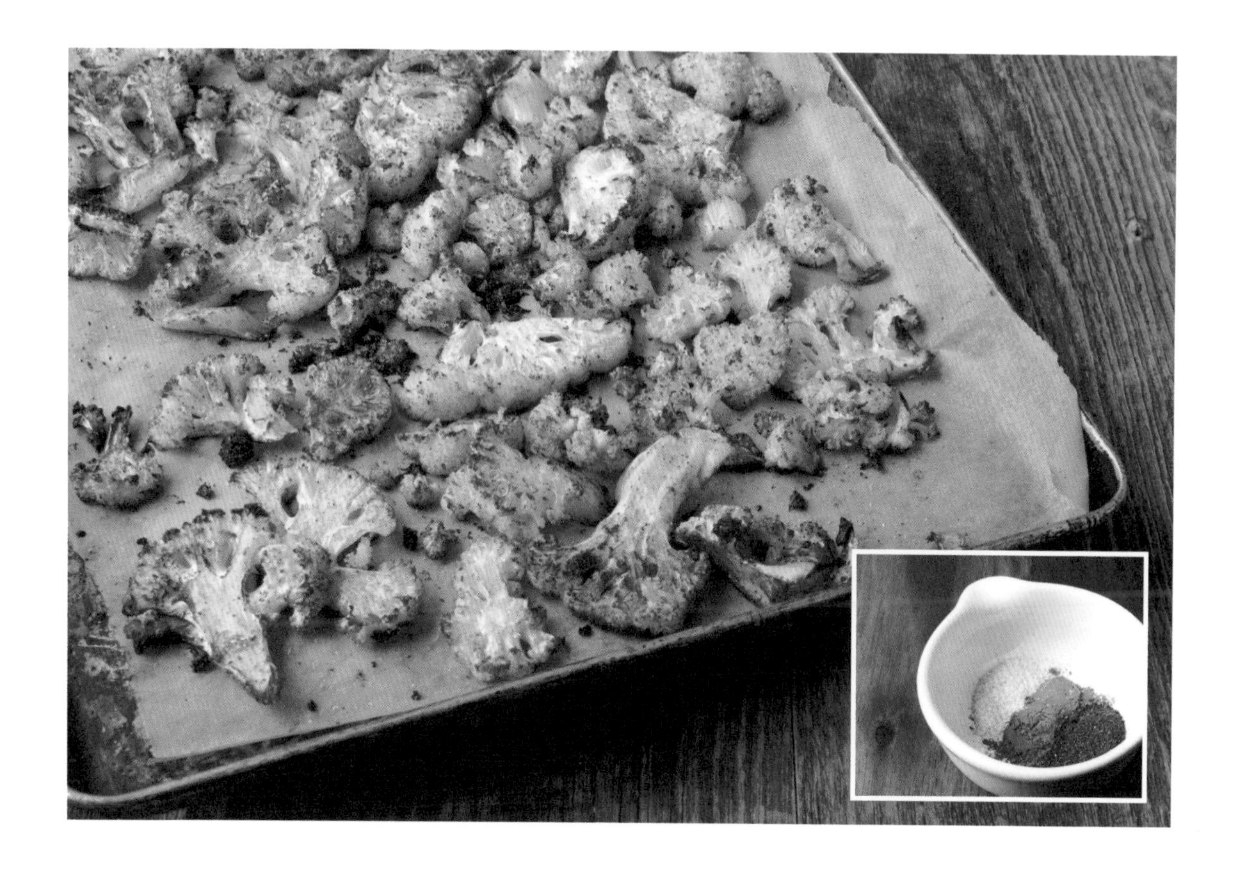

黃甜菜佐香脆香草

準備時間 5 分鐘 · 料理時間 30-35 分鐘 · 4 人份

堅果
蛋
茄屬蔬菜
可發酵性碳水化合物
海鮮

3 到 4 顆中型黃甜菜
3 大匙培根油或椰子油，分開使用
¼ 小匙海鹽
¼ 小匙黑胡椒
2 枝新鮮迷迭香
10 到 12 片新鮮鼠尾草葉

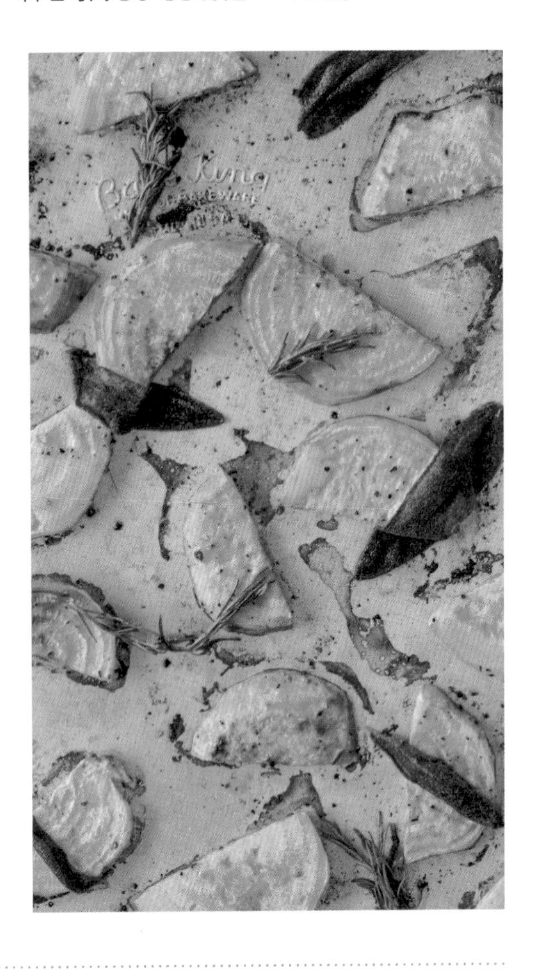

烤箱預熱至 220ºC。

削掉金黃甜菜的頂端，並刨去外皮，縱切成兩半，然後切成 ¼ 吋厚的半月形。

把切好的黃甜菜和 1 大匙培根油或椰子油放到攪拌碗裡輕拋混勻，再以海鹽和黑胡椒調味。

舖排在有邊框的烤盤裡，不要重疊，烤 20 分鐘，然後翻面再烤 10 到 15 分鐘，或直到黃甜菜烤至叉子可戳入的軟度，且邊緣呈焦黃色。

趁著烤金菜頭的時候，把剩下的 2 大匙培根油或椰子油放到一只小平底鍋裡，以中火融化。當油變熱時放入香草，加熱約 30 秒使香草變脆，然後放到黃甜菜上出餐。

碎杏仁佐球芽高麗菜

準備時間 15 分鐘 · 料理時間 40 分鐘 · 4 人份

堅果
蛋
茄屬蔬菜
可發酵性碳水化合物
海鮮

2 到 3 大匙融化的椰子油或培根油
1 小顆紫高麗菜或綠高麗菜，切成 1 吋寬
2 打球芽高麗菜，修剪後縱切成兩半
½ 小匙海鹽
½ 小匙黑胡椒

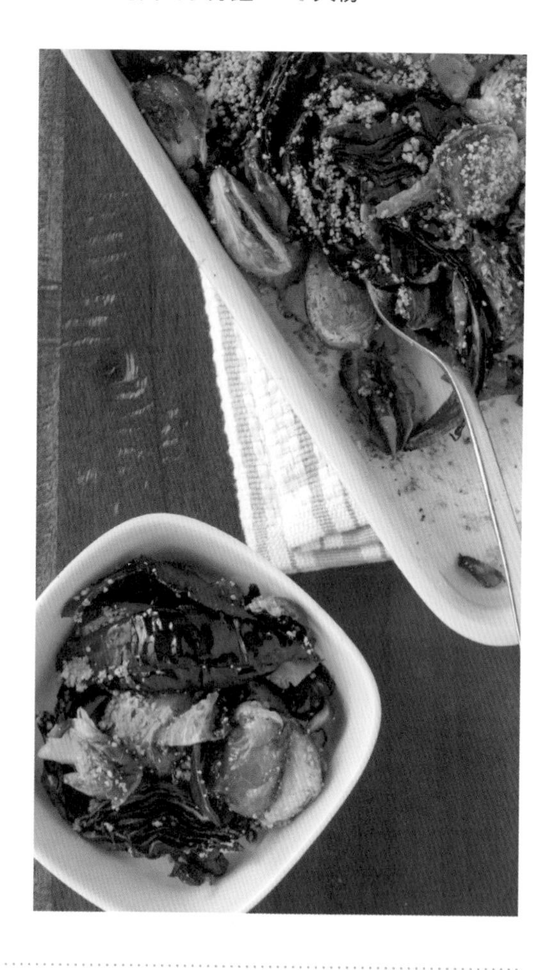

上層舖料

¼ 杯杏仁粉，商店販售 * 或自製的（213 頁）
¼ 小匙洋蔥粉
¼ 小匙大蒜顆粒
¼ 小匙肉桂粉
½ 小匙海鹽
½ 小匙黑胡椒

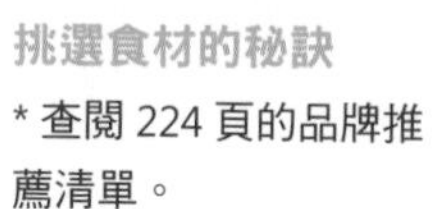

挑選食材的秘訣

*** 查閱 224 頁的品牌推薦清單。**

烤箱預熱至 190°C。

把椰子油或培根油薄薄一層倒在一只 9 平方吋的烤盤上，剩下的油留著。

紫高麗菜和球芽高麗菜平舖在烤盤上，撒鹽和胡椒，再把剩下的油倒在蔬菜上。

把舖料食材放到一只小攪拌碗裡混勻，然後放置一旁待用。

蔬菜烤 30 分鐘，之後從烤箱內取出，把舖料均勻的撒上蔬菜上層。

再烤 10 分鐘，或直到舖料微呈焦黃色且蔬菜變軟。

香草杏仁「起司」抹醬

準備時間 **8** 小時 **10** 分鐘 · **2** 杯

堅果
蛋
茄屬蔬菜
可發酵性碳水化合物
海鮮

1 杯生杏仁
2¼ 杯水，分開使用
5 大匙特級初榨橄欖油
¼ 杯新鮮檸檬汁（2 顆檸檬）
1 瓣蒜頭，切碎或磨碎
2 大匙切成細末的新鮮細香蔥
海鹽和黑胡椒，適量

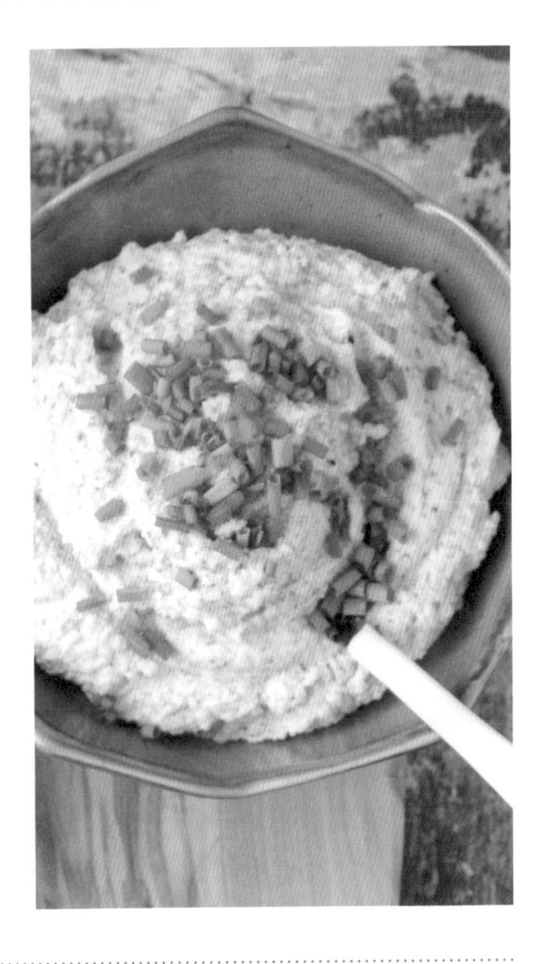

把杏仁和 2 杯水放到玻璃罐或其他不滲水的容器裡，蓋上蓋子，置於黑暗處浸泡一晚（8 小時）。

瀝掉水分，沖洗杏仁，然後與剩下的 ¼ 杯水和其餘食材一起放到食物調理機裡。攪拌至食材呈現滑順如奶油般的質地，偶爾停一下，刮下黏在處理器邊緣的糊狀物，總共約 5 分鐘。

如果你喜歡較不那麼濃稠的質地，就一次加一大匙溫開水，直到達到你想要的濃度。

香草脆餅

準備時間 30 分鐘 · 料理時間 10-15 分鐘 · 4 人份

1 杯杏仁細粉，商店販售 * 或自製的（213 頁）
½ 小匙海鹽
½ 小匙洋蔥粉
½ 小匙大蒜顆粒
1 大匙自選的新鮮香草（見大廚筆記），切碎
黑胡椒，適量
1 顆蛋，打散

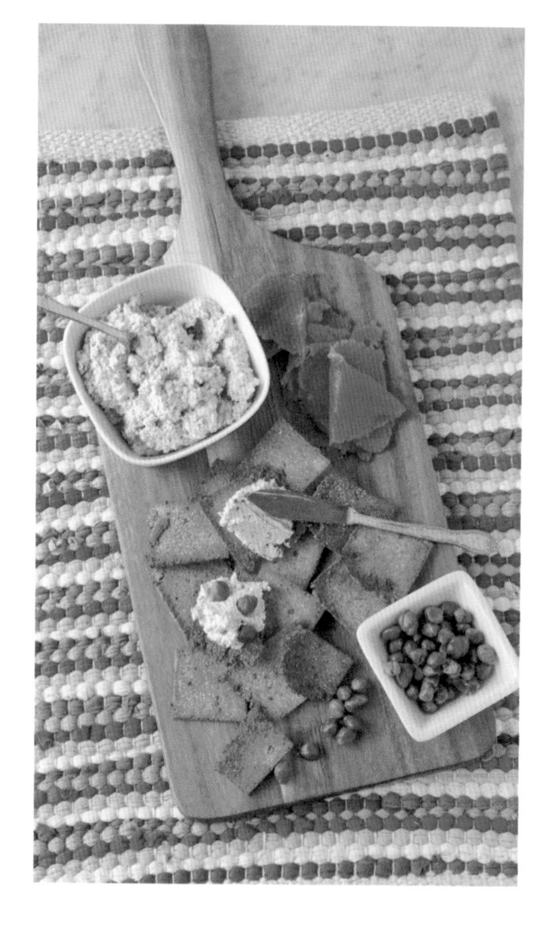

堅果
蛋
茄屬蔬菜
可發酵性碳水化合物
海鮮

挑選食材的秘訣
* 查閱 224 頁的品牌推薦清單。

大廚筆記
新鮮的細香蔥和迷迭香很適合這些脆餅。

烤箱預熱至 175ºC。

把杏仁粉、海鹽、洋蔥粉、大蒜顆粒、香草和黑胡椒放到一只攪拌碗裡，用叉子混勻。再放入蛋，以叉子攪拌混合，直到形成易分離的糊狀質地。把麵糰揉成球狀，用玻璃紙捲起來，放到冰箱裡冷藏 20 到 30 分鐘。

從冰箱裡取出麵糰，放在兩張烤盤紙之間，用桿麵棍輕輕的桿開。

用刀或餅乾模具切出你想要的形狀，把這些切下的形狀放到烤盤上，烤 10 到 15 分鐘，或直到變成焦黃色。

待餅乾冷卻後，食用前撒上你喜歡的配料。

簡易牛肉乾

準備時間 45 分鐘 · 料理時間 3-5 分鐘 · 份量：視情況

堅果
蛋
茄屬蔬菜
可發酵性碳水化合物
海鮮

準備滷汁
⅓杯椰子胺基酸（Aminos）
1 小匙大蒜顆粒
1 小匙洋蔥粉
½ 小匙海鹽
¼ 小匙黑胡椒，或更多以增添風味

450 公克瘦牛肉（用來做倫敦烤肉的牛腩，切掉肥油部分就很適合）、雞肉或火雞肉

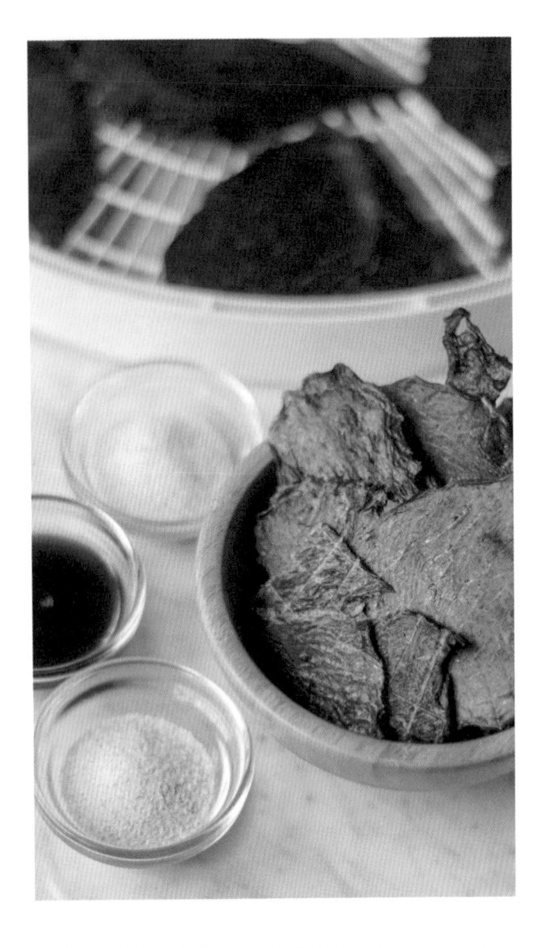

把做滷汁的食材放到一只大碗裡打散，嚐一下味道，然後依個人喜好做調整；它應該要比你想吃的肉乾味道再濃些。

用一把很鋒利的廚刀或切肉刀，逆著肉的紋理，切成大約 3 公厘的薄片。

把切好的肉片放到滷汁裡，在室溫下或冰箱裡靜置 1 小時。

把肉片放到食物乾燥機的托盤上，溫度設定在 57ºC 到 63ºC 之間，把肉烘乾到你想要的程度。過程約需 3 到 5 小時的時間。

用烤箱做肉乾時，將溫度設定在 90ºC，烤 2 到 4 小時，直到肉乾達到你想要的乾度。

四味酪梨醬

準備時間 **10** 分鐘 · **8** 人份

4 顆酪梨
2 顆萊姆汁
1 顆中型紅蔥頭，切碎
¼ 杯切碎的新鮮芫荽葉
海鹽和黑胡椒，適量
½ 根墨西哥辣椒，切碎（選擇性的，不吃茄屬蔬菜者省略）

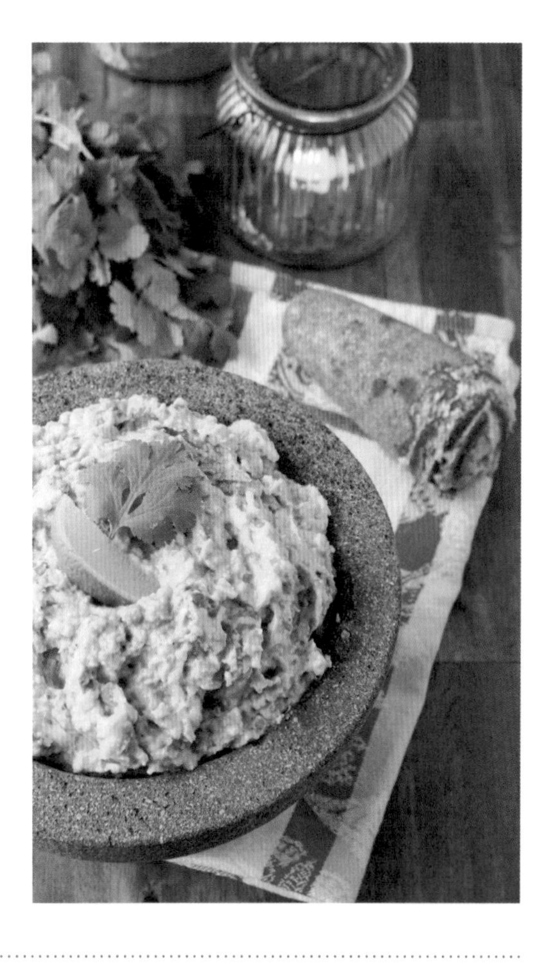

堅果
蛋
茄屬蔬菜
可發酵性碳水化合物
海鮮

把每顆酪梨沿著籽縱切剖半，取出籽，把果肉挖到一只攪拌碗裡，用叉子壓碎果肉。

拌入檸檬汁，放入紅蔥頭、芫荽、海鹽和黑胡椒，然後攪拌直到充分混勻。如果你喜歡辣味酪梨醬，就加入辣椒，攪拌均勻。

冰涼或室溫食用皆宜。

番茄青蔥弗卡夏

準備時間 15 分鐘 · 料理時間 50 分鐘 · 8 人份

堅果
蛋
茄屬蔬菜
可發酵性碳水化合物
海鮮

6 顆蛋
½ 小匙蘋果醋
½ 杯無鹽奶油、酥油、鴨油或椰子油，先軟化
½ 杯椰子粉
¼ 小匙蘇打粉
½ 小匙海鹽
1 大匙切碎的新鮮羅勒葉
1 大匙切碎的新鮮迷迭香
1 大匙切乾奧勒岡葉
2 到 3 瓣蒜頭，切碎或磨碎

準備醬汁
¼ 杯番茄糊
¼ 杯水
1 到 2 瓣蒜頭，切碎或磨碎
海鹽和黑胡椒，適量
2 大匙青蔥花

烤箱預熱至 175ºC，烤盤裡舖上烤盤紙。

把蛋、蘋果醋、軟化奶油、酥油、鴨油或椰子油，放入一只大攪拌碗裡打散。篩入椰子粉，放入蘇打粉和海鹽，迅速攪拌至充分混合。

拌入香草和大蒜，然後把混合物倒在準備好的烤盤紙上，塗開。

烤 30 分鐘，或直到麵包邊緣呈焦黃色。

趁著烤麵包時做醬汁：拿一只小平底鍋以中低火加熱，放入番茄糊、水、大蒜、海鹽和黑胡椒悶煮，大約 10 分鐘。

當麵包烤好時，上面塗上一層薄而均勻的番茄醬，然後撒上青蔥花。

放回烤箱再烤 10 分鐘。

料理訣竅
烤盤紙很重要，由於椰子粉含有高纖，所以它的黏性很強，甚至會黏到刷過油的不沾鍋上。

不吃茄屬蔬菜？
省略醬汁。

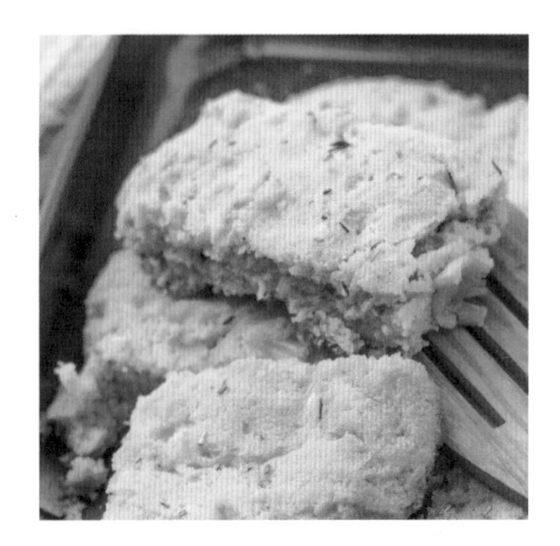

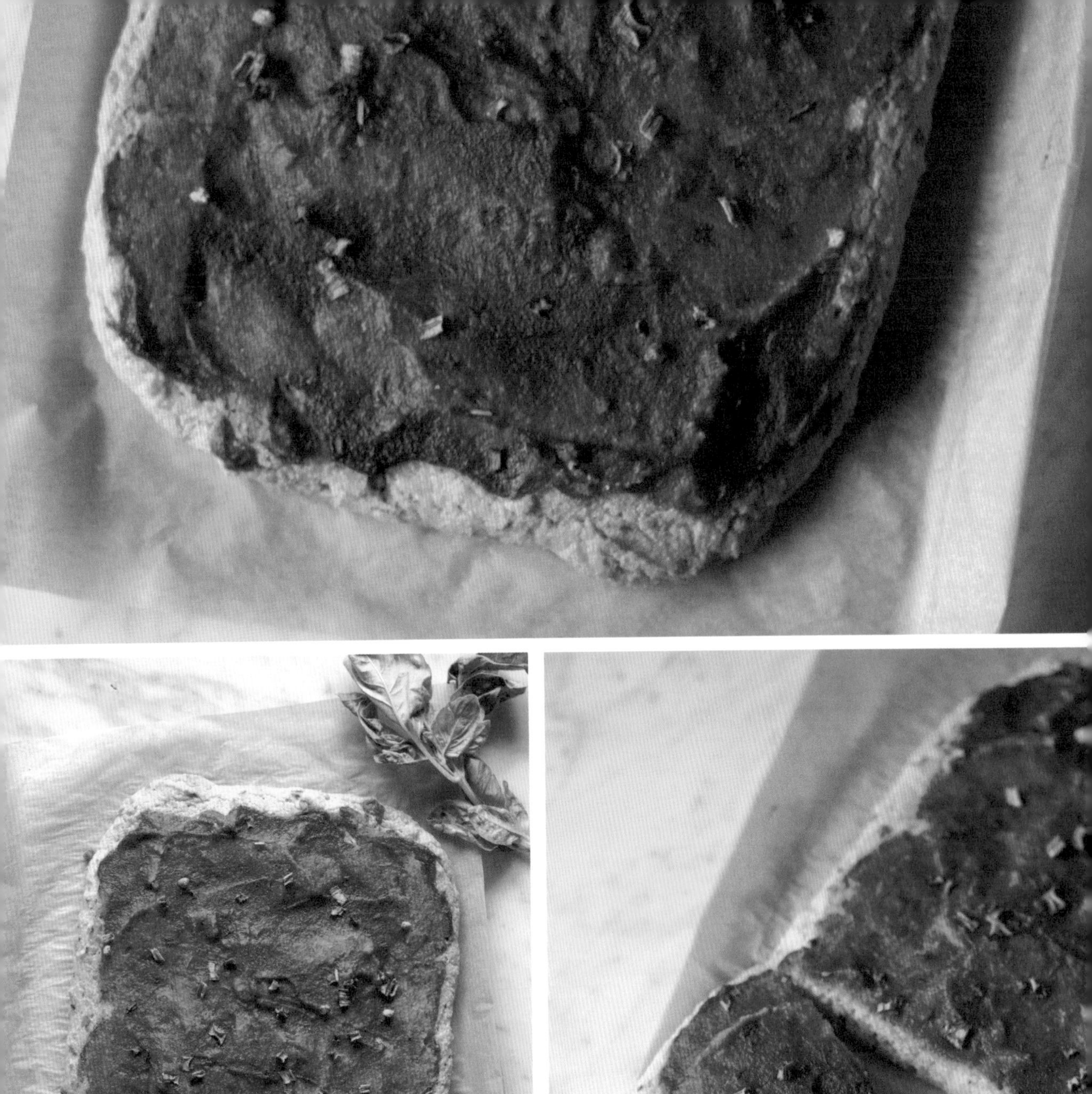
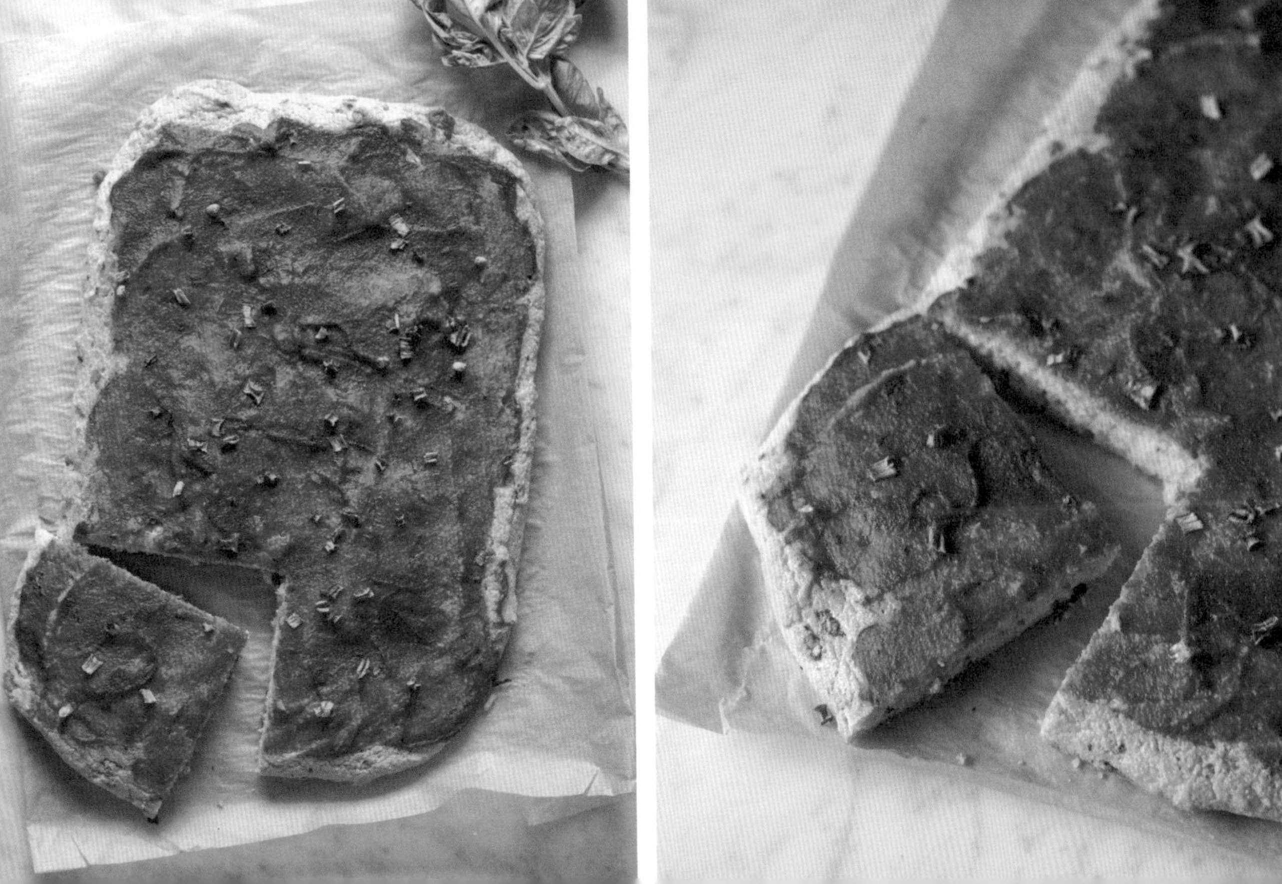

美味香草比司吉

準備時間 **15** 分鐘 · 料理時間 **25** 分鐘 · **6** 人份 · **6** 個馬芬糕或 **12** 個比司吉

堅果
蛋
茄屬蔬菜
可發酵性碳水化合物
海鮮

6 顆蛋
½ 杯椰子油或無鹽奶油，融化，但不要熱的
½ 小匙蘋果醋
½ 杯椰子粉
½ 小匙蘇打粉
½ 小匙海鹽
1 大匙新鮮迷迭香或鼠草，剁碎

料理訣竅
別省略烤盤紙！烤盤紙很重要，由於椰子粉含有高纖，所以它的黏性很強，甚至會黏到刷過油的不沾黏烤餅鍋上。如果你找不到烤盤紙，就用標準烤盤紙捲來做這道比司吉。

烤箱預熱至 175°C。

把蛋、椰子粉或奶油和蘋果醋放到一只攪拌碗裡打散，直到充分混合。

篩入椰子粉、蘇打粉和海鹽，攪拌均勻。放入香草，然後迅速攪拌。

在烤盤內舖上烤盤紙，用一隻大湯匙把混合好的糊狀物分成 12 小份舀到烤盤上。烤 20 到 25 分鐘，或直到呈焦黃色。

做成馬芬糕：在 6 個馬芬杯模裡放入 6 個紙托，把糊狀物平整放到杯模裡。大約烤 25 分鐘，或直到馬芬糕凝固定型，且邊緣開始呈焦黃色。

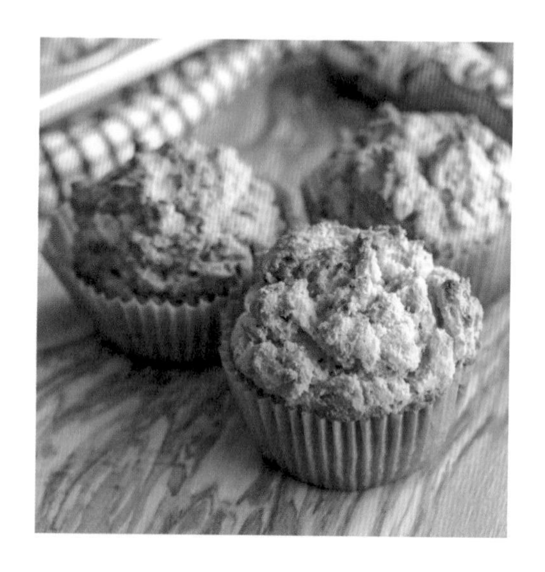

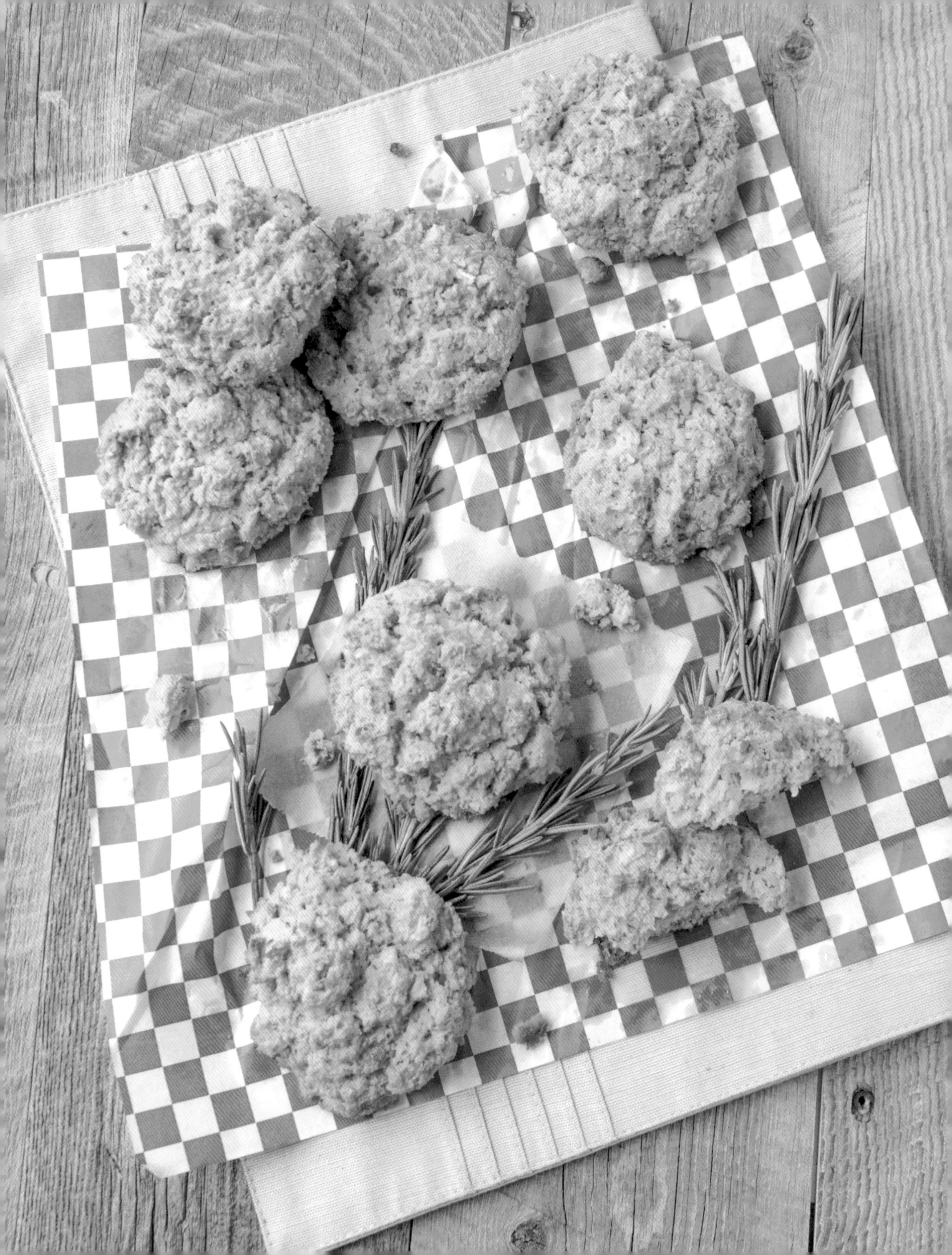

烤羽衣甘藍脆片

準備時間 10 分鐘 · 料理時間 15-20 分鐘 · 4 人份

堅果
蛋
茄屬蔬菜
可發酵性碳水化合物
海鮮

1 大把捲葉羽衣甘藍
2 大匙椰子油
1 到 2 瓣蒜頭，切碎或磨碎
1 小匙洋蔥粉
½ 小匙紅椒粉（選擇性的）
3 大匙酵母菌 *（選擇性的）
2 大匙杏仁粉（如果省略了酵母菌，就用 4 到 5 大匙），商店販售 * 或自製的（213 頁）
海鹽和黑胡椒，適量
½ 小匙大蒜顆粒

挑選食材的秘訣
* 查閱 224 頁的杏仁粉品牌推薦清單。至於酵母菌，我推薦 Lewis Labs 品牌。

料理訣竅
用玻璃或陶製容器烤羽衣甘藍的結果會比較「濕」，不容易烘烤成脆片，這就是為什麼我推薦金屬烤盤的原因。

不吃茄屬蔬菜？
省略紅椒粉。

烤箱預熱至 175ºC。

用一隻手握住每片羽衣甘藍葉的莖，以另一隻手撕下莖兩邊的葉片，丟掉莖。沖洗葉片，然後用廚房紙巾輕拍，徹底吸乾水分，或把葉片攤開，放幾小時晾乾。

把椰子油、大蒜、洋蔥粉、紅椒粉（如果有用到）、酵母菌（如果有用到）、杏仁粉、海鹽和黑胡椒放到一只小攪拌碗裡混勻。

在一只大攪拌碗裡放入一半乾透的羽衣甘藍和一半剛剛混拌好的辛香料，把香料揉進葉片裡，然後將葉片放到金屬烤盤中（非不沾黏的表面），不要重疊。另一半羽衣甘藍和辛香料的作法相同，把揉好的葉片均勻放到第二張烤盤上，再撒點鹽和大蒜顆粒。

烤 15 到 20 分鐘，或直到葉片變得乾脆但不焦黃。假如烤了 20 分鐘，葉片看起來仍有點潮濕（如果在烤之前沒乾透的話就常發生這種情況），只要關掉烤箱，把羽衣甘藍留在烤箱裡待涼 20 分鐘，這會讓葉片有更多時間變乾。

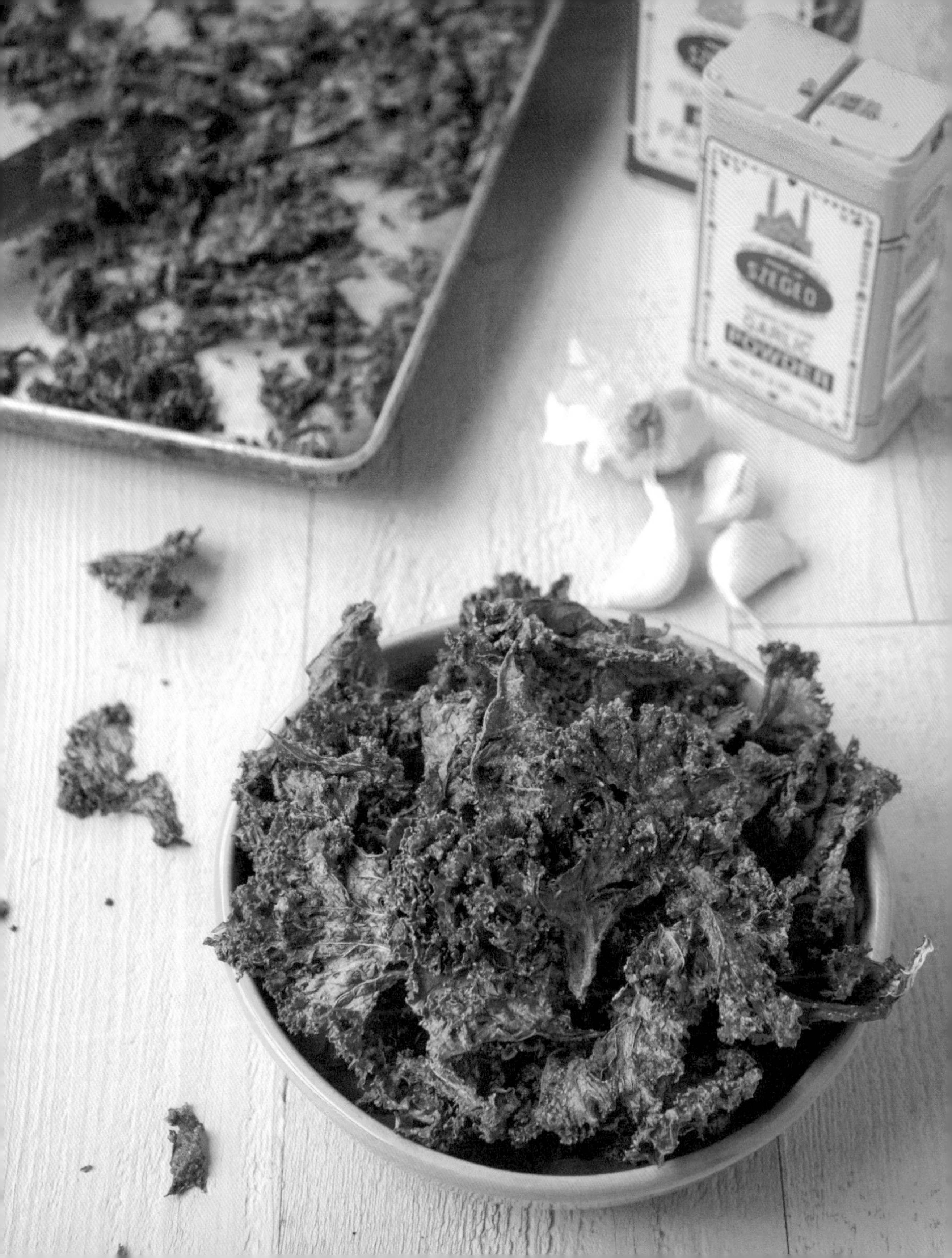
SZEGED
GARLIC
POWDER

綜合堅果點心

準備時間 **5** 分鐘 · 料理時間 **25-30** 分鐘 · **4** 人份

堅果
蛋
茄屬蔬菜
可發酵性碳水化合物
海鮮

- 1 顆蛋白
- 1 大匙融化的椰子油
- ¼ 小匙純香草精
- 1 小匙肉桂粉
- 2 撮海鹽
- ¼ 杯杏仁
- ¼ 杯澳洲堅果（夏威夷豆）
- ¼ 杯胡桃
- 2 大匙杏仁粉，商店販售 * 或自製的（213 頁）

烤箱預熱至 135ºC。

把蛋白、椰子油、香草精、肉桂粉和海鹽放到一只攪拌碗裡打散。加入堅果（可以用你自選的堅果代替）和杏仁粉，以輕拋的方式使食材均勻裹在堅果上。

倒到一只有邊框的烤盤裡，均勻舖開，烤 25 到 30 分鐘，或直到烤熱。

挑選食材的秘訣
* 查閱 224 頁的品牌推薦清單。

泰式辣綜合堅果點心

堅果
蛋
茄屬蔬菜
可發酵性碳水化合物
海鮮

準備時間 **5** 分鐘 · 料理時間 **25-30** 分鐘 · **4** 人份

- 1 大匙椰子胺基酸 *
- 1 大匙融化的椰子油
- 2 到 4 滴魚露 *
- 1 顆萊姆，取皮及汁
- ¼ 小匙卡宴辣椒粉
- ⅛ 小匙薑末，或更多以增添風味
- ¼ 杯杏仁
- ¼ 杯南瓜籽
- ½ 杯胡桃
- 1 小匙芝麻

烤箱預熱至 135ºC。

把椰子胺基酸、椰子油、魚露、萊姆皮、萊姆汁、卡宴辣椒粉和薑末放到一只攪拌碗裡打散。加入堅果和種籽（可以用你自選的堅果代替），以輕拋的方式使食材均勻裹在堅果和種籽上。

倒到烤盤裡，均勻的舖開，烤 25 到 30 分鐘，或直到烤熱。

挑選食材的秘訣
* 查閱 224 頁的品牌推薦清單。

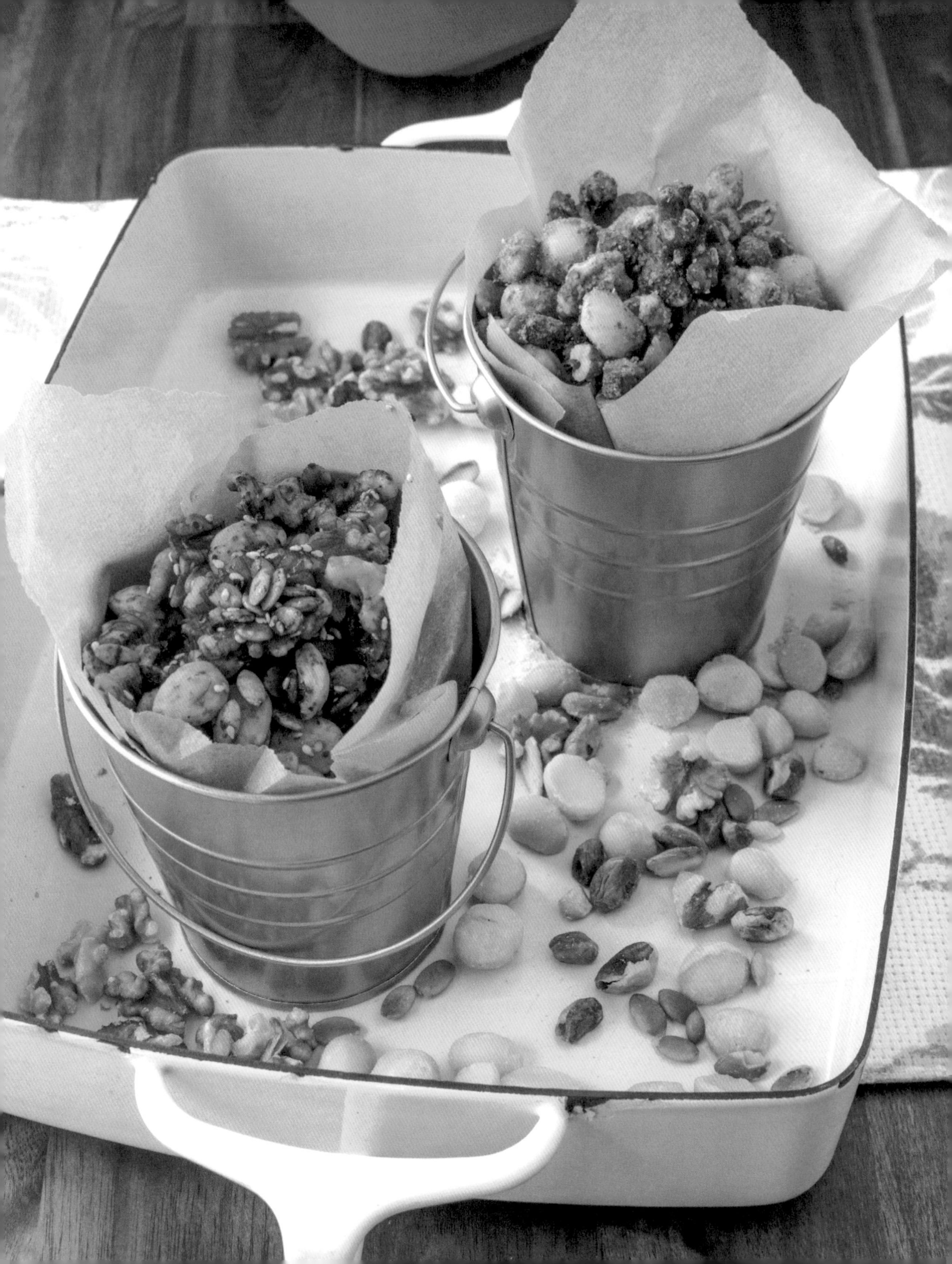

香滑酸蘋果醬

準備時間 15 分鐘 · 料理時間 20 分鐘 · 8 人份

堅果
蛋
茄屬蔬菜
可發酵性碳水化合物
海鮮

8 顆青蘋果，去皮，切成 ½ 吋大的塊狀
2 顆檸檬，取皮和汁
½ 杯無鹽奶油

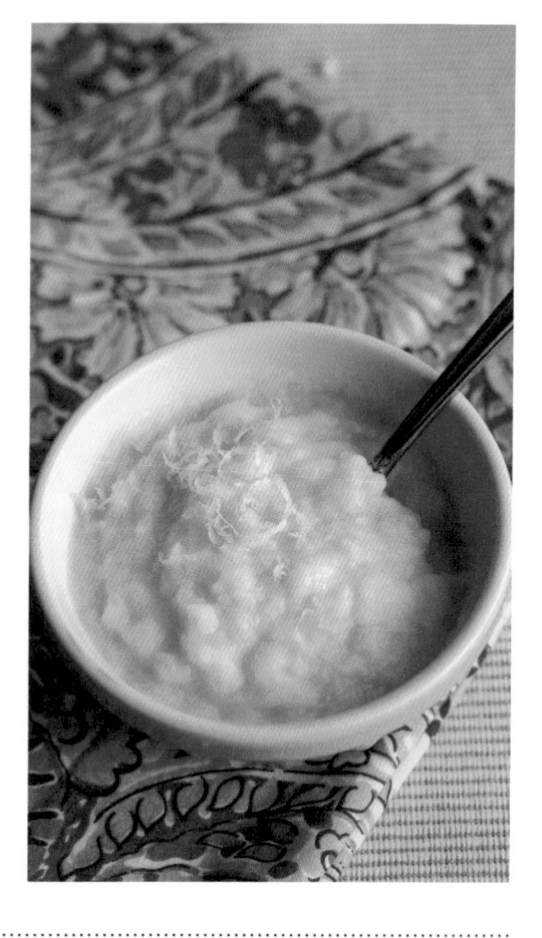

料理訣竅

如果你不能吃奶油，就使用椰子油。不過，保存在冰箱裡的蘋果醬可能會變硬，需要在室溫下才能恢復方便食用的狀態。

把蘋果、檸檬皮、檸檬汁和奶油放到一只搪瓷鑄鐵鍋或不鏽鋼鍋裡混合均勻，以中火悶煮，直到水果變軟，大約 15 到 20 分鐘。

把蘋果依你個人喜好壓碎或搗成泥，或就保留它顆粒的口感。

溫熱或室溫食用，涼的時候會稍微結塊。

無糖肉桂餅乾

準備時間 10 分鐘 ・ 料理時間 15 分鐘 ・ 4 人份 ・ 8 片餅乾

¼ 杯壓碎的綠頭香蕉（大約 1 根小的）
2 顆蛋
2 小匙融化的椰子油或無鹽奶油
½ 小匙純香草精
1 大匙椰子粉
1 小匙肉桂粉
1 杯無加糖椰絲
海鹽，少許

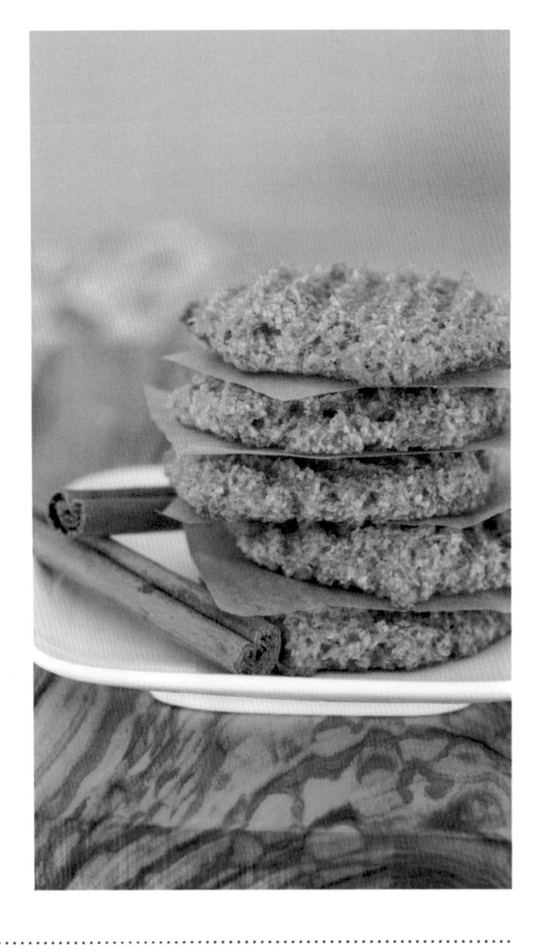

堅果
蛋
茄屬蔬菜
可發酵性碳水化合物
海鮮

烤箱預熱至 175°C。在烤盤裡舖上烤盤紙。

把香蕉、蛋、椰子油或奶油和香草精放入一只中型攪拌裡碗打散。

在蛋液混合物上篩入可可粉和肉桂粉，攪拌混勻。拌入椰絲和海鹽。

把麵糰平均分成 8 小塊，舀到鋪好烤盤紙的烤盤裡，用叉子壓扁。

烤到呈焦黃色，大約 15 分鐘。

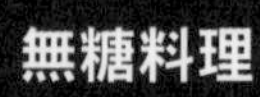

香草椰子雪糕

準備時間 **5** 分鐘 · 數量：**視情況**

1 罐（14.5 盎司，411 公克）全脂椰奶 *
注入冰雪糕模具的水（參見「料理訣竅」以決定用量）
1 條香草豆莢
1 小匙純香草精

堅果
蛋
茄屬蔬菜
可發酵性碳水化合物
海鮮

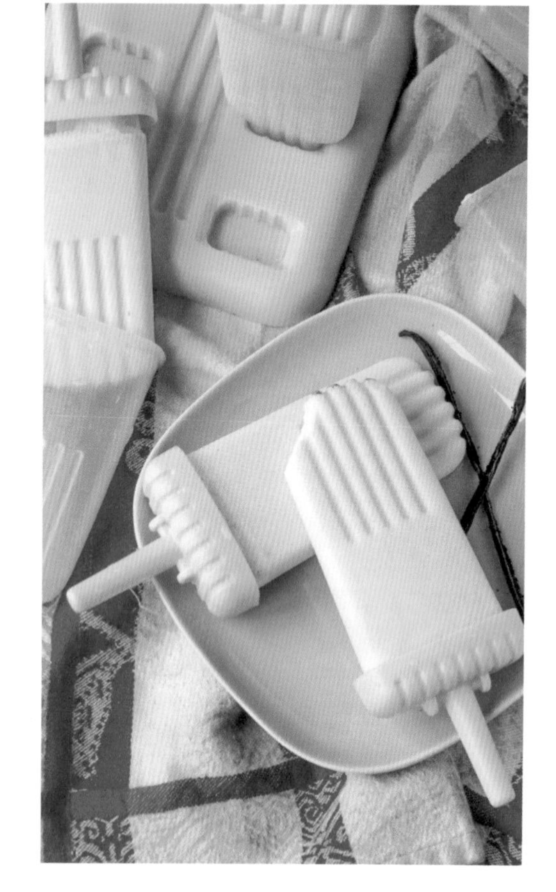

挑選食材的秘訣

* 查閱 224 頁的品牌推薦清單。

特殊用具

雪糕模具很容易在一般的家庭用品店和 Amazon.com 與 Target.com 等網路商店找到。想找更多有用的小器具、用具和方便的物件，請造訪 21 天斷糖排毒網路商店：balancedbites.com/21DSD。

料理訣竅

為了計算你需要用多少水，把雪糕模具注滿水，然後把水倒入量杯裡測量，將測到的水量乘以你要做的雪糕數量就得到結果了。因為你只有 411 公克的椰奶可做雪糕，所以不夠的部分可加水補足。舉例來說，假如你有 6 支模具，每支可裝 85 公克的液體，那麼你就需要 510 公克的液體。這樣一來，你需要在 411 公克的椰奶中加上 99 公克的水，才能得到總共 510 公克的液體。

將椰奶倒入一只攪拌碗（最好是有澆注槽的那種）或果汁機裡，加入需要補足的水量（參見「料理訣竅」以決定用量）。

將香草豆莢縱切剖半，用刀背刮下豆莢內的籽。

把香草豆放到裝椰奶的攪拌碗或果汁機裡，然後加入香草精，再以機器或手動迅速攪拌。

均勻倒入模具中，冰凍一整晚。取出雪糕時，將模具放到溫水中，直到雪糕鬆脫。

香蕉椰子冰淇淋

準備時間 6 小時 10 分鐘 ・ 4 人份

4 根綠頭香蕉
2 大匙椰子醬 *
2 小匙純香草精
1 條香草豆莢的種籽

選擇性的裝飾物

2 大匙 100% 黑巧克力片（如圖）
2 大匙可可碎粒
2 大匙無加糖椰絲

挑選食材的秘訣

* 查閱 224 頁的品牌推薦清單。

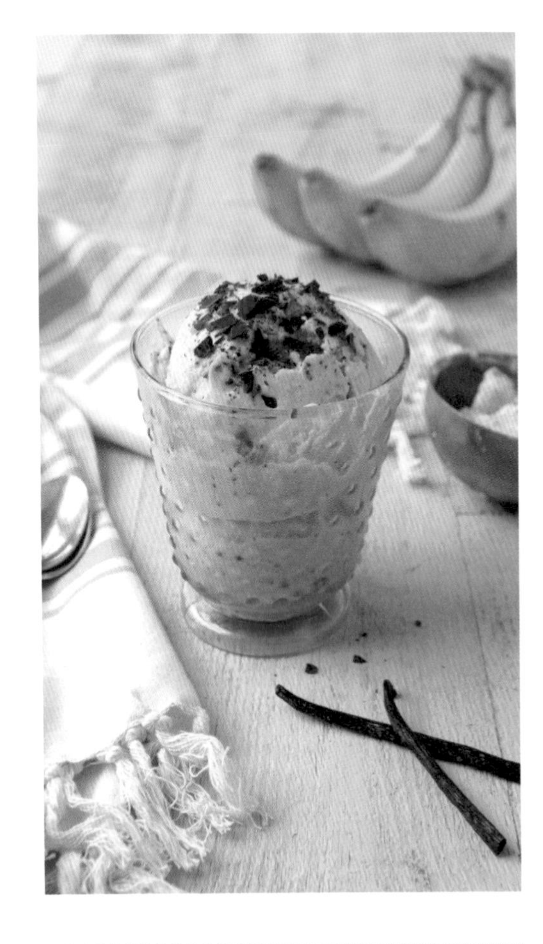

堅果
蛋
茄屬蔬菜
可發酵性碳水化合物
海鮮

香蕉去皮，切成 1 吋大的塊狀，然後冰凍 6 小時或一整晚。

把椰子醬、香草精和香草籽放到一只小碗中混合均勻。

把冷凍香蕉和椰子醬混合物放到食物調理機裡攪拌 1 到 2 分鐘，或直到混合物呈泥狀，視需要暫停，將黏在容器邊緣的食材刮下來。

把混合物換置於攪拌碗裡，用一只大大匙攪拌。混合物應該開始融合，並呈現更滑順的質地。舀到 4 個餐盤裡，撒上裝飾物（如果有用到的話）。

苦甜熱可可

準備時間 **5** 分鐘 · 料理時間 **5** 分鐘 · **4** 人份

堅果
蛋
茄屬蔬菜
可發酵性碳水化合物
海鮮

1½ 杯全脂椰奶 *
1½ 杯水
½ 杯再加 1 大匙無糖可可粉 *
½ 小匙純香草精
1 條香草豆莢的種籽（選擇性的）
少許肉桂粉（選擇性的）

挑選食材的秘訣
* 查閱 224 頁的品牌推薦清單。

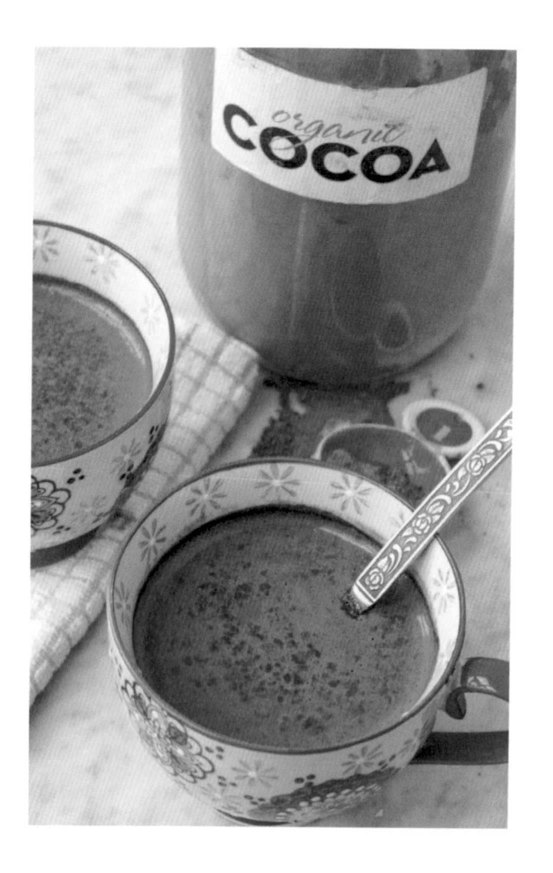

把所有食材放到一只小平底鍋裡打散，然後以中火悶煮，趁熱食用。

這道熱可可冰鎮後，可當做果昔或無糖巧克力雪糕的基礎材料。

蘋果肉桂甜甜圈

無糖料理

準備時間 **20** 分鐘 ・ 料理時間 **30** 分鐘 ・ **6** 人份

數量：**6** 個一般或 **12** 個迷你甜甜圈

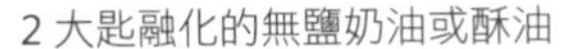

2 大匙融化的無鹽奶油或酥油
3 大匙椰子油，分開使用
1 顆青蘋果，去皮，切丁
3 顆蛋
½ 小匙純香草精
5 大匙全脂椰奶 *
½ 小匙蘋果醋
¼ 杯椰子粉 *，先篩過
⅓ 杯杏仁粉 *
½ 小匙蘇打粉
1 小匙肉桂粉
2 撮海鹽

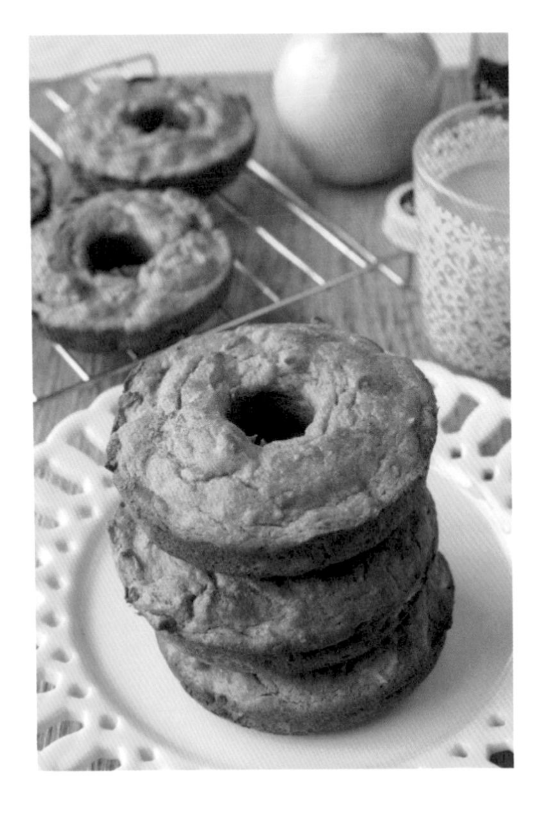

堅果
蛋
茄屬蔬菜
可發酵性碳水化合物
海鮮

烤箱預熱至 175°C。在 6 個甜甜圈烤盤槽或 12 個迷你甜甜圈烤盤槽裡刷上奶油或酥油。

以中火加熱一只平底鍋，融化 1 大匙的椰子油。輕炒蘋果直到變軟，大約 8 到 10 分鐘。把煮好的蘋果放到冰箱裡冷卻，或至少放 5 分鐘。

把蛋、香草精、剩下的 2 大匙椰子油、椰奶和蘋果醋放到一只攪拌碗裡迅速攪拌，直到充分混勻，大約 20 秒鐘。把椰子粉、杏仁粉、蘇打粉、肉桂粉、煮好的蘋果和海鹽放到剛打好的蛋液中，然後再迅速攪拌混合，直到呈現滑順狀態。

將攪拌好的糊狀物倒到準備好的甜甜圈烤盤裡，每個凹槽倒至三分之二滿即可，因為在烤的過程中甜甜圈會膨脹。

烤 20 分鐘，或直到甜甜圈膨脹起來且呈焦黃色。

注意：每個一般大小的甜甜圈含有 1/6 顆蘋果，每個迷你甜甜圈含有 1/12 顆蘋果，把這個計入你一天中允許攝取的水果總量裡。

挑選食材的秘訣
* 查閱 224 頁的品牌推薦清單。

特殊用具
甜甜圈烤盤在大多數大型的家庭用品店和網路上都找得到。推薦品牌請參考 balancedbites.com/21DSD。

無穀巴諾拉餅

準備時間 **10** 分鐘 · 料理時間 **30-35** 分鐘 · **8** 人份

堅果
蛋
茄屬蔬菜
可發酵性碳水化合物
海鮮

2 杯整顆或切半的自選堅果（胡桃、核桃、夏威夷豆、杏仁）
1 杯杏仁薄片或切片
½ 杯自選種籽（南瓜籽、葵花籽、芝麻）
½ 杯杏仁或其他堅果粉
2 根綠頭香蕉（可打出一杯香蕉泥）
1 顆蛋
2 小匙純香草精
2 小匙肉豆蔻（選擇性的）
¼ 小匙海鹽

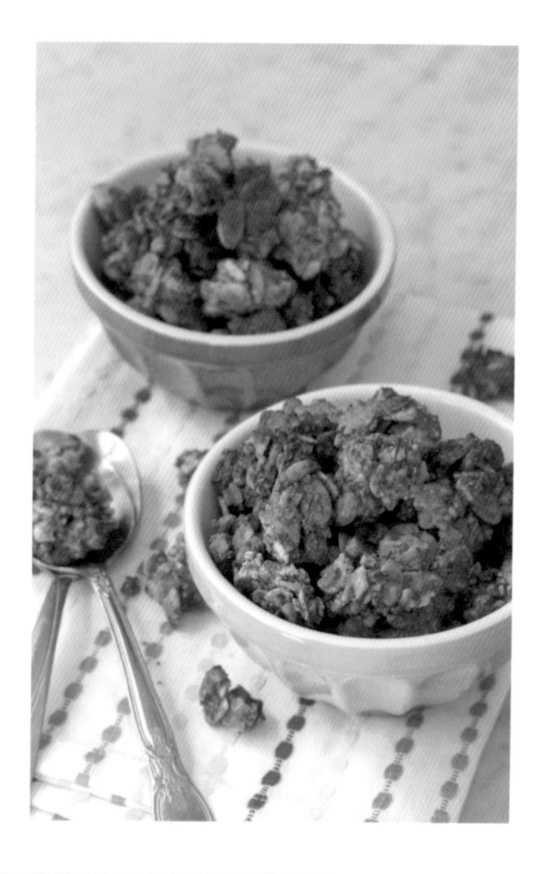

烤箱預熱至 175ºC。

把整顆或切半的堅果放到食物調理機中以脈衝模式打碎，直到呈現部分顆粒和部分小塊的狀態。把堅果倒到一只大攪拌碗中，然後拌入杏仁片、種籽和杏仁粉。

放入香蕉、蛋、香草精、肉桂粉、肉豆蔻（如果用有到的話），然後打 20 秒，或直到所有食材都被打成泥。把打好的香蕉泥倒進堅果混合物中，攪拌至堅果充分裹上香蕉泥。

把上述混合物倒至舖好烤盤紙的烤盤裡。

在烤箱中烤 30 到 35 分鐘，每 10 分鐘檢查一次，用大湯匙翻面，並將大塊的餅敲成小塊。這會使餅乾透，而且每一面都呈微焦黃色。從烤箱中取出放涼，不蓋蓋子，或關掉烤箱，讓餅在烤箱變涼的期間繼續乾燥。可存在冰箱裡存放一週，把它當做點心享用，或搭配椰奶或杏仁奶當早餐穀片食用。

堅果烤蘋果盅

準備時間 **10** 分鐘 · 料理時間 **30** 分鐘 · **4** 人份

4 顆青蘋果
1 杯粗碾的自選堅果（使用以下一種或多種：杏仁、胡桃、核桃、去殼開心果、夏威夷豆）
1 小匙肉桂粉
少許海鹽
¼ 杯再加 2 大匙融化的無鹽奶油、酥油或椰子油

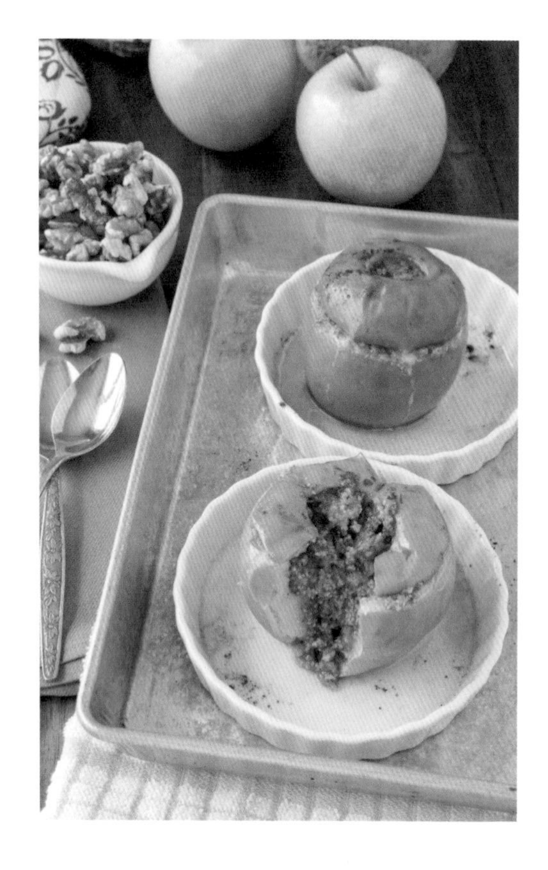

堅果
蛋
茄屬蔬菜
可發酵性碳水化合物
海鮮

烤箱預熱至 175°C。

從每一顆蘋果頂端大約 ¼ 吋處切下蘋果頂部，挖掉內部果肉、果核，留下底部 ¾ 吋的地方不要挖。把蘋果放到一張 9×9 吋的烤盤上。

將堅果粗粒、肉桂粉、海鹽和奶油、酥油或椰子油放到一只小攪拌碗裡混勻，直到堅果粒勻勻裹上食材。把每顆蘋果塞滿堅果混合物，然後烤到外皮剛好裂開，蘋果看起來完全變軟且呈微焦黃色，大約 30 分鐘。

檸檬香草茶點

準備時間 **10** 分鐘 · 料理時間 **4** 分鐘 · 數量：**12** 顆

堅果
蛋
茄屬蔬菜
可發酵性碳水化合物
海鮮

½ 杯軟化的椰子醬
½ 杯融化的椰子油
½ 個香草豆莢的種籽
1 顆檸檬，取皮和汁

挑選食材的秘訣
* 查閱 224 頁的品牌推薦清單。

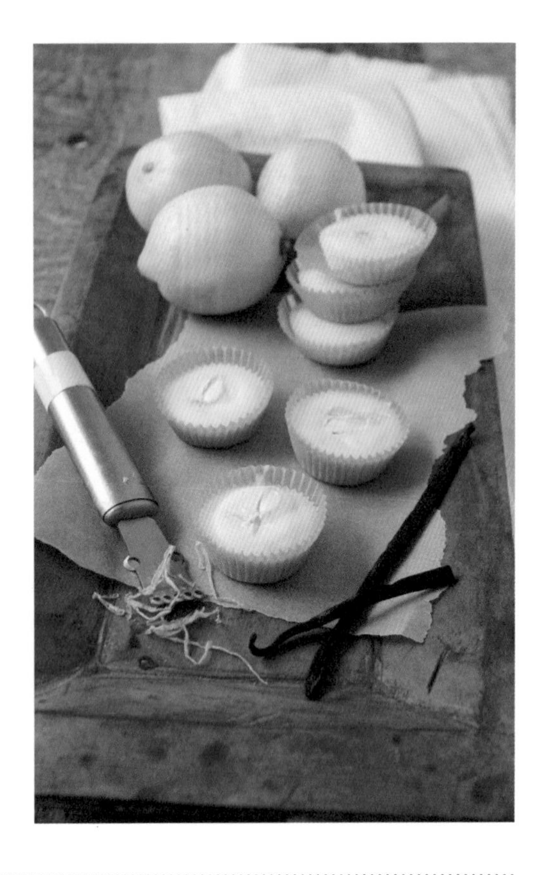

在 12 個迷你馬芬糕杯模裡放上迷你紙托。

把椰子醬、椰子油、香草豆、檸檬皮和檸檬汁放到一只攪拌碗（最好有澆注槽）中迅速攪拌，直到充分混勻。

把混合物倒入準備好的馬芬糕杯模裡冷卻 20 到 30 分鐘，或直到完全凝固。每人份 3 個。

健康巧克力慕絲

準備時間 **10** 分鐘 · **2** 人份

1 顆酪梨
1 根中型綠頭香蕉
¼ 杯全脂椰奶、杏仁奶或其它奶
¼ 杯無加糖可可粉 * 或無加糖角豆粉
¼ 小匙純香草精

選擇性的調味料
少許海鹽
少許肉桂粉

選擇性的裝飾物
1 大匙 100% 黑巧克薄片
1 大匙可可碎粒

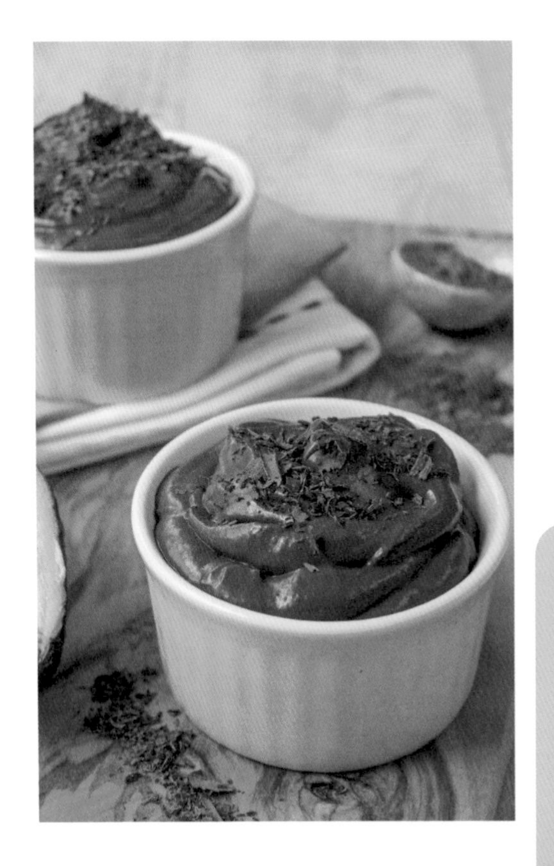

堅果
蛋
茄屬蔬菜
可發酵性碳水化合物
海鮮

把酪梨切半，取出籽。將果肉挖到食物調理機中，同時放入香蕉、奶、可可粉或角豆粉和香草精。

加入海鹽和／或肉桂（如果有用到的話），然後攪拌混合，直到呈現滑順狀態。攪拌期間暫停以刮除黏在邊緣的糊狀物一到兩次。

裝在小碗裡出餐，並做自己喜歡的裝飾。

挑選食材的秘訣

* 查閱 224 頁的品牌推薦清單。

料理訣竅

假如你有手持式食物攪拌機，你可以使用這種攪拌機或這種產品往往會附帶的迷你食物調理機。如果你想用大型的食物調理機，我建議把食材的份量加倍。你可以用手或打蛋器來打慕絲。

烤蘋果奶酥

準備時間 **15** 分鐘 · 料理時間 **45-50** 分鐘 · **4** 人份

堅果
蛋
茄屬蔬菜
可發酵性碳水化合物
海鮮

準備內餡

4 顆青蘋果，去皮，切成薄片
½ 顆檸檬汁
1 小匙肉桂粉

準備上層舖料

1¼ 杯杏仁粉或其他自選的堅果粉，商店販售 * 或自製的（213 頁）
¼ 杯融化的無鹽奶油或椰子油
1 小匙肉桂粉
少許海鹽
1 大匙融化的無鹽奶油或椰子油，用於烤盤

烤箱預熱至 175°C。

製做內餡：把蘋果、檸檬汁和肉桂粉放到一只攪拌碗裡輕拋混勻。

製做上層舖料：把杏仁粉、奶油或椰子油、肉桂粉和海鹽放到另一只碗裡混勻，直到完全融合。

在 9×9 吋的烤盤或類似大小的烤盤裡刷上融化的奶油或椰子油。

把蘋果放到烤盤上，然後均勻地倒入上層舖料。

用錫箔紙蓋住烤盤，烤 20 分鐘，然後拿掉錫箔紙再烤 25 到 30 分鐘，直到蘋果變軟，且上層舖料的邊緣開始呈現焦黃色。

挑選食材的秘訣

* 查閱 224 頁的品牌推薦清單。

大廚筆記

如果你像我一樣，你會在完成 21 天斷糖排毒療程後再回頭使用這道食譜。它是超簡單的飯後甜點，而且不會太甜。

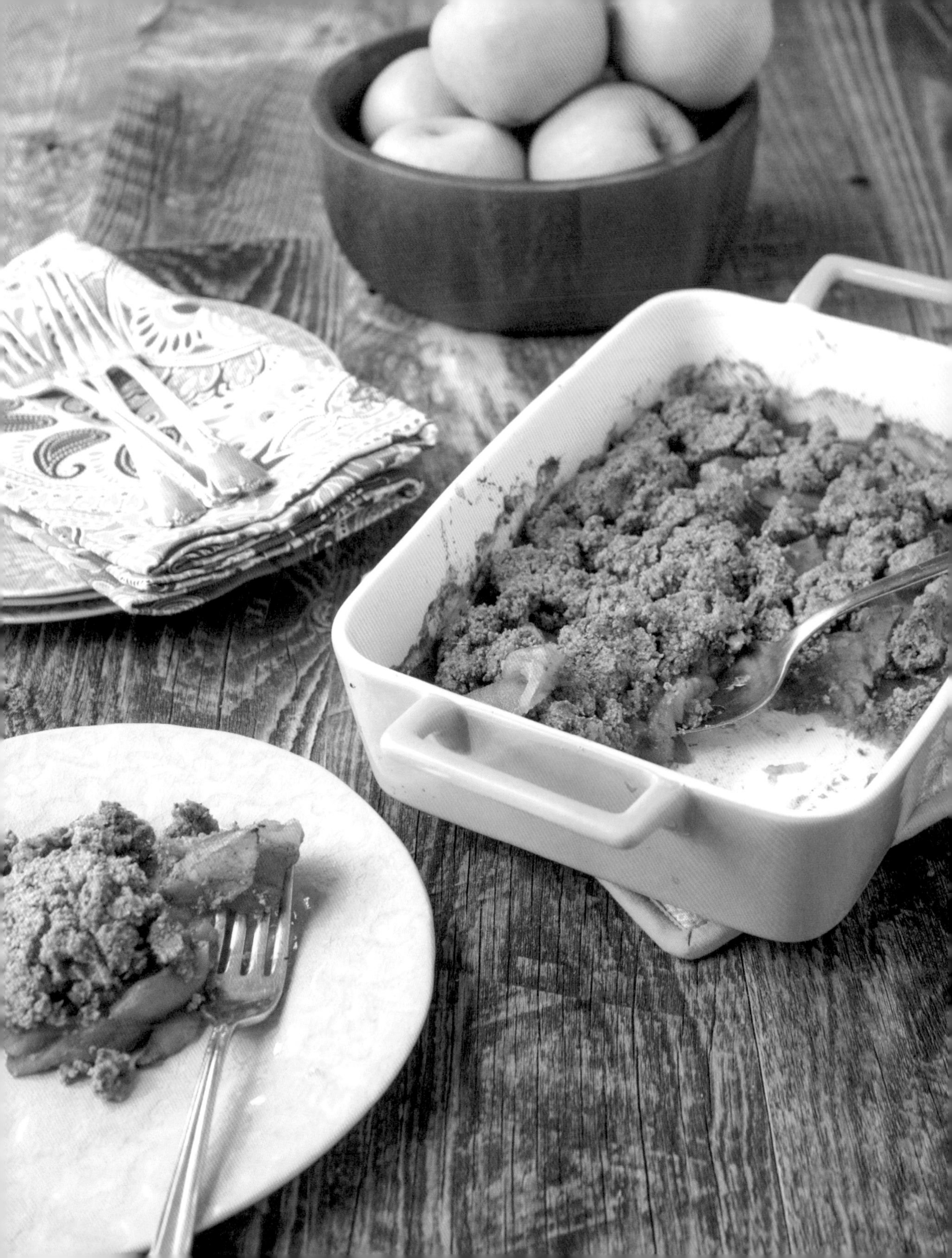

杏仁奶油杯

準備時間 **15** 分鐘 · **6** 人份 · 數量：**12** 個

堅果
蛋
茄屬蔬菜
可發酵性碳水化合物
海鮮

準備外層

¼ 杯融化的椰子油
¼ 杯軟化的椰子醬
½ 杯無加糖可可粉 *
½ 小匙純香草精
少許海鹽
少許肉桂粉

準備內餡

3 大匙杏仁醬 * 或其他堅果醬
1 大匙椰子油
少許海鹽

挑選食材的秘訣

* 查閱 224 頁的品牌推薦清單。

在 12 個迷你馬芬糕杯模裡放上迷你紙托。

製做外層：把所有做外層的食材放到一只中型攪拌碗裡迅速攪拌。把攪拌好的混合物舀到每個準備好的杯模裡，⅛ 吋深（大約 1 小匙的量）。把杯模放到冰箱或凍箱裡凝固。

趁等待外層凝固的時候製做內餡：把所有做內餡的食材放到一只小攪拌碗裡混勻。

把內餡混合物倒入一個容量為 950CC 的塑膠袋或奶油擠花袋裡，用剪刀在袋角剪出一個小小的缺口。

把凝固的外層從冰箱或凍箱中取出，然後在每個外層的中央擠出少量的內餡（約 ½ 小匙），不要擠到邊緣。

所有的杯模都注入內餡後，均勻地倒入剩下的外層混合物。

把杯模放回冰箱或凍箱，之後冰涼或室溫食用皆宜。

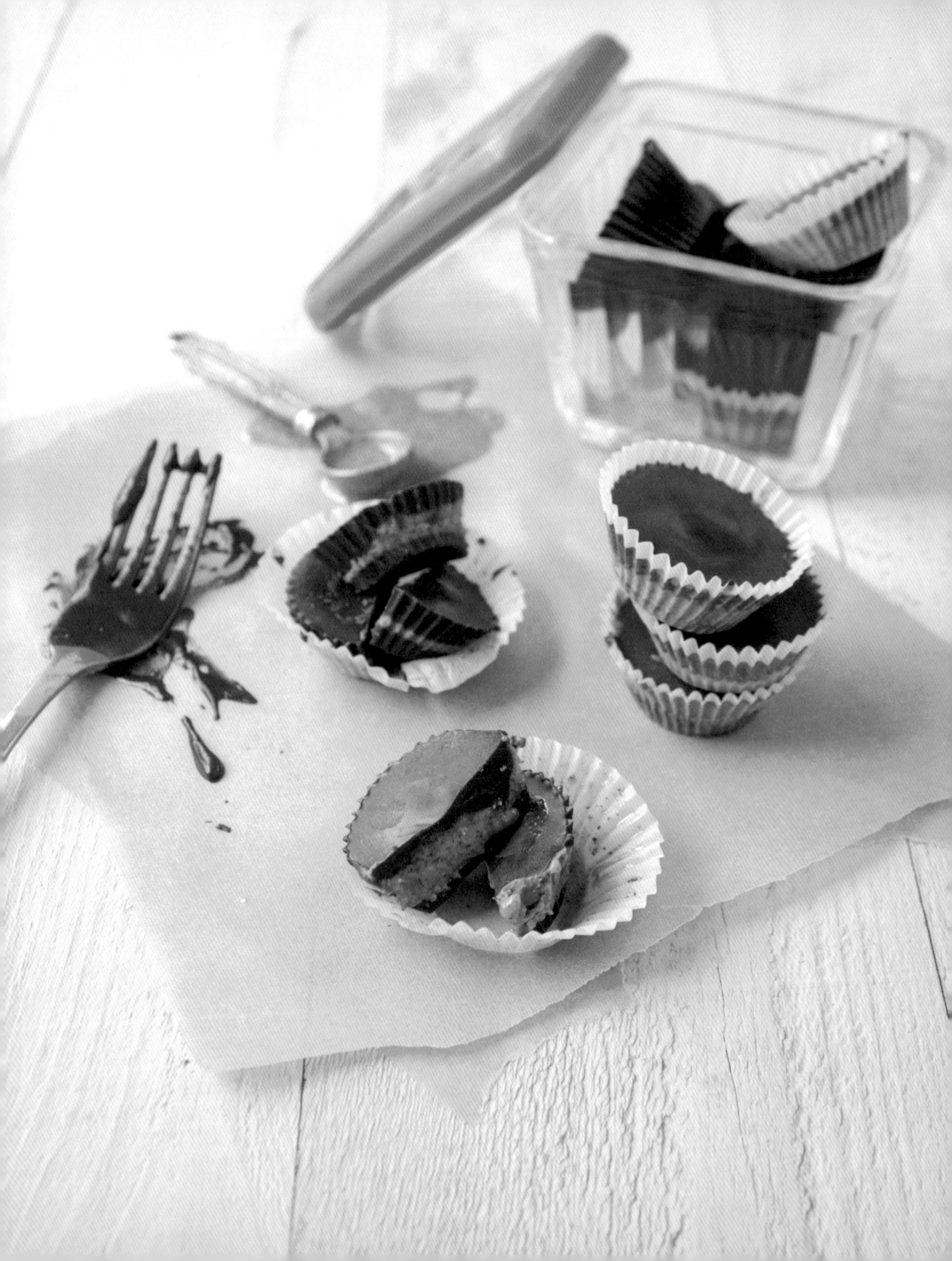

各式香料粉

使用於本書食譜裡有需要的地方，或任何時候！

煙燻香料粉

1 大匙哈瓦那辣椒粉
1 大匙煙燻紅辣椒粉
1 大匙洋蔥粉
½ 大匙肉桂粉
1 大匙海鹽
½ 大匙黑胡椒

準備時間 5 分鐘 ・ 份量：5 大匙

把所有辛香料放到一只碗裡混合均勻，然後換置於小容器裡貯存。

義式香腸香料粉

1 小匙海鹽
1 大匙茴香籽粉
1 大匙鼠尾草粉
1 大匙大蒜顆粒
1 大匙洋蔥粉
¼ 小匙白胡椒（或 1 小匙黑胡椒）
2 小匙乾的荷蘭芹（選擇性的）

準備時間 5 分鐘 ・ 份量：5 大匙

把所有辛香料放到一只碗裡混合均勻，然後換置於小容器裡貯存。

製做香腸時，每 450 公克肉使用 2 大匙義式香腸香料粉。

辣腸香料粉

2 大匙哈瓦那辣椒粉
1 大匙煙燻紅椒粉
1 大匙洋蔥粉
1 大匙大蒜顆粒
½ 大匙海鹽
1 小匙黑胡椒

準備時間 5 分鐘 ・ 份量：6 大匙

把所有辛香料放到一只碗裡混合均勻，然後換置於小容器裡貯存。

每 450 公克肉使用 2 大匙辣腸香料粉，再加上 1 大匙蘋果醋。

香甜香料粉

1 大匙大蒜顆粒
1 大匙洋蔥粉
1 大匙肉桂粉
1 大匙紅椒粉
1 大匙孜然粉
1 大匙黑胡椒
2 小匙海鹽

準備時間 5 分鐘 ・ 份量：6 大匙

把所有辛香料放到一只碗裡混合均勻，然後換置於小容器裡貯存。

不吃茄屬蔬菜
省略以下食材：煙燻紅辣椒粉、辣椒粉、哈瓦那辣椒粉、紅辣椒片。

不吃可發酵性碳水化合物
刪除洋蔥粉、大蒜顆粒。

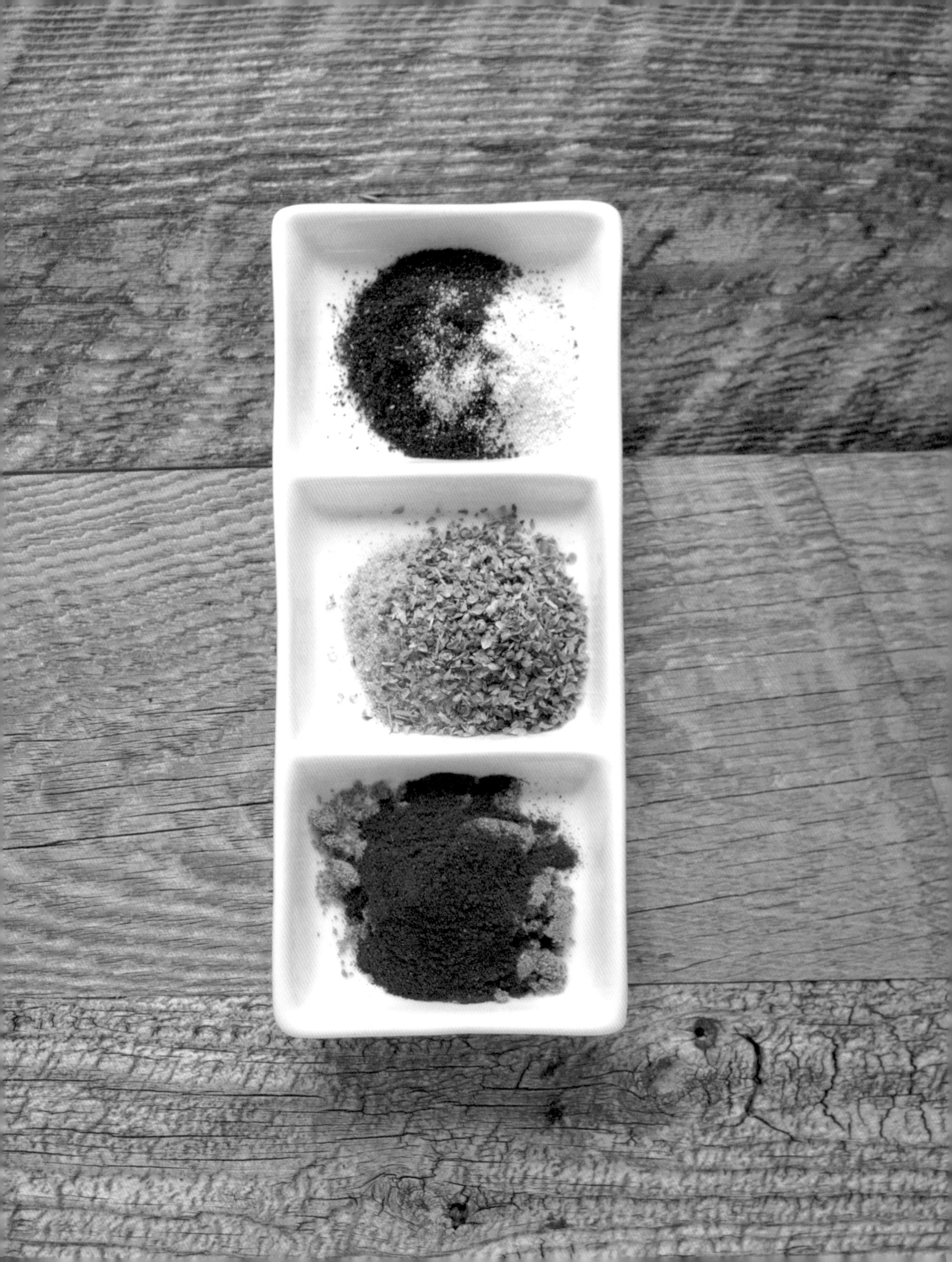

淨化奶油與酥油

準備時間 **5** 分鐘 ・ 料理時間 **25-30** 分鐘（淨化奶油）・ **35-45** 分鐘（酥油）

份量：**709-850** 公克

堅果
蛋
茄屬蔬菜
可發酵性碳水化合物
海鮮

900 公克來自草飼牛的無鹽奶油（我喜愛的品牌有：Kerrygold、SMJÖR、Organic Pastures 和 Organic Valley 草飼牛奶油）

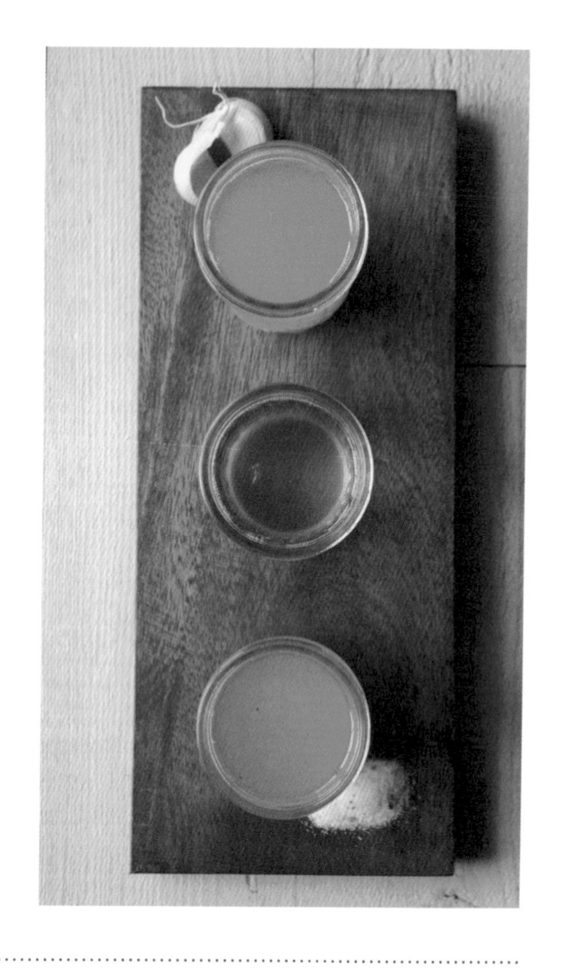

要不要冰涼保存？
經過適當調製的淨化奶油和酥油是耐久貯存品。如果你不移除掉所有的乳固形物，或你屋內的溫度變得很暖和，它也許很快就變質了。你可以把這些油放到冰箱裡，這樣可以存放得久一些。

製做淨化奶油：把奶油放到一只中型的重平底鍋裡，以小火慢慢融化。當奶油快沸騰的時候，乳固形物會浮到上層呈泡沫狀，而被離析出來的油會變得非常潔淨。撈掉乳固形物，把奶油從爐子上移開，然後以起司布過濾掉任何殘留的乳固形物，再把已過濾的液體放到玻璃罐裡保存。

製做酥油：跟製做淨化奶油的步驟一樣，但讓乳固形物繼續慢煮，直到呈焦黃色且開始沈到鍋底。當已經沒有任何會變焦黃且沈底的固形物時，酥油就做好了。用起司布過濾酥油，濾掉焦黃色的固形物，再把已過濾的液體放到玻璃罐裡保存。

健康自製美乃滋

準備時間 **15** 分鐘 ‧ 份量：**¾** 杯

2 顆蛋黃
1 大匙新鮮檸檬汁
1 小匙無麩質第戎芥末醬 *
½ 杯澳洲堅果油或其他油（61 頁）
¼ 杯特級初榨橄欖油

堅果
蛋
茄屬蔬菜
可發酵性碳水化合物
海鮮

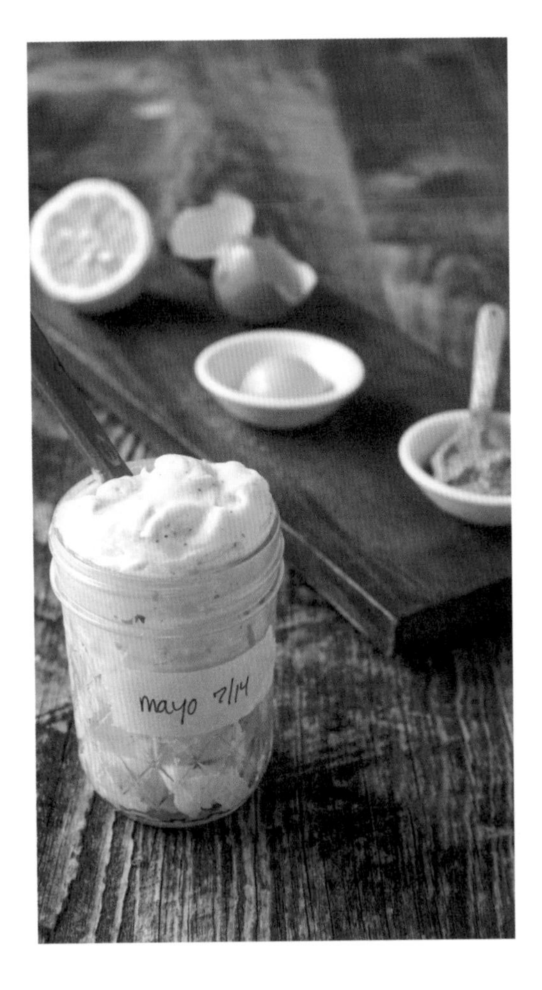

挑選食材的秘訣
* 查閱 224 頁的品牌推薦清單。

料理訣竅
你可以用手持式食物攪拌機或小型果汁機來做這道食譜。如果你用的是一般大小的果汁機，就把食材的份量加倍，才比較容易攪拌。利用果汁機蓋子中央的小開口，慢慢把油滴進去。

把蛋黃、檸檬汁和芥末醬放到一只中型攪拌碗裡打散，迅速攪拌直到呈現亮黃色，大約 30 秒。開始將 ¼ 杯的澳洲堅果油滴入蛋黃混合物裡，一次幾滴，持續迅速攪拌。以緩緩注入的方式慢慢加入其餘的 ¼ 杯澳洲堅果油和橄欖油，一邊迅速攪拌，直到美乃滋變濃稠且顏色變淡。

放在冰箱裡可保存最多一週。

骨頭湯

準備時間 **5** 分鐘 · 料理時間 **8-24** 小時 · 份量：**2.4** 公升

堅果
蛋
茄屬蔬菜
可發酵性碳水化合物
海鮮

3.8 公升過濾水
680 到 900 公克骨頭（牛關節骨、髓骨、肉骨、雞脖子或火雞脖子、雞架或火雞架、或任何你手邊有的骨頭）
2 大匙蘋果醋
2 小匙海鹽
1 整球大蒜的蒜瓣，去皮、壓碎（選擇性的）

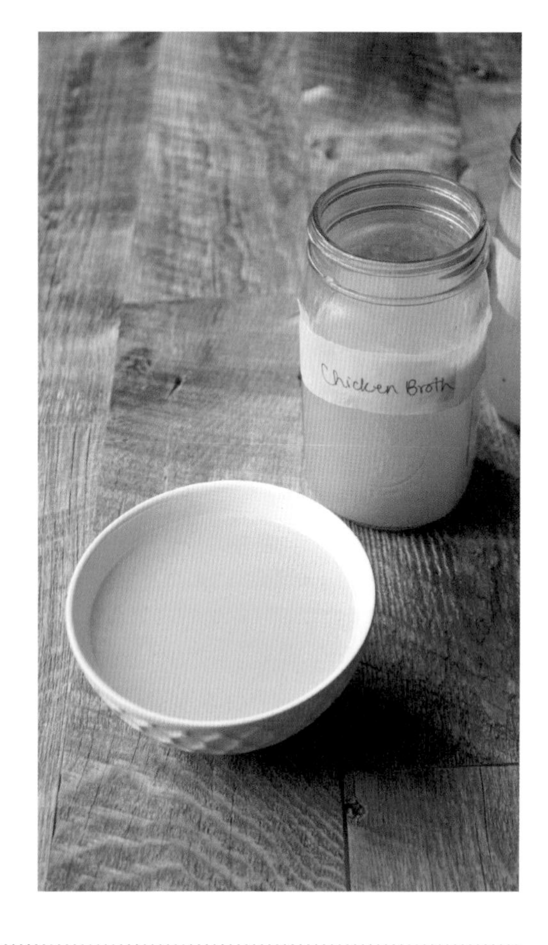

挑選食材的秘訣
* 查閱 224 頁的品牌推薦清單。

不吃可發酵性碳水化合物？
省略大蒜。

把所有食材放入一個容量為 5 公升半的慢燉鍋裡，開大火，把水煮滾。然後調至小火，讓高湯煮至少 8 小時至最多 24 小時；煮的時間愈久愈好。

關掉慢燉鍋的火，讓高湯在室溫下放涼。用細網眼濾器或襯有起司布的濾鍋，將高湯過濾到玻璃罐裡。用玻璃罐盛裝的高湯放在冰箱裡最多可保存一週，也可以冷凍起來以後使用。

在使用高湯之前，把任何浮在表面的凝結脂肪撈起丟棄。你可以直接飲用高湯，或把它當成煮湯、燉東西或任何需要高湯的菜餚的湯底。

杏仁奶與杏仁粉

準備時間 **8** 小時 **10** 分鐘 · 份量：**2** 杯

2 杯生杏仁
7 杯水，分開使用

選擇性的調味料
½ 到 1 小匙純香草精（建議）
½ 小匙肉桂粉
½ 小匙無加糖可可粉 *

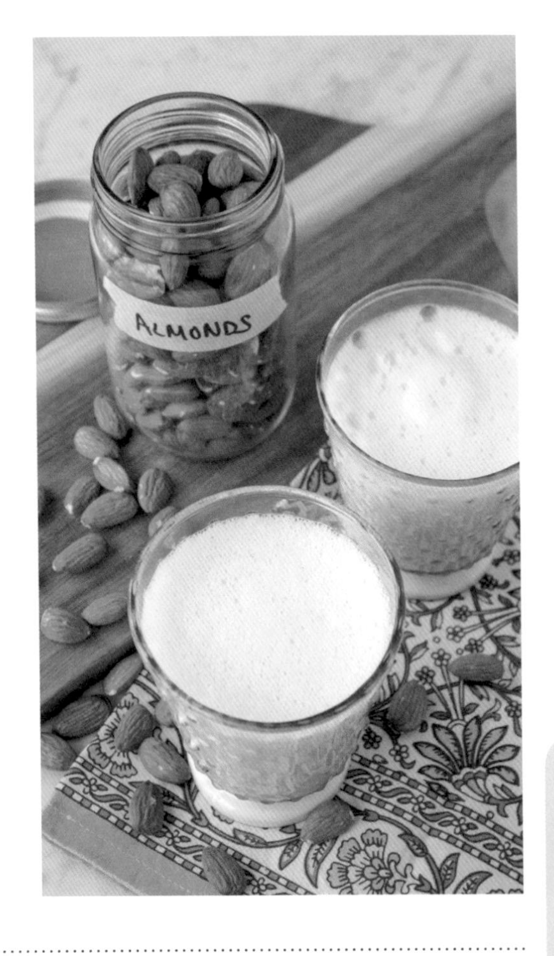

堅果
蛋
茄屬蔬菜
可發酵性碳水化合物
海鮮

製做杏仁奶：把杏仁和 4 杯水放到玻璃容器或其他不滲透的容器裡，蓋上蓋子，放到陰暗處，讓杏仁浸泡一整晚或 8 小時。

把沖洗過的杏仁和剩下的 3 杯水放到果汁機裡，然後以高速打 2 分鐘。用堅果奶袋過濾打好的液體，或用多層起司布蓋在碗上接住杏仁奶；保留被濾出的粉糰。如果有用到選擇性的調味料，就把果汁機沖乾淨，放回過濾好的杏仁奶和調味料，然後以脈衝模式攪拌混合。

製做杏仁粉：把被濾出的粉糰放到 75ºC 到 95ºC 的烤箱裡烤乾，約 3 到 4 小時，或直到完全乾燥。用食物調理機以脈衝模式打散結塊物，然後放到冰箱裡保存，以待料理時要杏仁粉的時候使用。

挑選食材的秘訣
* 查閱 224 頁的品牌推薦清單。

特殊工具
堅果奶的袋子是用有網孔的布做的，而且專門用來過濾這種堅果奶，詳見 21 天斷糖排毒法所推薦的品牌。

廚房秘訣
這份食譜必須使用有強大馬力的調理機，例如 Blendtec 或 Vitamix。

無糖番茄醬

準備時間 **10** 分鐘 · 料理時間 **4** 小時 · 份量：**450** 公克

堅果
蛋
茄屬蔬菜
可發酵性碳水化合物
海鮮

1 小顆洋蔥，切丁
2 顆青蘋果，去皮、切丁
2 瓣蒜頭，切碎
½ 小匙海鹽
¼ 小匙多香果粉（allspice）
¼ 小匙肉桂粉
2 個丁香
¼ 小匙小匙薑粉
2 大匙蘋果醋
¼ 杯水
170 公克番茄糊

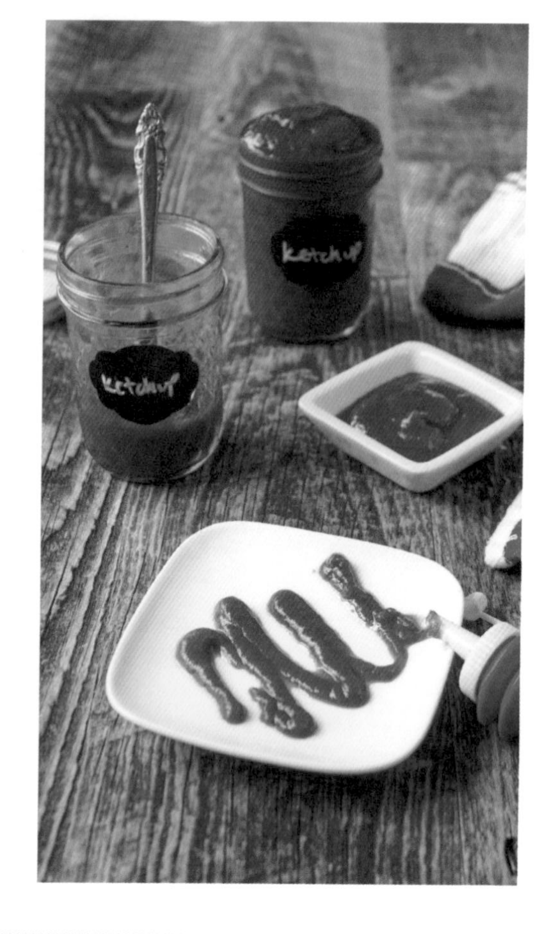

將所有食材放到慢燉鍋裡攪拌混勻，然後設定以小火煮 4 小時。

待煮好的混合物稍涼之後，倒到食物調理機或高速果汁機裡攪拌，直到呈現滑順狀態。

注意：在攪拌或處理溫熱的食物時，不要放得太滿，因為熱會使內容物膨脹，內容物可能因此飛濺出來。

把攪拌好的番茄醬放到玻璃容器裡，在室溫下放涼後再放到冰箱中保存。

番茄醬放在冰箱裡應該能保存好幾週或更久，如果你注意到顏色或味道有異，或發現它發霉，就把它丟掉，另做一批新的。

簡易義式紅醬

準備時間 **10** 分鐘 · 料理時間 **30** 分鐘 · **4** 人份 · 份量：大約 **680** 公克

2 大匙培根油、豬油、椰子油或其他烹飪油
½ 杯切丁黃洋蔥
海鹽與黑胡椒，適量
2 到 3 瓣蒜頭，磨碎或切碎
795 公克切丁番茄
1 大匙剁碎的新鮮羅勒葉
2 大匙特級初榨橄欖油，最後使用

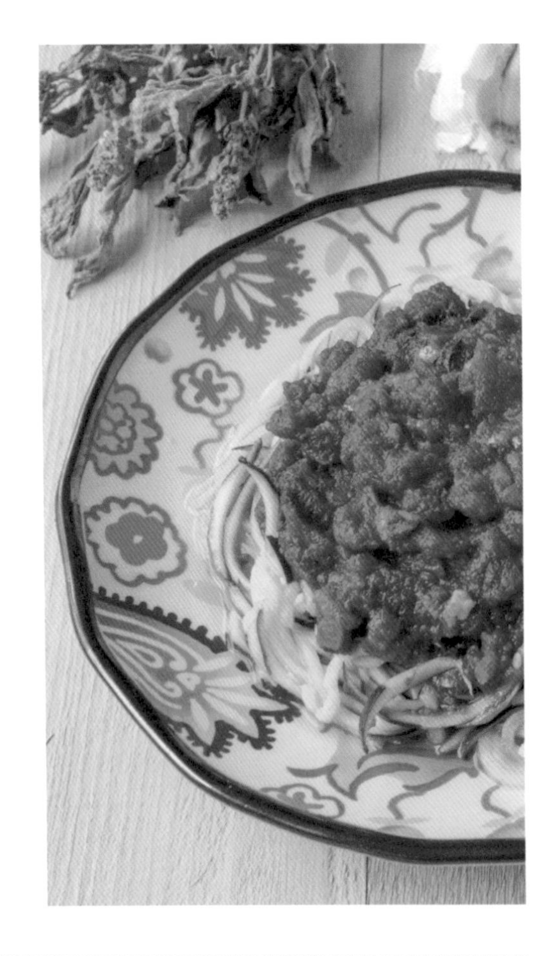

堅果
蛋
茄屬蔬菜
可發酵性碳水化合物
海鮮

把油放到一只小平底鍋裡，以中火加熱融化，然後把洋蔥煮到呈半透明狀，大約 5 分鐘。以海鹽及黑胡椒調味。

放入大蒜再煮 30 秒，然後放入番茄，用額外的海鹽與黑胡椒調味，攪拌混勻。調至小火悶煮 15 到 20 分鐘。

放入羅勒葉，再煮 5 分鐘。

蓋在櫛瓜麵上食用（如圖所示）。最後滴上少許特級初榨橄欖油，以增添風味和香氣。

做所有的醬汁和淋醬時，所有食材都放到一只小攪拌裡迅速攪拌混勻。以玻璃罐密後放到冰箱裡，可保存一週。

堅果
蛋
茄屬蔬菜
可發酵性碳水化合物
海鮮

酪梨仙味醬

準備時間 **5** 分鐘 · **4** 人份 · 份量：約 **½** 杯

½ 顆酪梨
¼ 杯全脂椰奶 *
½ 顆檸檬汁
½ 瓣蒜頭，切碎或磨碎
1 到 2 小匙切成細末的新鮮細香蔥
海鹽與黑胡椒，適量

堅果
蛋
茄屬蔬菜
可發酵性碳水化合物
海鮮

香滑薑萊姆淋醬

準備時間 **5** 分鐘 · **4** 人份 · 份量：約 **½** 杯

½ 到 1 小匙薑末
½ 顆萊姆，取皮和汁
¼ 杯全脂椰奶 *
¼ 杯 +2 大匙澳洲堅果油

堅果
蛋
茄屬蔬菜
可發酵性碳水化合物
海鮮

芝麻薑辣淋醬

準備時間 **5** 分鐘 · **4** 人份 · 份量：約 **½** 杯

¼ 杯冷壓芝麻油
2 顆萊姆汁
½ 到 1 小匙薑末
1 片辣椒，或適量（不吃茄屬蔬菜者省略）
海鹽與黑胡椒適量

堅果
蛋
茄屬蔬菜
可發酵性碳水化合物
海鮮

酪梨奇滋醬

準備時間 **5** 分鐘 · **4** 人份 · 份量：約 **½** 杯

1 顆酪梨
¼ 杯磨碎的小黃瓜
1 瓣蒜頭，磨碎
1 顆檸檬汁
2 大匙特級初榨橄欖油
海鹽與黑胡椒，適量
1 小匙切碎的新鮮蒔蘿

挑選食材的秘訣

* 查閱 224 頁的品牌推薦清單。

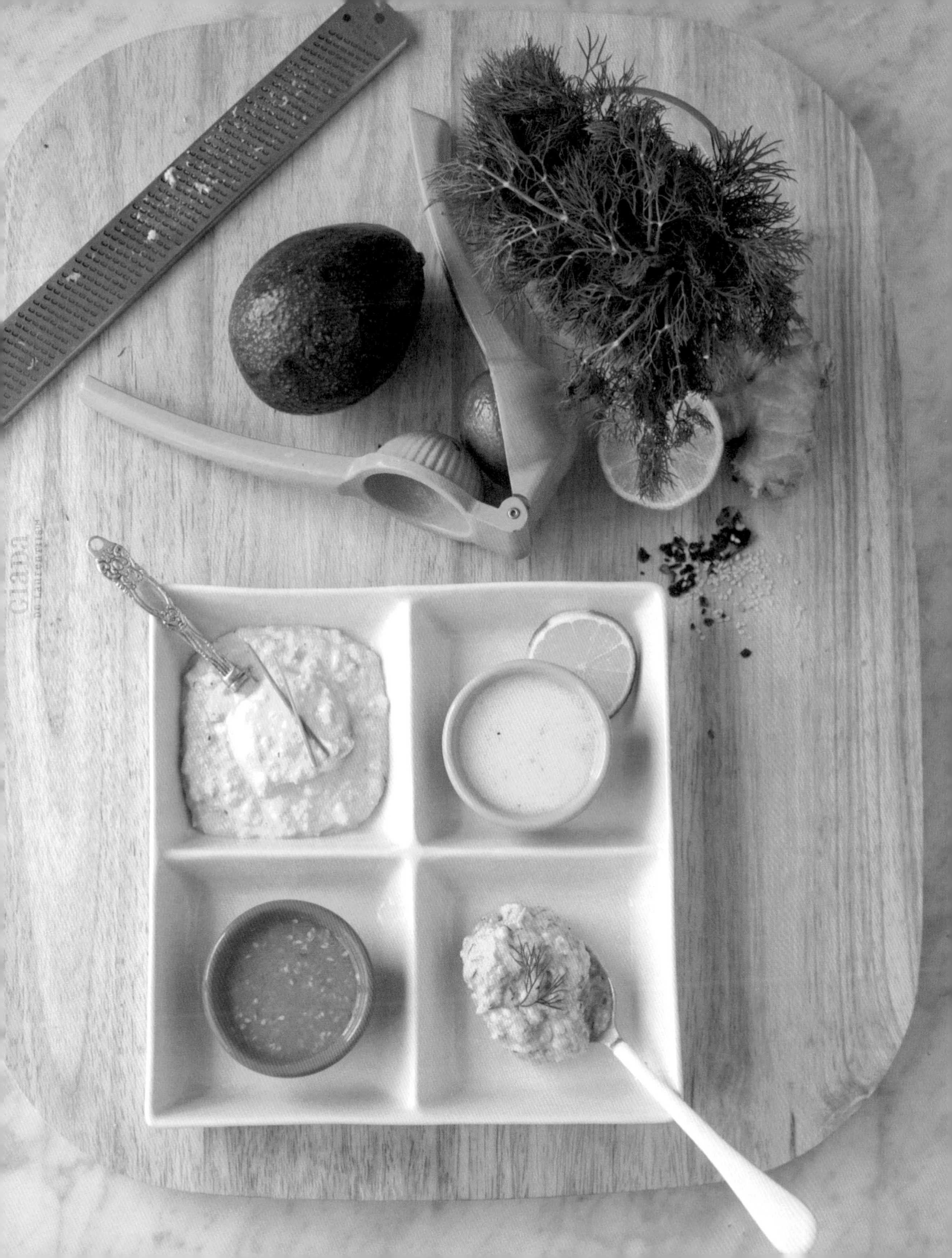

巴薩米克醋淋醬

準備時間 **5** 分鐘 · **8** 人份 · 份量：約 **1** 杯

堅果
蛋
茄屬蔬菜
可發酵性碳水化合物
海鮮

⅓ 杯巴薩米克醋
⅔ 杯特級初榨橄欖油
1 小匙無麩質第戎芥末醬
½ 小匙紅蔥頭末或蒜末
海鹽與黑胡椒，適量
½ 小匙乾的奧勒岡葉或羅勒葉（選擇性的）

把所有食材放入一個可以重覆密封的玻璃裡，然後搖晃混勻。

標示製做日期，然後放到冰箱裡保存，最長可達一個月。

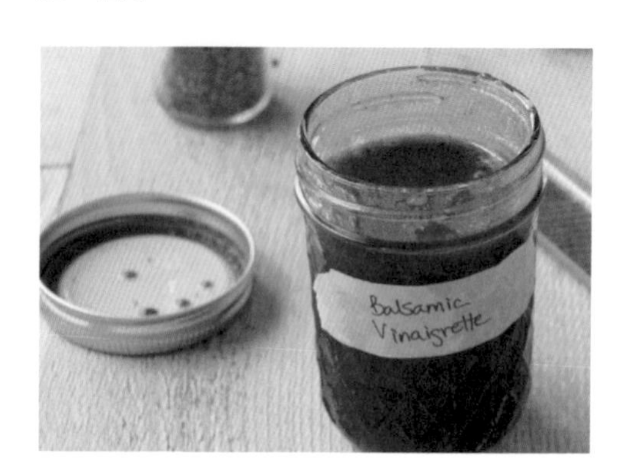

檸檬香草淋醬

準備時間 **5** 分鐘 · **8** 人份 · 份量：約 **1** 杯

堅果
蛋
茄屬蔬菜
可發酵性碳水化合物
海鮮

⅓ 杯新鮮檸檬汁
⅔ 杯特級初榨橄欖油
1 小匙無麩質迪戎芥末醬
½ 小匙紅蔥頭末
海鹽與黑胡椒，適量
½ 小匙切成細末的新鮮芫荽葉或羅勒葉（選擇性的）

把所有食材放入一個可以重複密封的玻璃裡，然後搖晃混勻。

標示製做日期，然後放到冰箱裡保存，最長可達一個月。

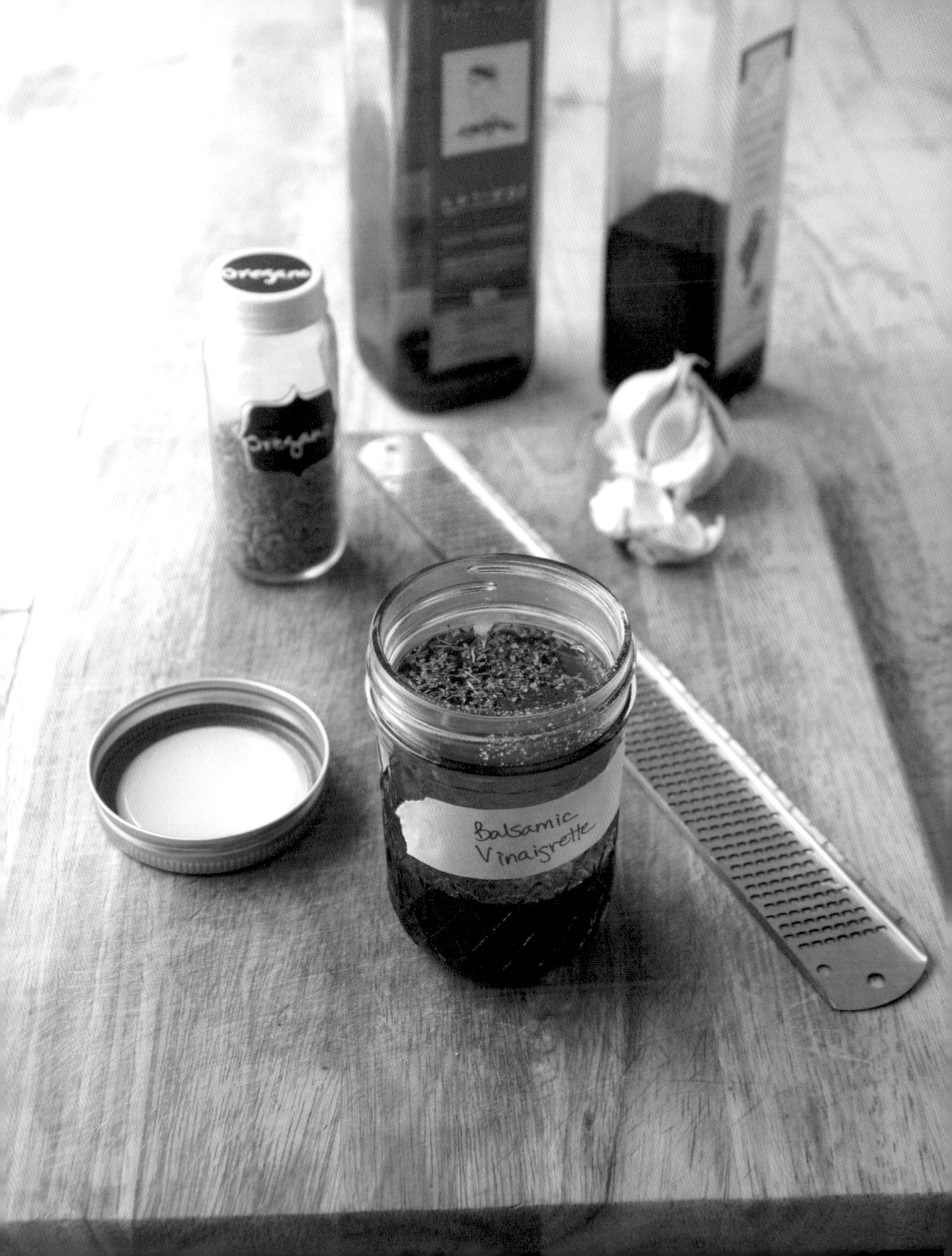
Oregano
Balsamic
Vinaigrette

計算你的碳水化合物總量

提醒你——

你的21天斷糖排毒食物或許跟你朋友的不一樣！

從好的碳水化合物中 攝取足夠的碳水化合物	一般生活型態要素：活動與壓力程度
極低碳水化合物 *： 0-30 克／天	活動量不大的人或試圖在糖代謝作用上做劇烈改變的胰島素阻抗患者；對生酮飲食法有興趣的人；對於追求一般或最佳健康的大部分人是不必要的，也不推薦。
低碳水化合物： 30-75 克／天	活動量不是很大或參與密集有氧活動每天**少於**二十分鐘的人；也適合於大部分的舉重和肌力訓練者；對生酮飲食法有興趣的人（最多 50 克的碳水化合物）；**這個範圍對許多人而言是健康的。**
適量碳水化合物： 75-150 克／天	活動量充足或參與極密集有氧活動每天 20 至 60 分鐘者；一般活動量的工作或生活型態；適度緊張的生活型態；**這個範圍對許多人而言是健康的。**
高碳水化合物： 150 克 + ／天 （至 300 克左右）	參與密集有氧活動每天在 60 分鐘以上；工作需要大量活動及經常移動；身心上壓力很大的生活型態；**對於活動量很大或生活壓力大的人來說，這個範圍是健康的。**

我不會將長期的極低碳水化合物飲食法推薦給大多數的人，因為你也許會遺漏掉高碳水化合物食物中所含的某些有益微量營養素。雖然「從鼻子吃到尾巴」那種包含所有內臟料理的動物攝食法能解決這個問題，但大部分的人在時尚的今日已不這樣吃動物了。好的碳水化合物對於良好的消化功能也很重要，因為碳水化合物有助於平衡腸道中的健康菌叢。

澱粉類碳水化合物蔬菜

21天斷糖排毒療程各階段中遵循能量調適方案者的
額外碳水化合物來源。

項目名稱	碳水化合物 每 100 克	膳食纖維 每 100 克	碳水化合物 每 1 杯	其他明顯的營養素
樹薯（生的）	38 克	2 克	78 克	維生素 C、硫胺素、葉酸、鉀、錳
芋頭	38 克	5 克	45 克，切片	B_6、維生素 E、鉀、錳
大蕉	31 克	2 克	62 克，壓碎	維生素 A（beta 胡蘿蔔素）、維生素 C、B_6、鎂、鉀
山藥	27 克	4 克	37 克，切塊	維生素 C、維生素 B_6、錳、鉀
白馬鈴薯	22 克	1 克	27 克，削皮	微量維生素 C
地瓜	21 克	3 克	58 克，壓碎	維生素 A（beta 胡蘿蔔素）、維生素 C、B_6、鉀、錳、鎂、鐵、維生素 E
歐洲蘿蔔	17 克	4 克	27 克，切片	維生素 C、錳
蓮藕	16 克	3 克	19 克，切片	維生素 C、B_6、鉀、銅、錳
冬南瓜	15 克	4 克	30 克，切塊	維生素 C、硫胺素、B_6
洋蔥	10 克	1 克	21 克，剁碎	維生素 C、鉀
甜菜根	10 克	2 克	17 克，切片	葉酸、錳
奶油南瓜	10 克	—	22 克	維生素 A（beta 胡蘿蔔素）、維生素 C

15種無蛋早餐的創意

如果你不吃蛋或只是想在早餐的風格上做點改變，
這裡有你可以嚐試的組合。

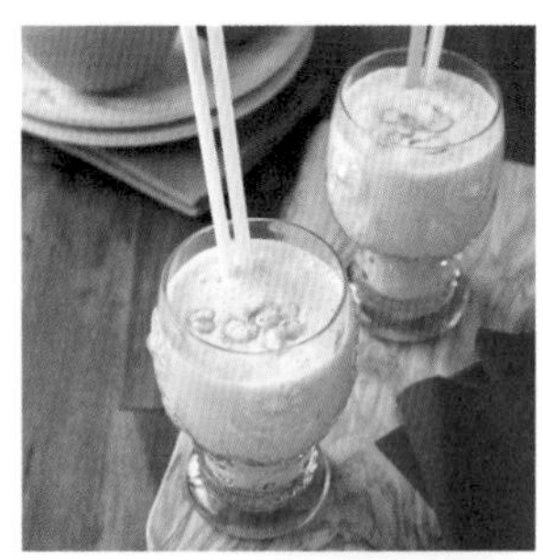

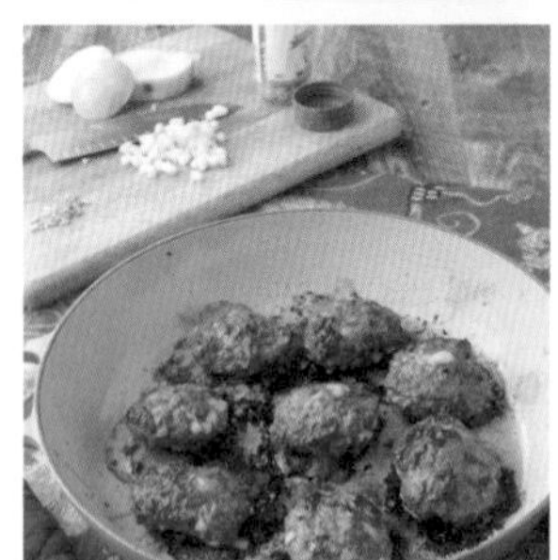

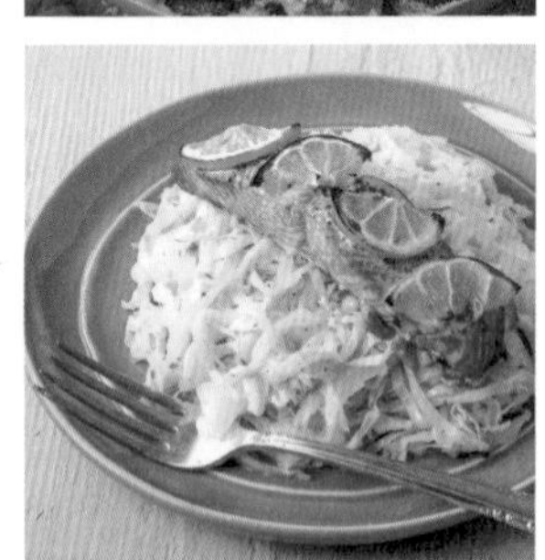

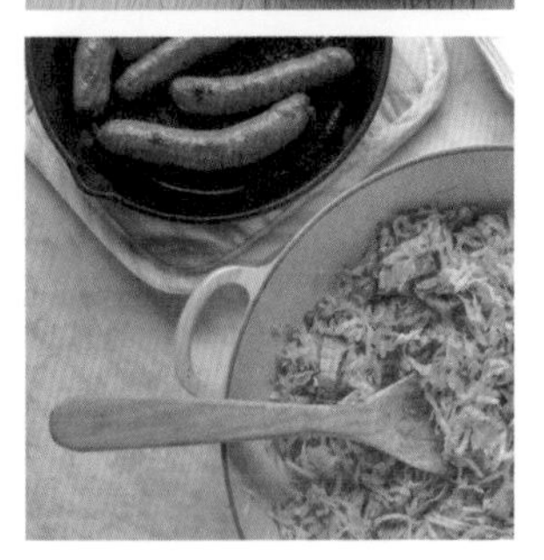

1. 杏仁奶或椰奶果昔（92-93 頁）。
2. 芥末雞腿（114 頁），綠色蔬菜。
3. 青蘋果早餐肉餅（94 頁），綠色蔬菜。
4. 肉桂咖哩辛香料煮碎牛肉，奶油南瓜。
5. 雞腿培根捲。
6. 碎酪梨、橄欖與檸檬汁佐野生罐頭鮭魚。
7. 培根碎片與金線瓜燴碎牛肉（以海鹽、黑胡椒、大蒜粉、洋蔥粉和肉桂調味）。
8. 椰子醬與肉桂烤橡子南瓜，搭配培根或早餐腸。
9. 高麗菜佐迷迭香鮭魚（96 頁）。
10. 咖哩粉、肉桂、青蘋果與甜菜烤雞腿。
11. 希臘風味肉丸（129 頁）與滑嫩香草白花椰泥（178 頁）。
12. 煙燻鮭魚海苔手捲（含酪梨、小黃瓜與細香蔥）。
13. 根類蔬菜雜燴（95 頁）與早餐腸。
14. 迷迭香、海鹽與黑胡椒烤雞，以椰子油輕炒胡蘿蔔片與肉桂。
15. 火雞與培根雙併沙拉：在剁碎的蘿蔓上蓋上火雞胸肉片、烹調過的培根、番茄與酪梨。

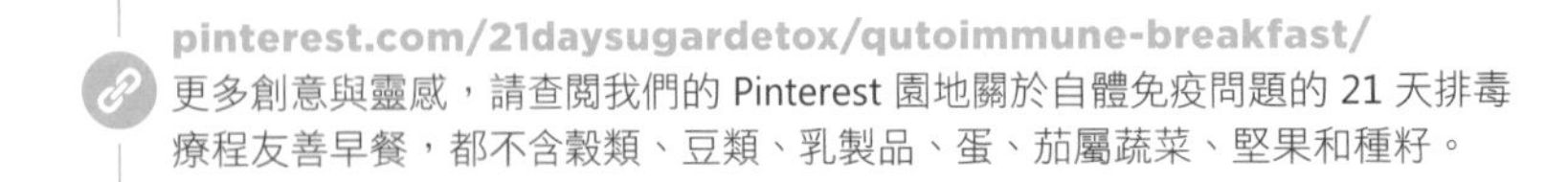

pinterest.com/21daysugardetox/qutoimmune-breakfast/
更多創意與靈感，請查閱我們的 Pinterest 園地關於自體免疫問題的 21 天排毒療程友善早餐，都不含穀類、豆類、乳製品、蛋、茄屬蔬菜、堅果和種籽。

參考網站與部落格

這些網站的經營者是食譜部落客和許許多多
已經完成21天斷糖排毒療程的人。

食譜部落格

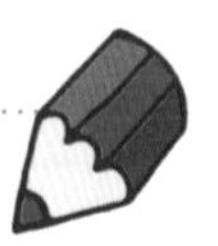

反穀物//**againstallgrain.com**
文明穴居人的烹飪創意//**civilizedcavemancooking.com**
舊石器時代速食//**fastpaleo.com**
美食者的原始味覺//**primalpalate.com**
草飼女孩//**grassfedgirl.com**
舊石器飲食媽咪//**thepaleomom.com**
舊石器飲食父母//**paleoparents.com**
舊石器時代美食鍋//**paleopot.com**
厲害的舊石器時代飲食法//**paleomg.com**
感謝天是舊石器時代飲食吔//**tgipaleo.com**
城市佬//**theurbanposer.com**
禪胃部落格//**zenbellycatering.com**

21天斷糖排毒療程經驗分享

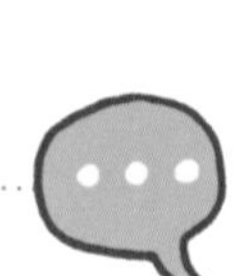

蝴蝶、寧靜、舊石器飲食//**butterfliespeacepaleo.blogspot.com**
新鮮四五事//**fresh4five.com**
半印度廚師//**halfindiancook.com**
忙碌的健康媽咪//**healthymomontherun.com**
天然家常菜//**naturallyhomemade.blogspot.com**
舊石器時代廚房//**paleofoodiekitchen.com**
大眾化的舊石器時代飲食法//**popularpaleo.com**
紫貓廚房//**purplekatskitchen.blogspot.com**
邁阿密原始飲食法//**southbeachprimal.com**
舊石器飲食獎//**thepaleoprize.com**

balancedbites.com/21DSD
以上所有的網站和部落格，在任何時候都能很方的連結到我網站上的書籍資源頁面。

推薦的產品與廠牌

給21天斷糖排毒療程和其後日子中的你，
每種類別內以字母順序排列。

生鮮產品

Applegate Farm Meats
大部分的食品雜貨商
熟食肉、培根

Bubbies Sauerkraut
大部分的食品雜貨商
所有的口味都允許；當有疑慮時，請查閱成份表。

Fab Ferments
線上資訊：fabferments.com

G. T.'s Synergy
全食物商店、大部分的食品雜貨商
紅茶菌：各種口味

Pete's Paleo
線上資訊：petespaleo.com
21 天排毒療程允許的餐飲、培根

Tessemae's All Natural
線上資訊：tessemaes.com；全食物商店
淋醬／滷汁／沾醬：葡萄醋、碾壓胡椒、辣醬／雞翅醬（小辣、中辣、大辣）、義式無油沙拉醬、檸檬切薩比克醬、檸檬大蒜、檸檬水、紅酒醋、農場風味醬
排除 Soy Ginger & Matty's BBQ 醬（如果你有買那些無油產品的話，我建議在裡頭加上 Kasandrinos 特級初榨橄欖油。）

Wholly Guacamole
網站：eatwholly.com；全食物商店、Trader Joe's（商店名稱）、Costco、當地的有機食品雜貨商／消費合作社。

Wildbrine
全食物商店、當地的有機食品雜貨商／消費合作社。
泡菜：各種口味。

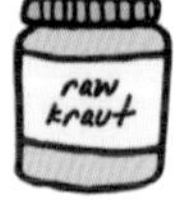

21天斷糖排毒療程肉乾

Paleo Jerky
線上資訊：huntedandgathered.com.au
注意：所含的糖分極少，所肉乾在 21 天斷糖排毒療程中是沒問題的。

Sophia's Survival Food
線上資訊：grassfedjerkychews.com
牛肉乾：原味與香辣
排除煙燻辣椒葡萄乾口味——在 21 天斷糖排毒療程後享用滋味更美妙！

Steve's Original
線上資訊：stevepaleogoods.com
只有 Jerky & PaleoStix 系列可食用
排除 Berky、Dried Fruit（水果乾）、Paleokits 和 Paleokrunch 系列產品

US Wellness Meats
線上資訊：bit.ly/USWMBB
肉乾、肉脯
排除蜂密與櫻桃口味

脂肪與油

Artisana 與 Nutiva 品牌
線上資訊：Amazon.com；當地食品雜貨商
椰子油

Fatworks
線上資訊：fatworksfoods.com
鴨油、豬油和牛羊油

Kasandrinos 橄欖油
線上資訊：kasandrinos.com

Kerrygold 奶油
Trader Joe's、Costco、全食物商店、當地食品雜貨商

Pure Indian Foods 酥油
線上資訊：pureindianfoods.com、Amazon.com；當地食品雜貨商

SMJÖR 奶油
食品雜貨商

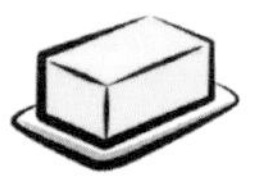

Tropical Traditions
也請見：堅果與烘焙項目
線上資訊：tropicaltraditions.com
椰子油（綠標是我推薦的最佳風味）

Wilderness Family Naturals
線上資訊：wildernessfamilynaturals.com
有機椰子油、天然紅棕櫚油、芝麻油、橄欖油、以 Mary Enig（〈搞清楚你的脂肪〉的作者）命名的 Mary's Saute Oil（瑪莉的炒菜油，是初榨椰子油、特級初榨橄欖油和未精製芝麻油的綜合產品）

醬汁與淋醬

也請見：生鮮產品

Annie's Foods 與 Eden Foods
線上資訊：Amazon.com；全食物商店、當地食品雜貨商
無麩質芥末醬

Arizona Gunslinger
線上資訊：azgunslinger.com；合作的零售商
有機栽培的無麩質辣醬

Bionaturae
線上資訊：tropicaltraditions.com；全食物商店
葡萄醋

Bragg's
當地食品雜貨商
有機蘋果醋

Coconut Secret
線上資訊：coconutsecret.com、Amazon.com；全食物商店、當地有機食品雜貨商／消費合作社
椰子胺基酸、椰子醋

Franks Redhot
線上資訊：franksredhot.com、Amazon.com；大型食品雜貨店

Red Boat 魚露
線上資訊：redboatfishsauce.com；全食物商店、當地食品雜貨商

假如有未列出的特殊產品，那麼你也許會發現它們都是21天斷糖排毒法友善產品。但請檢查所有外包裝的成份表，並留意你的階段和調整指引。

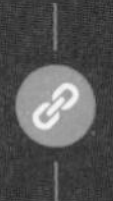

這所這所有產品和更多產品的網站連結，請造訪：balancedbites.com/21DSD

椰子、堅果、奶油與麵粉

Artisana 與 Nutiva 品牌
線上資訊：Amazon.com；當地有機雜貨商／消費合作社
杏仁醬（烘焙過或生的）、椰子醬、椰子露——罐裝販售的旅行輕便包
排除腰果、胡桃、核桃與澳洲堅果醬（所有的都混有腰果）和 Cacao Bliss（可可產品）——在 21 天斷糖排毒療程過後享用滋味更美妙！

Barney 奶油
線上資訊：barneybutter.com、Amazon.com
只限於 Barney Bare 系列
排除香滑、香脆和軟管包裝（在此時，Barney Bare 沒有軟管包裝）

Bob's Red Mill
線上資訊：bobsredmill.com、Amazon.com；大型食品雜貨店
杏仁、椰子、榛果粉

HoneyVille
線上資訊：honeyville.com
去皮白杏仁粉

Justin's 堅果醬
線上資訊：justins.com、Amazon.com；當地食品雜貨商
只限於 Original 系列——罐裝販售的旅行輕便包
排除蜂蜜、楓糖、巧克力和香草杏仁醬、所有的花生醬和巧克力榛果醬

Maranatha
線上資訊：maranathafoods.com、Amazon.com；全食物商店、有機食品雜貨商
杏仁醬、葵花籽醬、中東芝麻醬

Once Again 堅果醬
線上資訊：onceagainnutbutter.com；全食物商店
杏仁醬、中東芝麻醬

Paleo Meenut Butter
線上資訊：meeeatpaleo.com

Sunbutter（無堅果）
線上資訊：sunbutter.com、Amazon.com；食品雜貨店
只限有機、無加糖的種類

Thai Kitchen
線上資訊：Amazon.com；食品雜貨店
全脂椰奶，罐裝

Trader Joe's
分店資訊請見：traderjoes.com
葵花籽醬
（無加糖——查閱成份表）
杏仁醬

Tropical Traditions
線上資訊：tropicaltraditions.com
椰絲、椰肉片、椰子粉、香濃椰漿

Whole Foods Store Brand
分店資訊請見：wholefoodsmarket.com
全脂椰奶

Wilderness Family Naturals
線上資訊：wildernessfamilynaturals.com
椰子、椰子粉、香濃椰漿、杏仁、杏仁脆片、杏仁醬

花草茶

Traditional Medicinals
線上資訊：Amazon.com；全食物商店、當地有機食品雜貨商／消費合作社
所有種類的花草茶

烘焙物品

If You Care 和 Paper Chef 品牌
線上資訊：Amazon.com；全食物商店、當地有機食品雜貨商／消費合作社
未漂白的馬芬糕紙托

Real Salt
線上資訊：realsalt.com、Amazone.com；全國食品雜貨店
各種未精製的鹽

Tropical Traditions
也請見：「脂肪與油」和「堅果」
線上資訊：tropicaltraditions.com
可可粉、椰絲

Wilderness Family Naturals
線上資訊：wildernessfamilynaturals.com
有機生可可粉、有機香草和辛香料、天然的未精製鹽

貯藏物品

Bear & Wolf Canned
線上資訊：Amazon.com；Costco
捕獲的野生鮭魚

Bionature、Jovial 和 Pomi 品牌
線上資訊：tropicaltraditions.com；全食物商店、當地有機食品雜貨商／消費合作社
番茄製品、番茄漿、切碎的番茄

Emerald Cove 和 Eden Foods
食品雜貨店、亞洲商店
海苔

Improve'eat
線上資訊：improveat.com
捲餅皮

Mediterranean Organic
線上資訊：Amazon；當地食品雜貨商
橄欖、其他食品雜貨——查閱標籤

Mountain Rose Herbs
線上資訊：mountainroseherbs.com
香草及辛香料

Seasnax
線上資訊：seasnax.com、食品雜貨店

Wild Planet
線上資訊：Amazon.com；食品雜貨店
罐頭沙丁魚、補獲的野生鮭魚

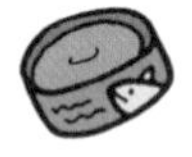

參考資料來源

前言

Ervin、R. Bethene and Cynthia L. Ogden. *Consumption of Added Sugars Among U.S. Adults*（美國成年人的添加糖攝取量）, 2005-2010, NCHS Data Brief（美國國家衛生統計中心數據簡介）no. 122. Beltsville, MD: National Center for Health Statistics（美國國家衛生統計中心）, 2013.

Bowman、Shanthy A.、James E. Friday and Alanna J. Moshfegh. *My Pyramid Equivalents Database, 2.0 for USDA Survey Foods*（我的金字塔等量資料庫 2.0，用於美國農業部糧食調查）, 2003-2004. Beltsville, MD: U.S. Department of Agriculture（美國農業部）, 2008. http://www.ars.usda.gov/ba/bhnrc/fsrg/.

Calton、Jayson and Mira Calton. *Rich Food Poor Food*（營養食物與不營養食物）. Malibu, CA: Primal Nutrition, Inc., 2013.

Mercola, Joseph. Sweet Deception: *Why Splenda, NutraSweet, and the FDA May Be Hazardous to Your Health*（為什麼 Splenda、NutraSweet 和美國食品藥物管理局可能對你的健康造成危害）, Nashville, TN: Thmoas Nelson, 2006.

Yang, Qing. "Gain Weight by 'Going Diet'? Artificial Sweeteners and the Neurobiology of Sugar Cravings"（「節食減肥」愈減愈重？人工甘味劑與吃糖欲望的神經生物學）Yale Journal of Biology and Medicine（耶魯大學生物學與醫學期刊）83, no. 2 (2010): 101-108.

被簡化的糖科學

www.nutritiondata.com

Kulp, Karel, and Joseph G. Ponte. *Handbook of Cereal Technology*.（早餐穀片的技術手冊）New York: Marcel Dekker, 2000.

Kjær, Michael, Michael Krogsgarrd, Peter Magusson, Lars Engebretsen, Harald Roos, Timo Takala, and Savio L-Y Woo. *Textbook of Sports Medicine: Basic Science and Clinical Aspects of Sports Ijury and Physical Activity*.（運動醫學參考書：運動傷害和體能活動的基礎科學與臨床研究）Malden, MA: Blackwell Science, LTD., 2003.

Avena, Nicole M., P. Rada, and B. G. Hoebel. "Evidence for Sugar Addiction: Behavioral and Neurochemical Effects of Intermitent, Excessive Sugar Intake."（糖癮的證據：間歇性過量攝取糖的行為與神經化學效應）*Neuroscience and Biobehavioral Reviews*（神經科學與生物行為評論期刊）32, no. 1 (2008): 20-39.

Ferland, Annie, Patrice Bassard, and Paul Poirier. "Is Aspartame Really Safer in Reducing the Risk of Hypoglycemia During Exercise in Patients with Type 2 Diabetes?"（以阿斯巴甜降低第二型糖尿病患者活動期間的低血糖風險，真的安全嗎？）Diabetes Care（糖尿病醫療）30, no.7 (2007): E59.

補充品

Murray, Cichael T. *Encyclopedia of Nutritional Supplements: The Essential Guide for Improving Your Health Naturally*.（營養補充品的百科全書：以自然方法促進你的健康的重要指南）Roseville, CA: Prima Publishing, 1996.

Segala, Melanie. *The Life Extension Foundation's Disease Prevention and Treatment: Scientific Protocols That Integrate Mainstream and Alternative Medicine*.（延長壽命的基本疾病防治：整合主流與另類醫療的科學計畫）Hollywood, FL: Life Extension Media, 2003.

常見問答集

Truss, C. Orian. "Restoration of Immunologic Competence to Candida Albicans."（對念珠菌免疫能力的恢復）Orthomolecular Psychiatry 9, no. 4 (1980): 287-301.

balancedbites.com/21DSD
以上每項來源的超連結，請造訪本書的資源網頁。

食譜索引

主菜

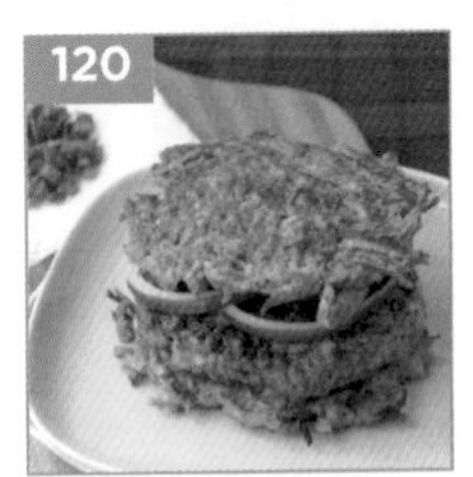

辣椒培根堡

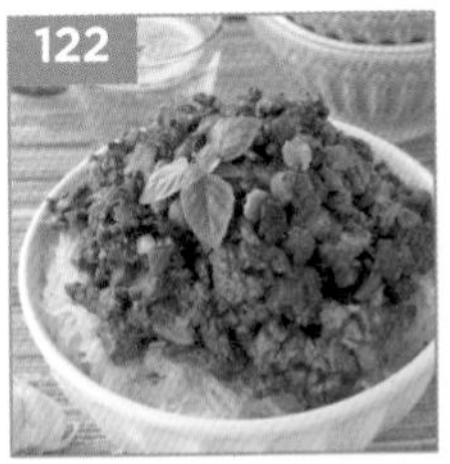

茄汁肉醬金線瓜麵

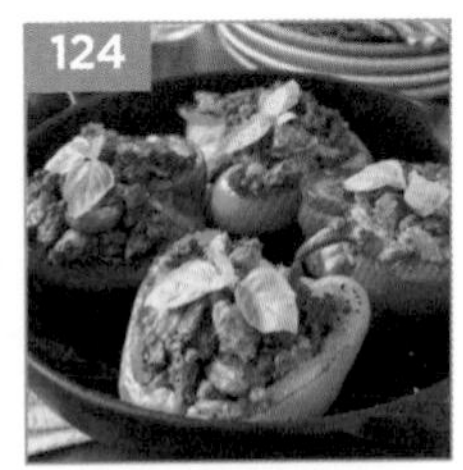

義式鑲肉甜椒

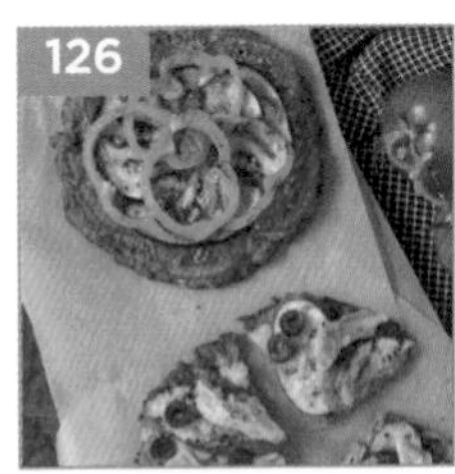

肉披薩兩吃

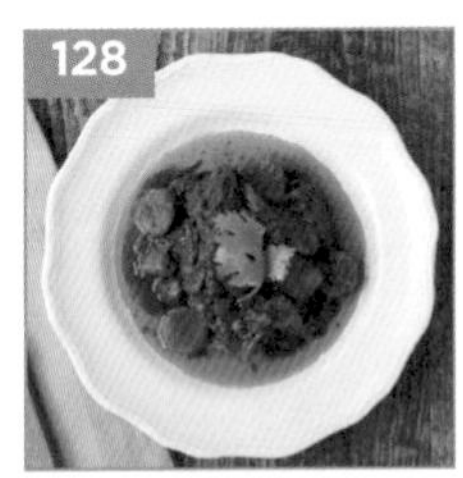

香醋燉牛肉

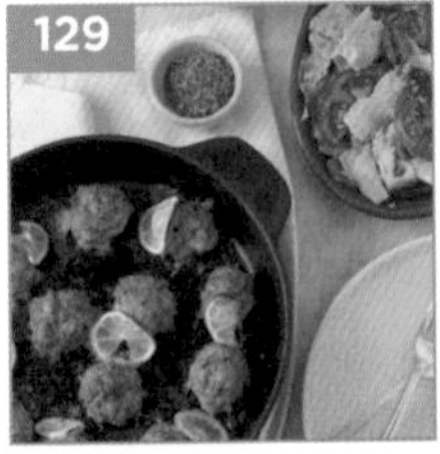

希臘風味肉丸與沙拉

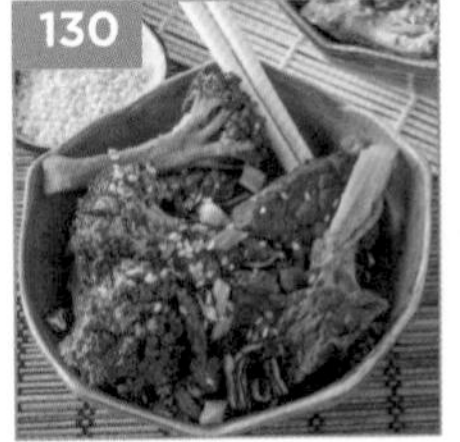

綠花椰薑蒜牛肉

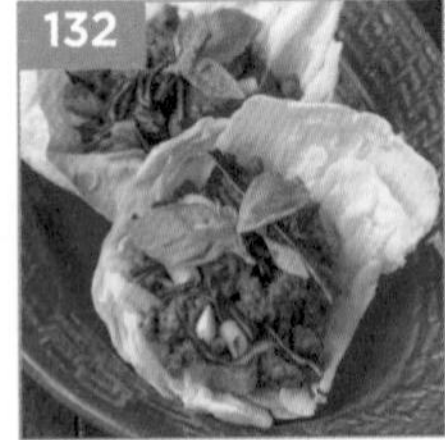

咖哩牛肉萵苣脆杯

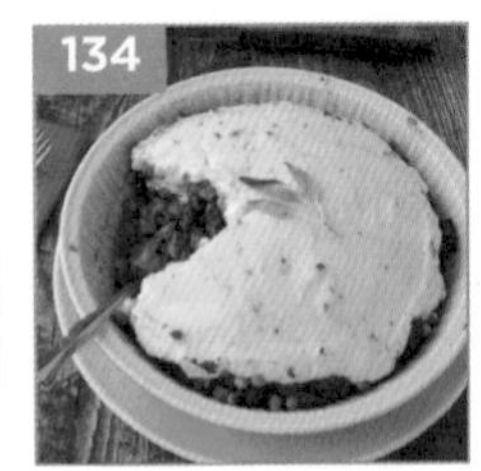

牧羊人派

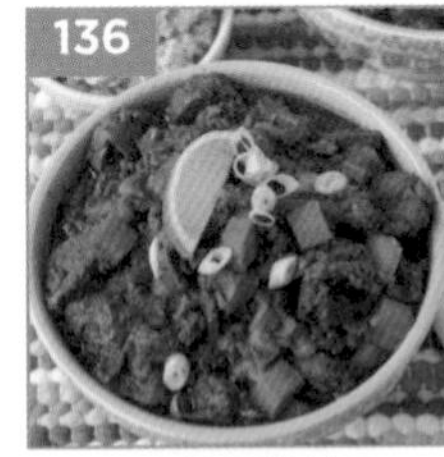

羊肉辣醬燉辣腸

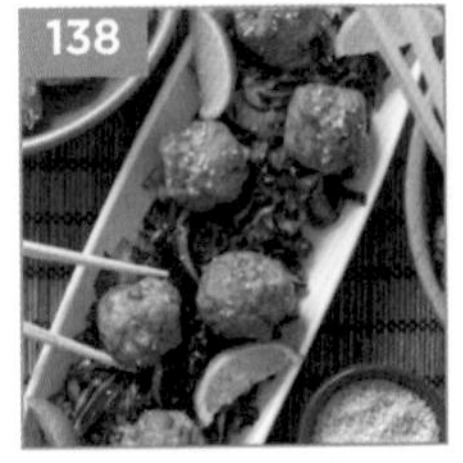

亞洲風味肉丸

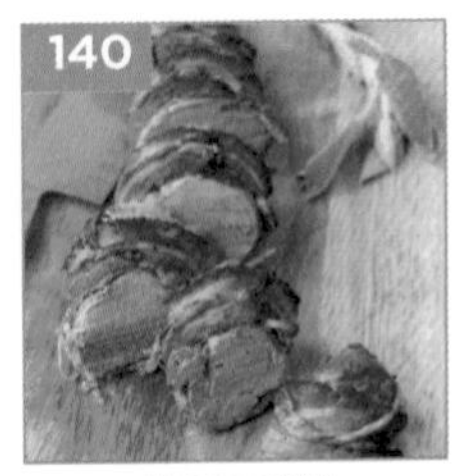

培根里脊捲

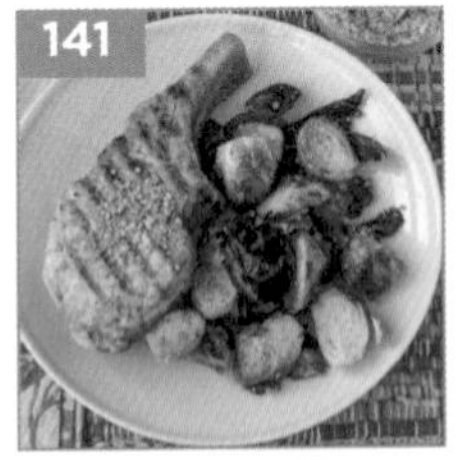

肉桂烤豬排

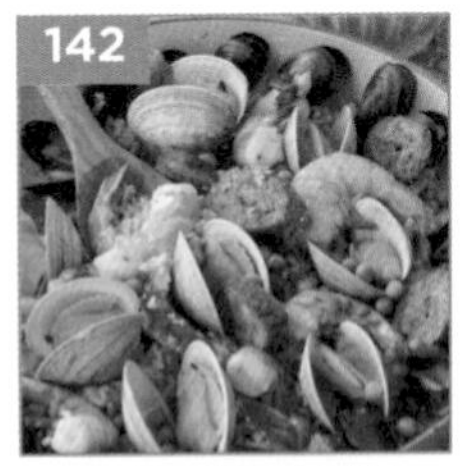

西班牙辣腸海鮮飯

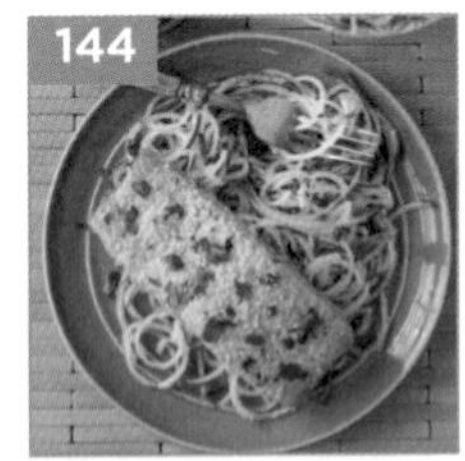

芝麻萊姆香辣鮭魚

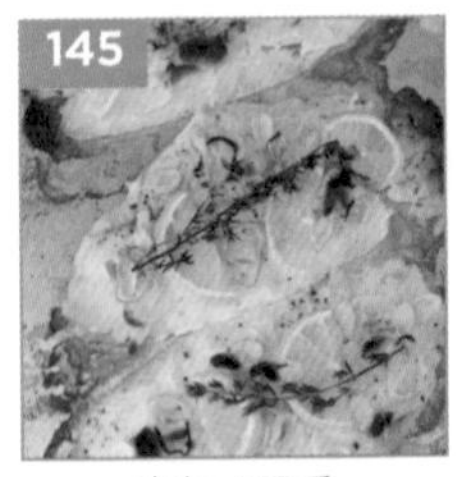

杏仁百里香
佐檸檬比目魚

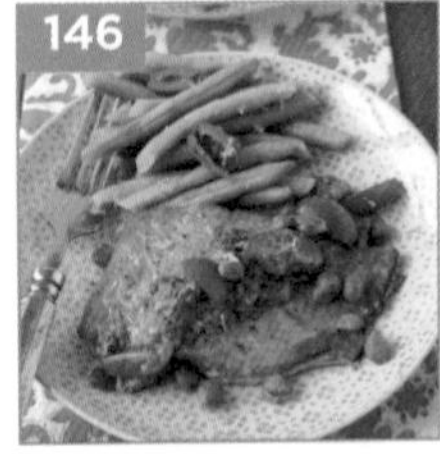

烤鮭魚搭酸豆橄欖醬

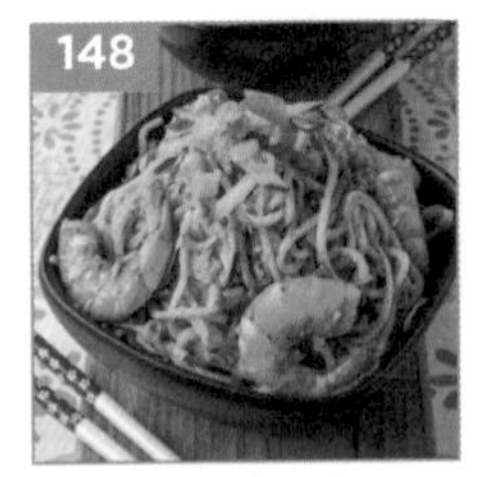

泰式鮮蝦河粉

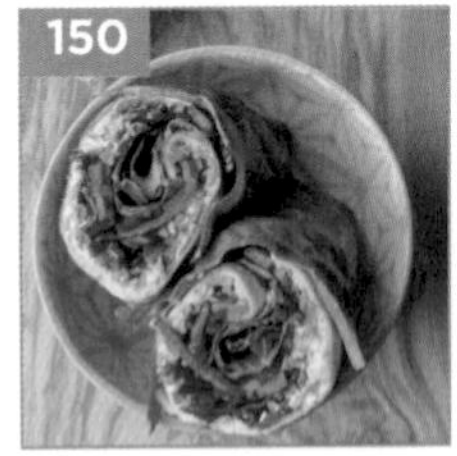

彩虹芥藍菜捲搭
香草杏仁起司抹醬

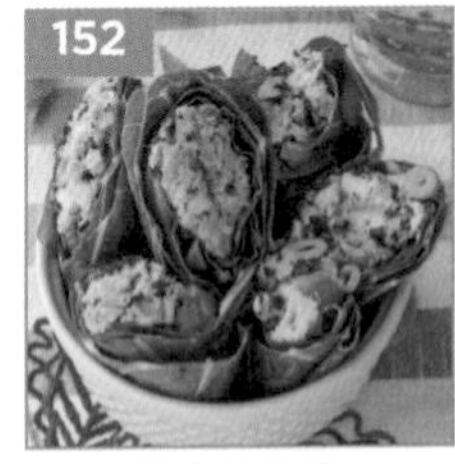

鮪魚沙拉捲

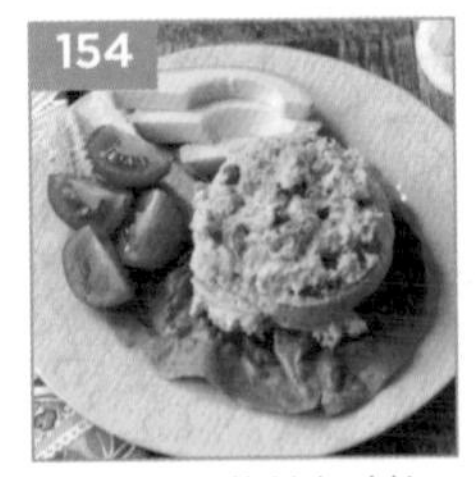

酸豆番茄佐鮭魚沙拉

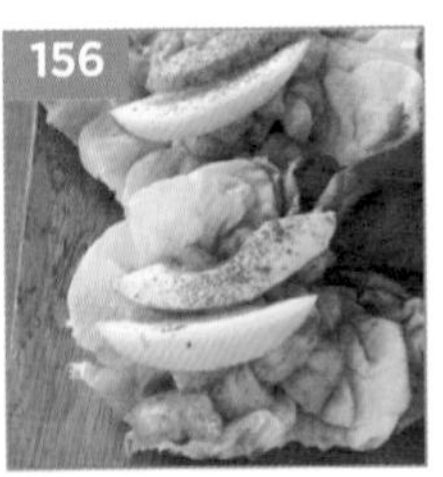

辣蝦萵苣杯

湯、沙拉與副菜

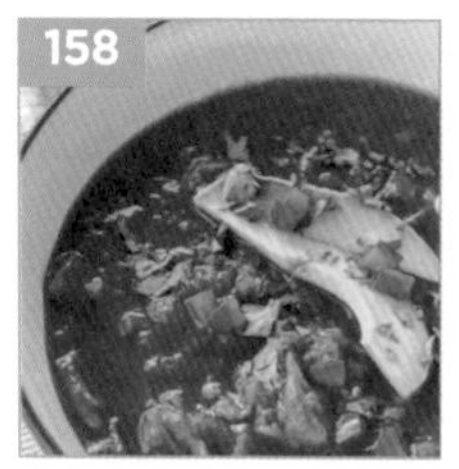

煙燻雞肉無玉米餅湯

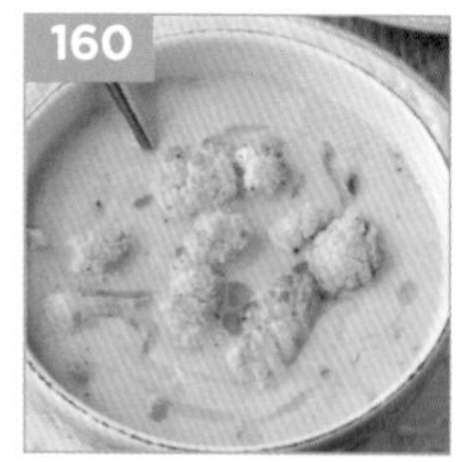

烤白花椰湯

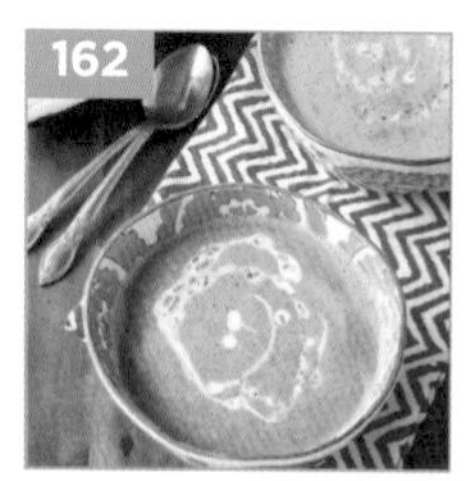

簡易菠菜蒜頭湯

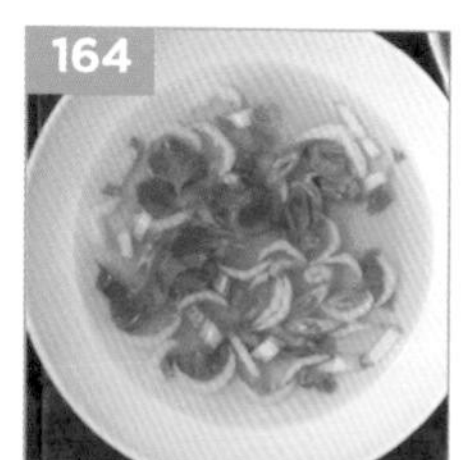

無味噌湯

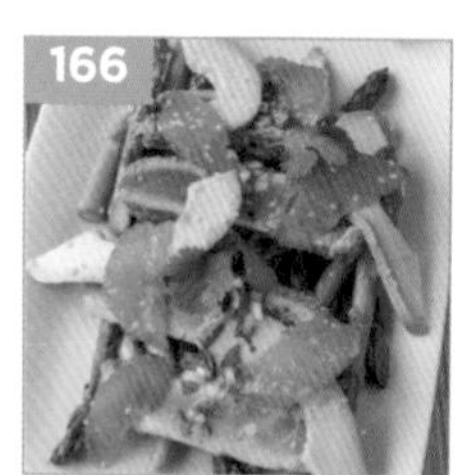

香煎鮪魚、葡萄柚與蘆筍沙拉

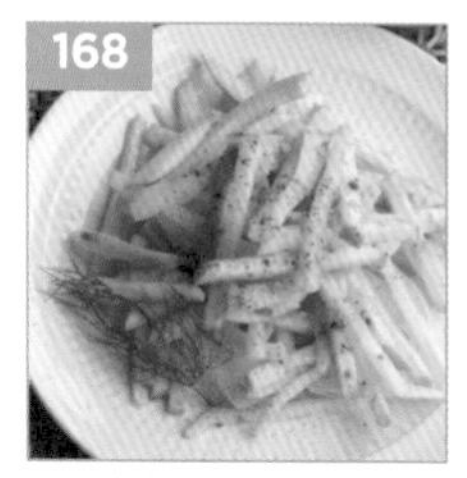

青蘋果茴香沙拉

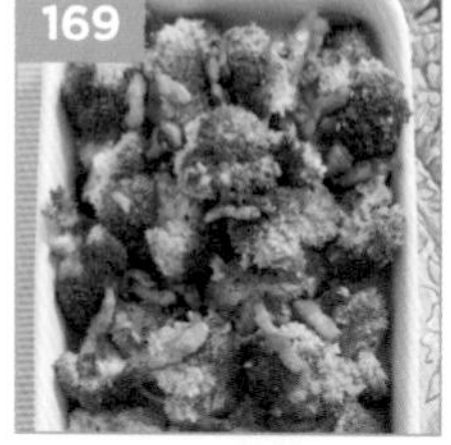

綠花椰培根沙拉搭配滑順香醋醬

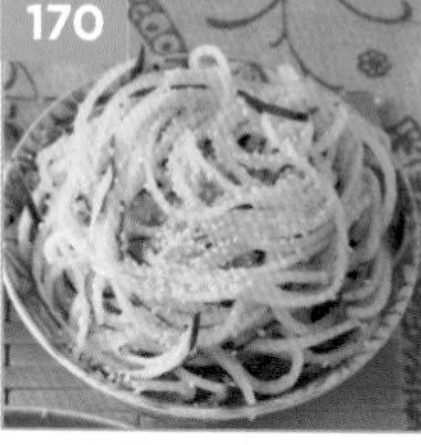

小黃瓜涼麵沙拉

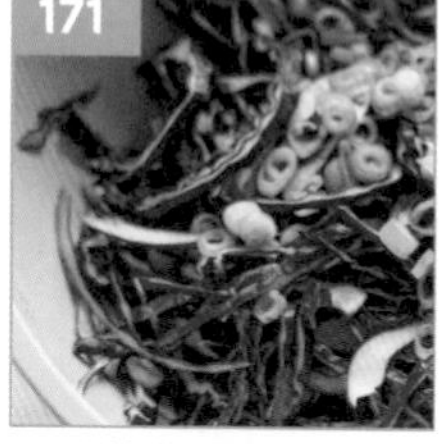

涼拌高麗菜與白菜

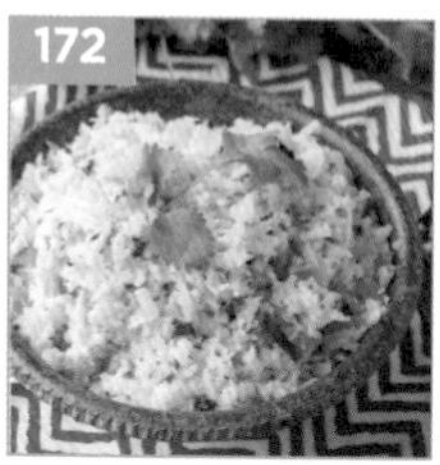

香菜白花椰飯

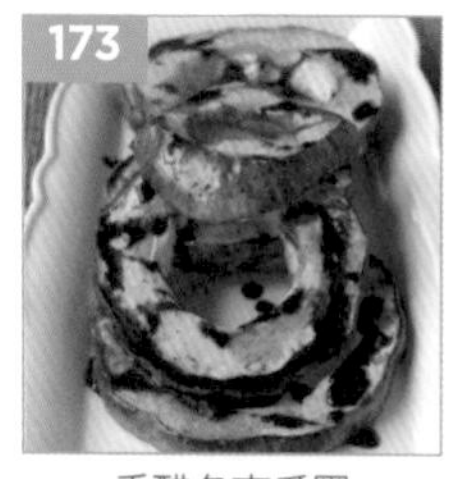

香醋冬南瓜圈

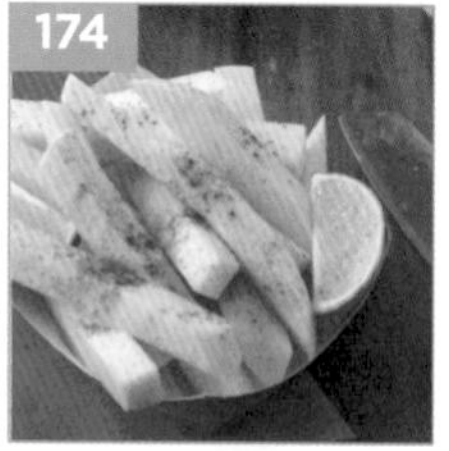

涼拌豆薯條

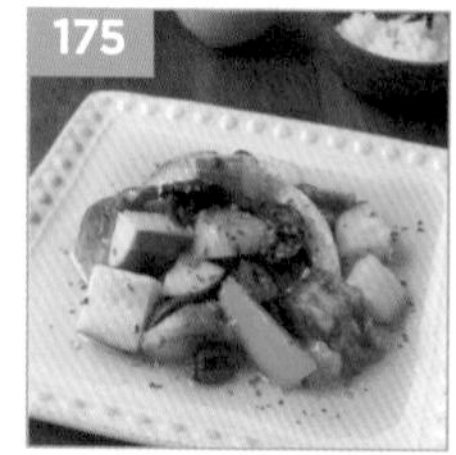

希臘番茄與小黃瓜沙拉

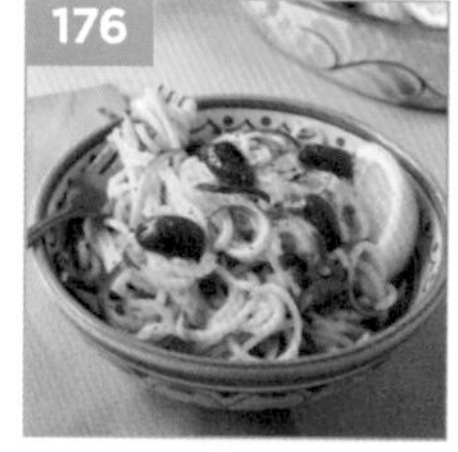

檸檬橄欖蒜香麵

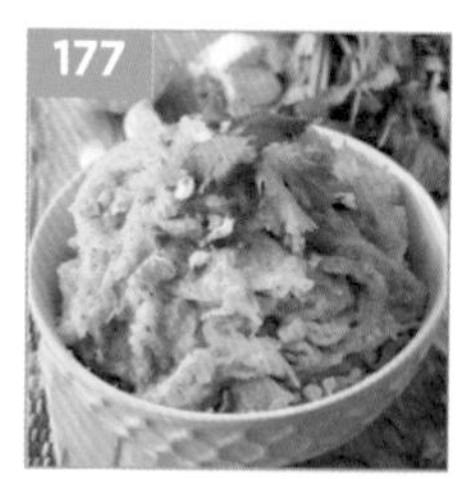

青醬金線瓜麵

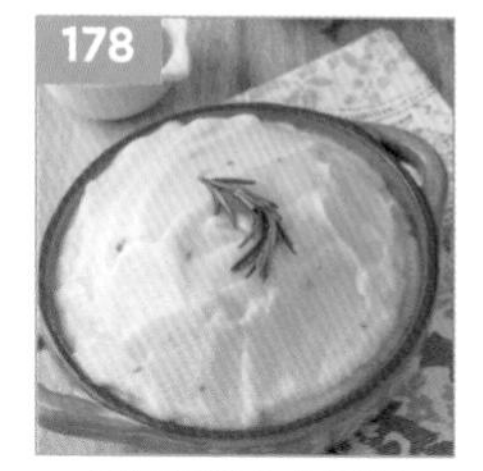

滑嫩香草白花椰泥

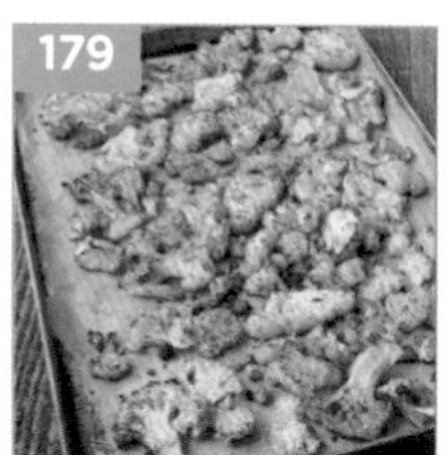

辣烤可可白花椰

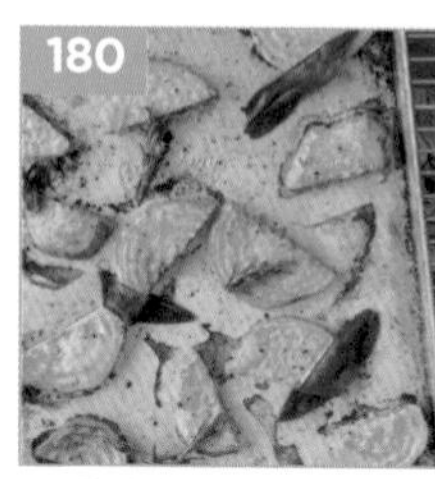

黃甜菜佐香脆香草

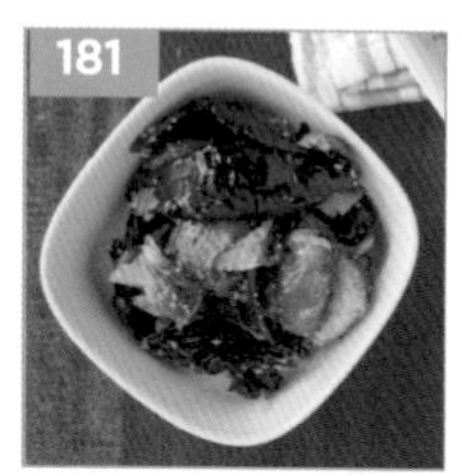

碎杏仁佐球芽高麗菜

點心

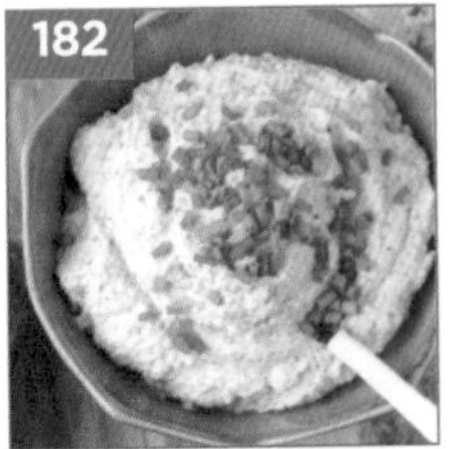

香草杏仁起司抹醬

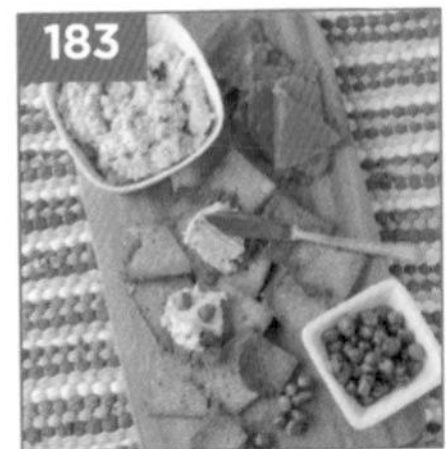

香草脆餅

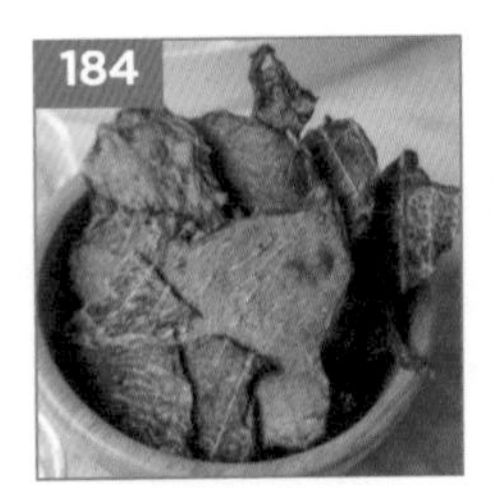

簡易牛肉乾

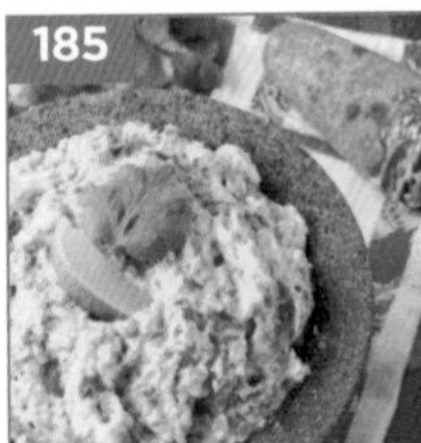

四味酪梨醬

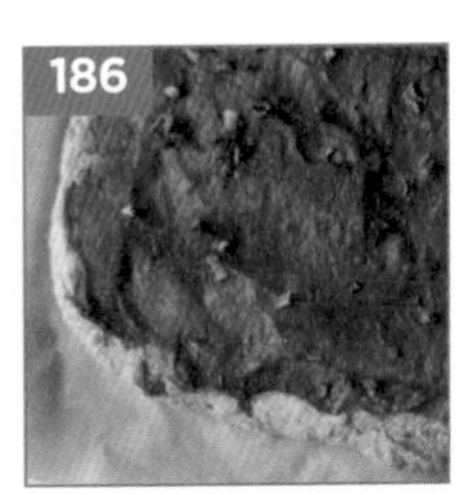

番茄青蔥弗卡夏

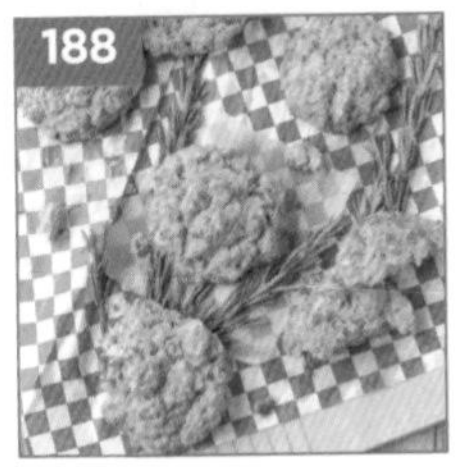

美味香草比司吉

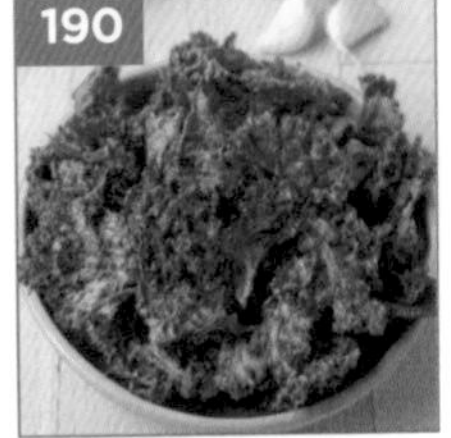

烤羽衣甘藍脆片

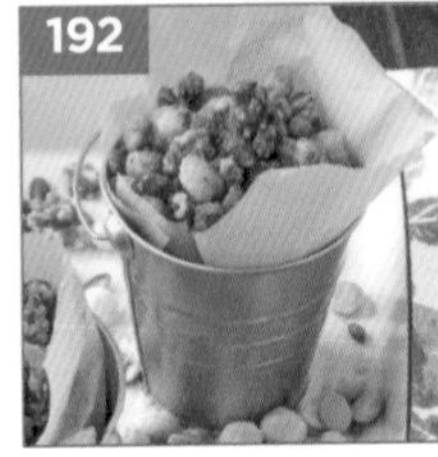

綜合堅果點心

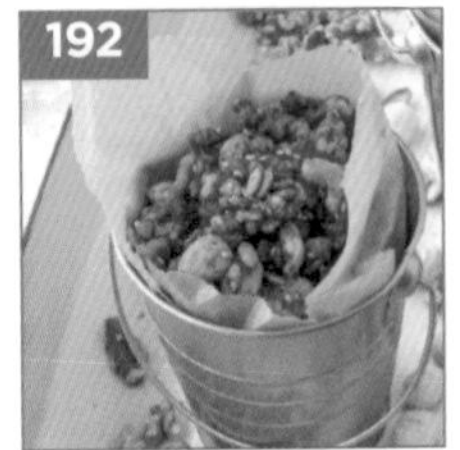

泰式辣綜合堅果點心

無糖料理

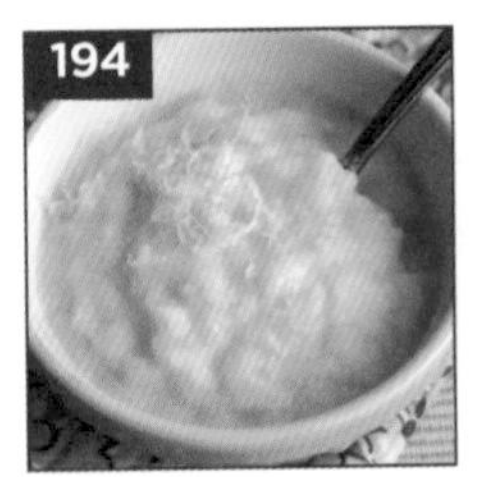

香滑酸蘋果醬

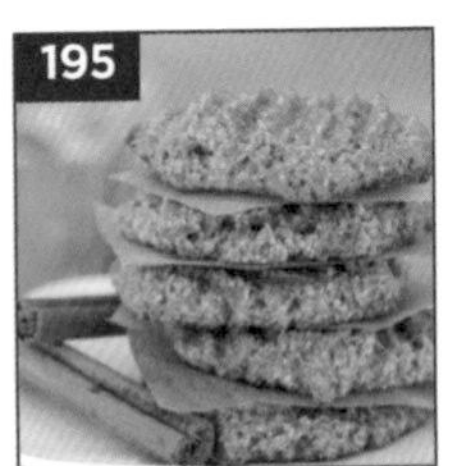

無糖肉桂餅乾

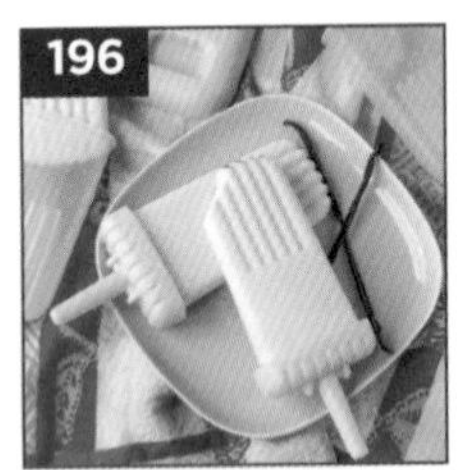

香草椰子雪糕

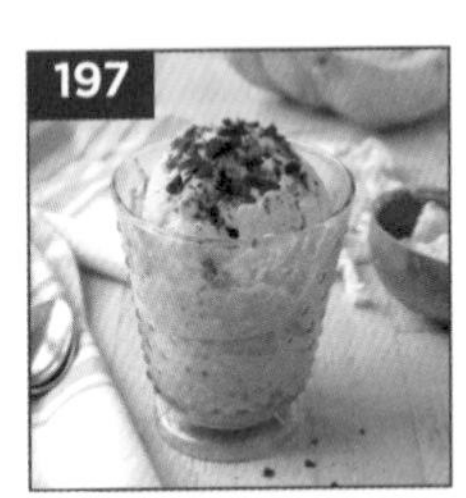

香蕉椰子冰淇淋

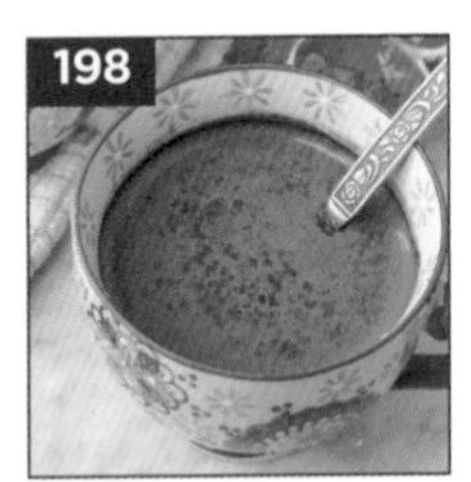

苦甜熱可可

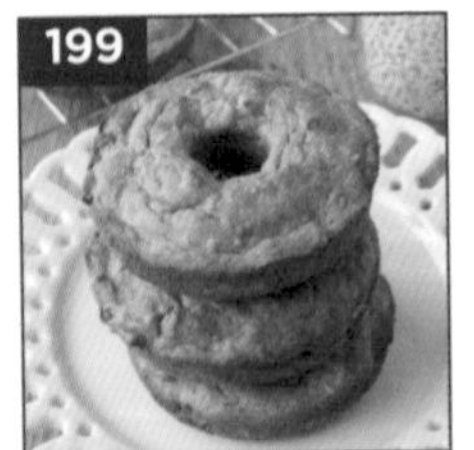

蘋果肉桂甜甜圈

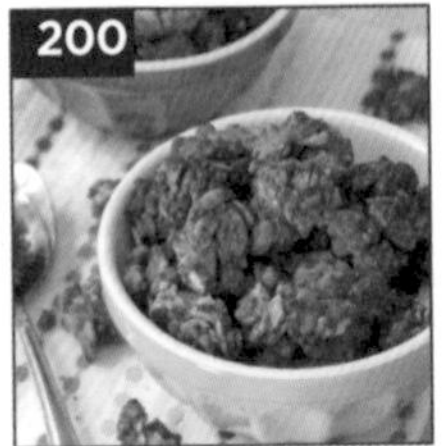

無穀巴諾拉餅

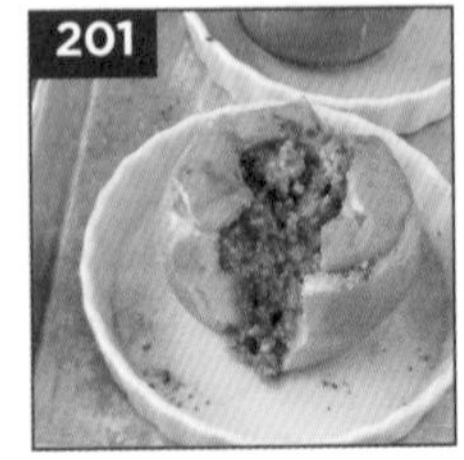

堅果烤蘋果盅

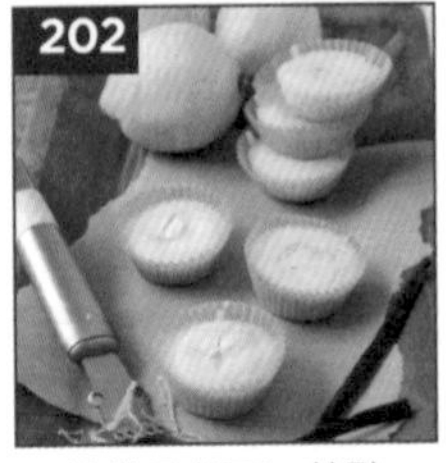

檸檬香草可口茶點

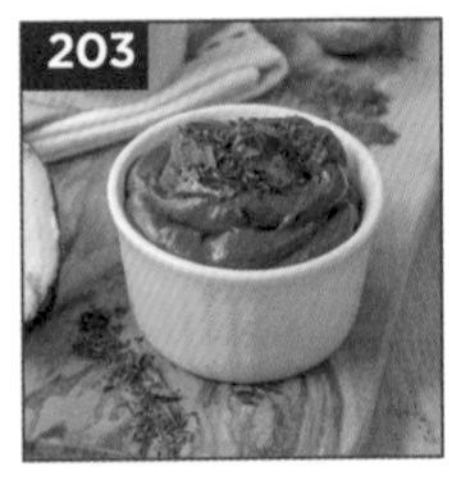

健康巧克力慕絲

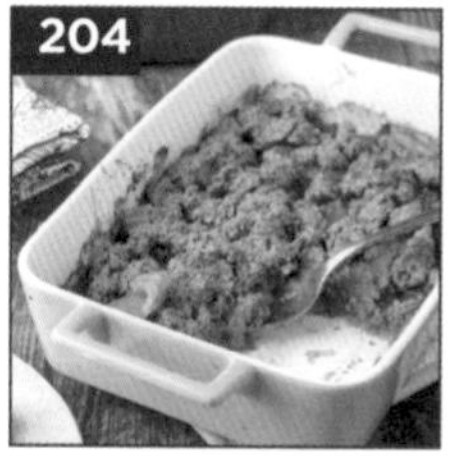

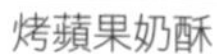
烤蘋果奶酥

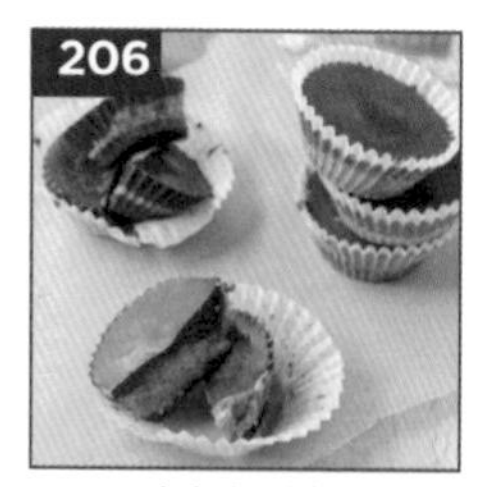

杏仁奶油杯

基本調味與醬料

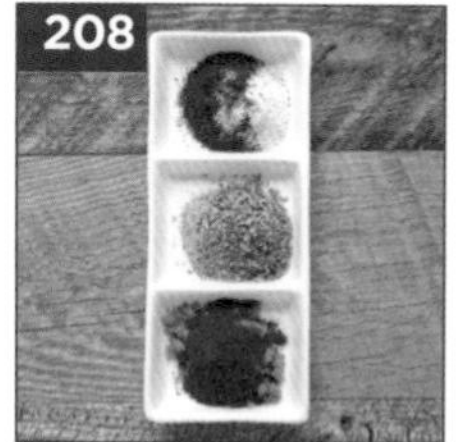

各式香料粉

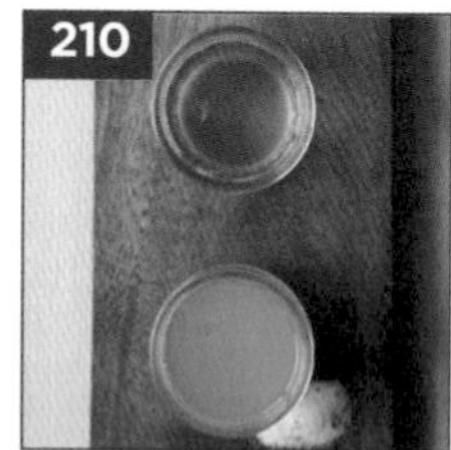

淨化奶油與酥油

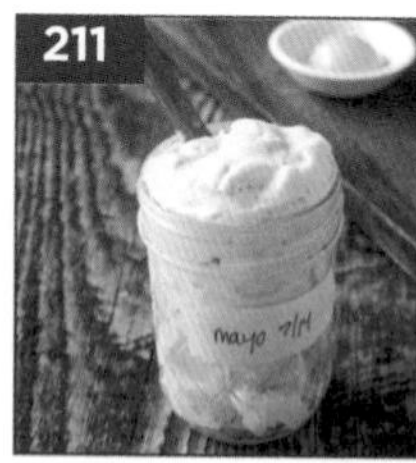

健康自製美乃滋

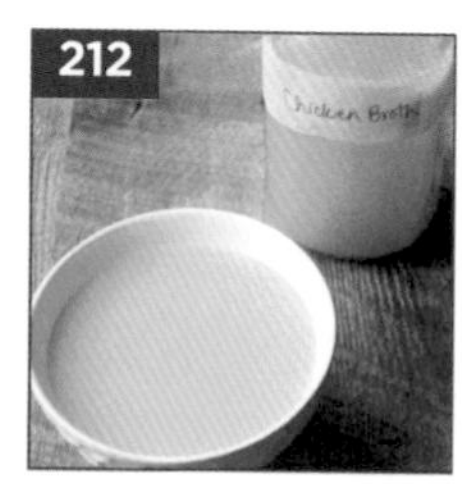

骨頭湯

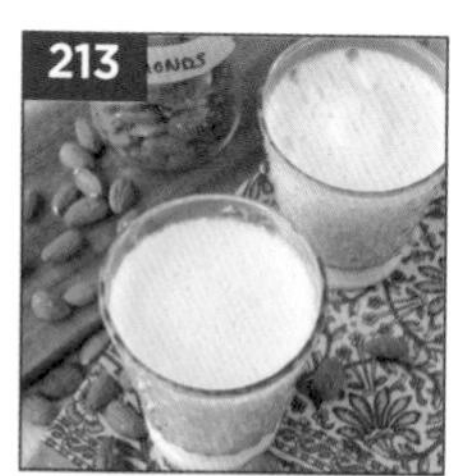

杏仁奶與杏仁粉

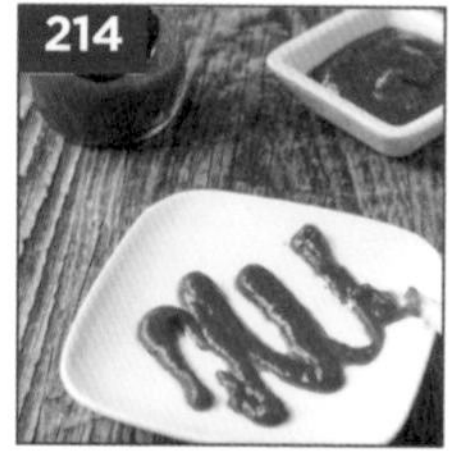

無糖番茄醬

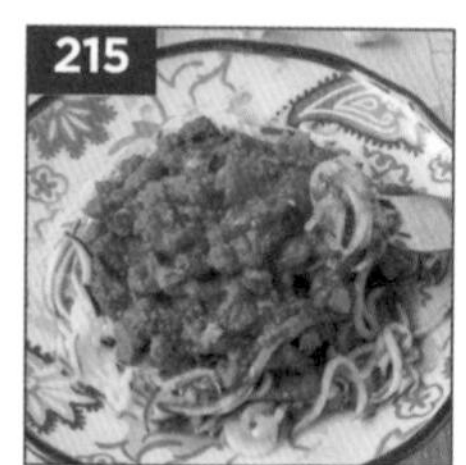

簡易義式紅醬

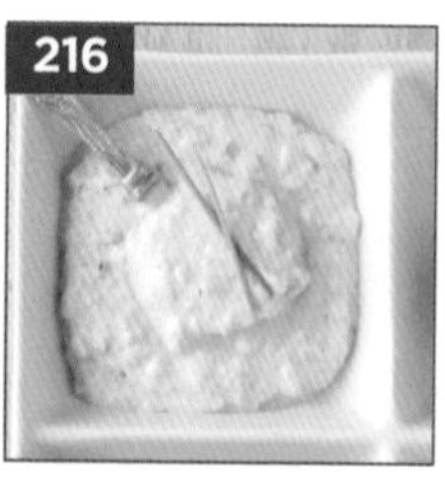

酪梨仙味醬

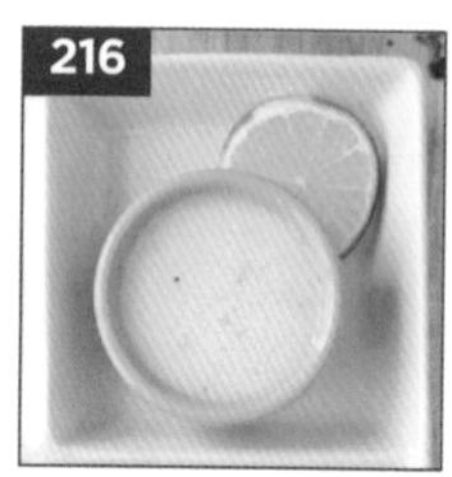

香滑薑萊姆淋醬

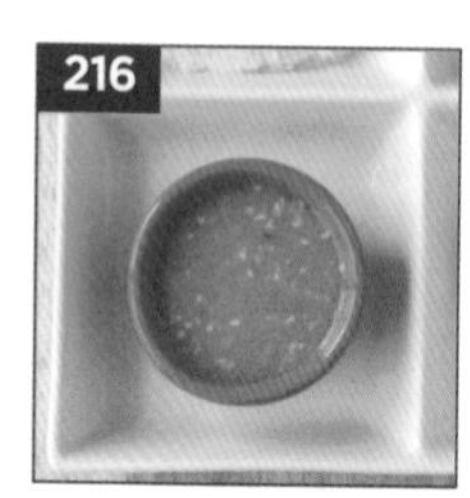

芝麻薑辣淋醬

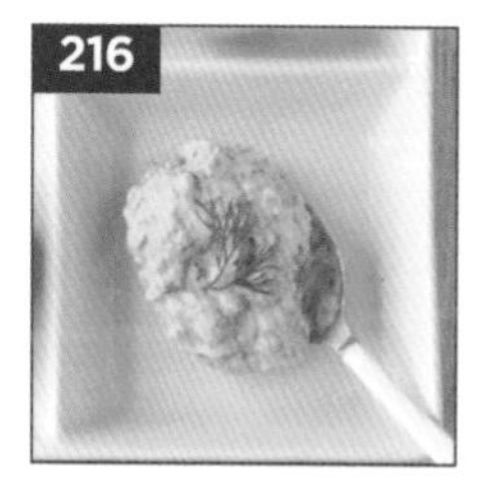

酪梨奇滋醬

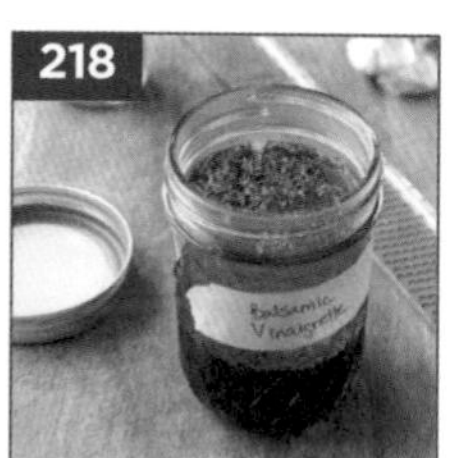

巴薩米克醋淋醬

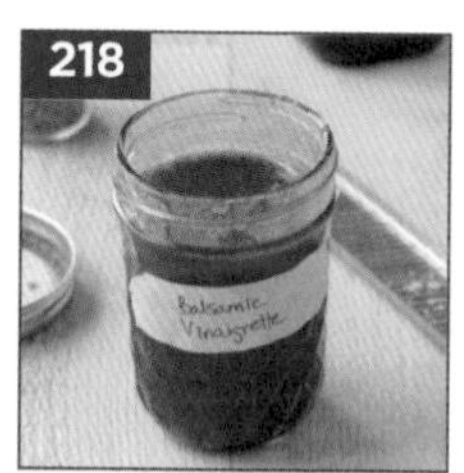

檸檬香草淋醬

索引

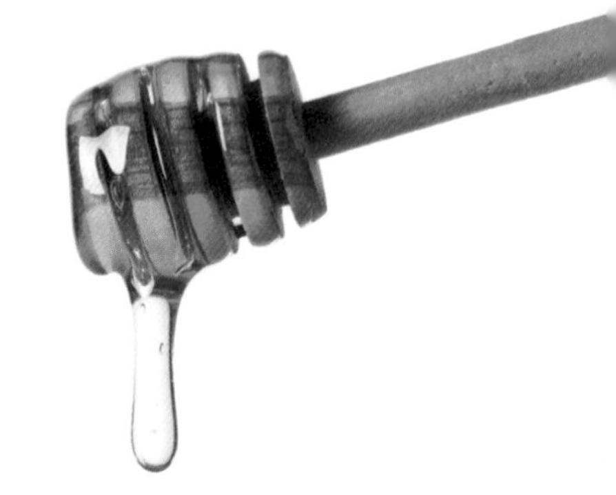

食材索引

所有食譜的營養成分都可以上網找到：balancedbites.com/21DSD

您的支持令人驚嘆

感謝

「心存感激卻不表達出來，就像把禮物包裝好但沒送出去一樣。」

——威廉・亞瑟・沃德（William Arthur Ward）

我的爸媽

在沒有感謝過我的爸媽之前，我無法感謝其他人，你們總是無條件地支持我和我所熱衷的事情。謝謝你們不辭辛勞地到機場、幫忙跑腿到雜貨店買東西，還吃掉（和評論）為寫這本書研發食譜而多出來的食物！我相信那是最難的部分，對吧？

祖母

雖然我無法向你保證什麼時候能生個曾孫，但我現在又要奉上一本「小曾孫」了！我好興奮能再次與你分享我努力的成果，這樣你就能夠看到你的後世子孫在這世上創造過什麼樣的成績。

史考特（Scott）

過去一年以來你為我生活帶來的寧靜與和諧，沒有一句話足以表達我對你的感激。我知道我在寫書期間比原本只靠自己更能保持良好的精神狀態，是因為有你的支持——我的靠山。我很幸運生命中有你，你是我的最愛。

我的布萊辛家族

林克（Link）、大J（Big J）、C、艾力克斯（Alex）、蕊貝卡（Rebecca）、凱斯（Cass）、布利特（Britt）、雪莉（Shelly）、格瑞柯（Greco）、大V和小V（Big & Little V）、傑克斯（Jecks）……，以及布萊辛健身中心（Brazen Athletics）的每一個人：你們不知道我多感謝有布萊辛家族讓我有像家的歸屬感，一個可以倚靠、可以聊聊人生和愛的對象，和過去一年一同舉重的同伴。來自布萊辛家族的正面能量和激勵，它規模是誰也比不上的。我曾經在許許多多的健身房做過訓練，但我會把布萊辛看成我的家——它總是不僅只於健身房——而且我為此感到榮幸。你們潛力無窮，我愛你們。

凱芮莎（Charissa）

你負責拓展 21 天排毒法的普及性，並且像個老闆一樣的支持療程中的每個人！要不是你那樣的奉獻時間與精力，我就不可能讓事情達到今天的局面。感謝你多年來在幕後的經營，也感謝你為我們整個團隊帶來活力和振奮。若不是一路上的每一步都有你的協助，我肯定不會擁有將本療程寫書付梓的力量。

布魯克（Brooke）、芮貝卡（Rebekah）、香儂（Shannon）、艾瑞克（Eric）、艾倫（Ellen）、崔西亞（Trecia）、艾波羅（April），以及所有 21 天斷糖排毒法的仲裁者

想想你們所有人花在幫助 21 天排毒療程參與者上面的時間，真的是太不可思議了。我對你們的付出感激不盡，我期待看你們如何以你們的專業繼續支持參與我們斷糖旅程的人們。

所有接受這個療程的部落客

你們有些人已經做過療程，而且也分享了自己的經驗；有些人創作了 21 天排毒療程友善食譜——你們之中還有許多人兩者都做了！在每一個案例中，你對我的努力和已幫助過成千上萬人的療程的支持，是令我驚喜的。我感謝你們花在上傳照片和海報上的每一分每一秒，因為我知道那真的很花時間。

帕姆（Pam）

當我覺得這本書永遠無法道盡我想告訴人們關於糖和碳水化合物的一切時，謝謝你說服我從死胡同中走出來。在我意識到這本書只能用來幫助人們度過三個禮拜而不是一輩子的時候，幸而有你使我安心的完成工作，我才不至於整個人陷入發瘋的境地。

艾莉希（Erich）、米歇爾（Michele），以及在 Victory Belt 團隊的每一個人

你們再一次全力支持我和我瘋狂的出書過程，我肯定沒有其他出版社願意這做到這種地步。透過銷毀和循環性的內容開發，你們敦促我越過困境並且不停地給予我鼓勵，我很開心自己是這個家族的一份子。

已經完成 21 天排毒療程的每一個人

謝謝你們的參與、好奇、動機和決定竭盡所能的投入這個療程！成千上萬的你們參與過此療程之後，還會有其他成千上萬發現這本書的人來參加療程，你們已經為他們舖好道路。透過你們的經驗，我才能為本書編寫出更豐富的內容。請繼續在網路社群上分享你們的錦言金句，因為還有像從前的你們一樣追尋促進健康的人，而你們要把手中的火炬傳遞下去。

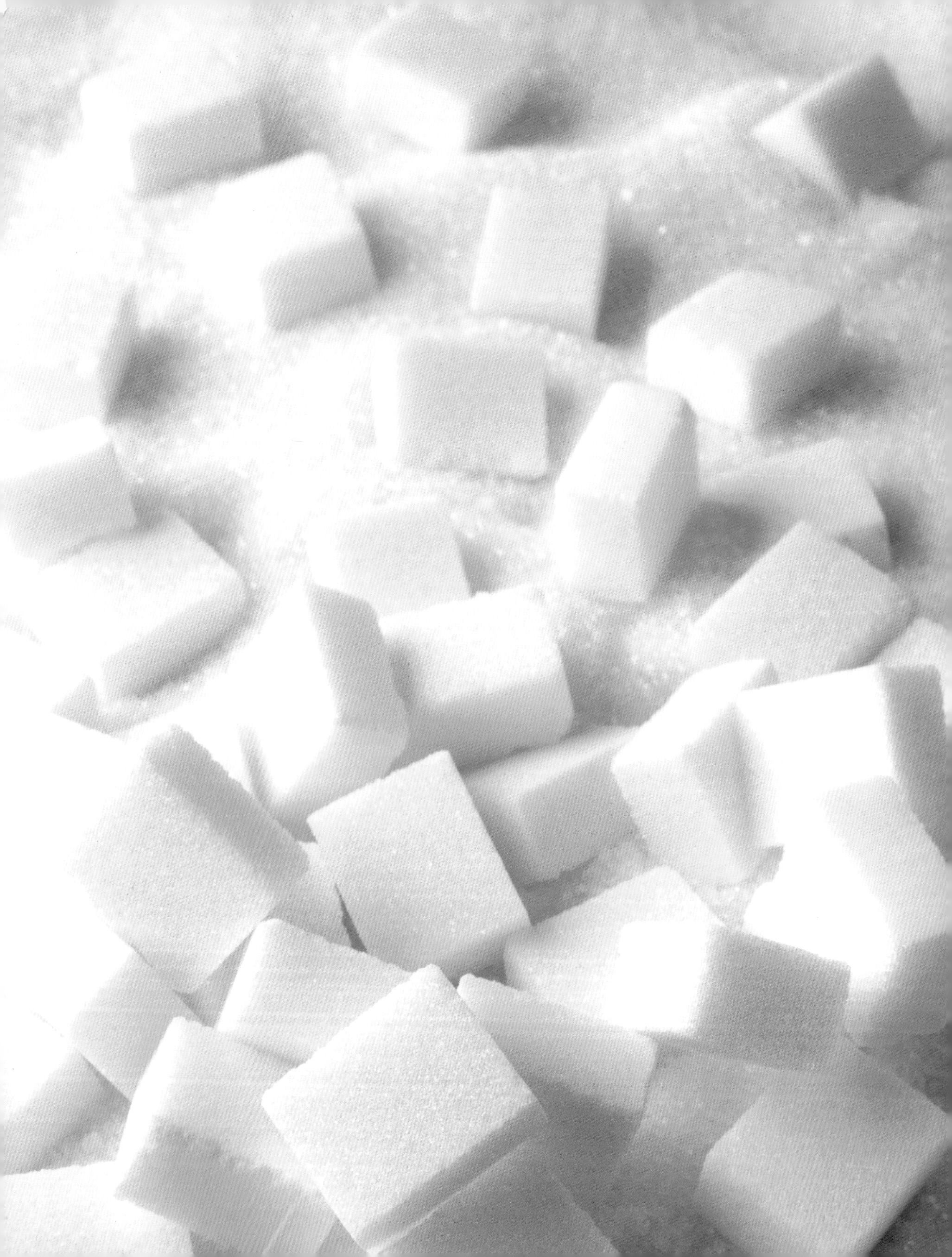